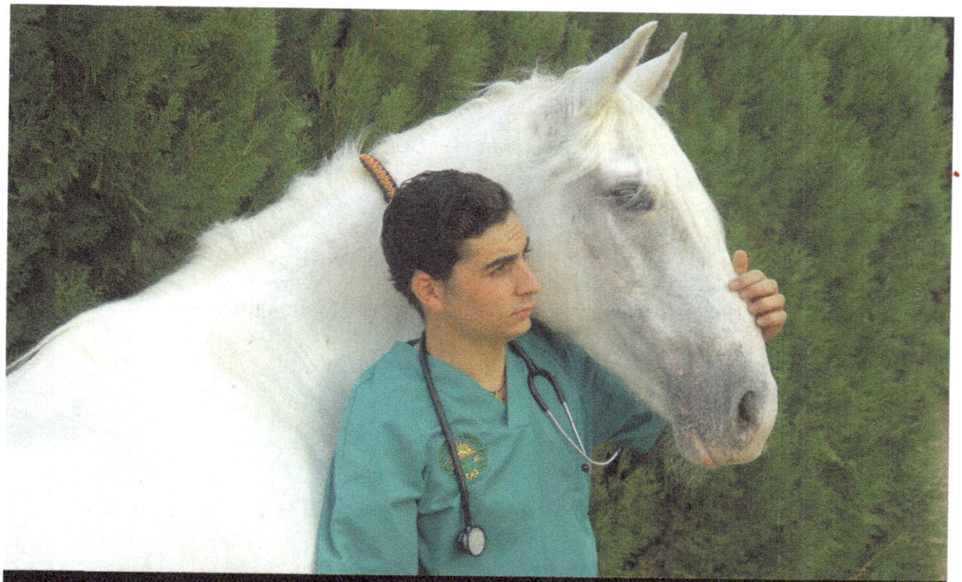

TEMARIOS DE FORMACIÓN

Manual del Auxiliar Veterinario Equino

TFOFICIOS

eRodio ediciones

Autores

CARMEN GONZÁLEZ FERNÁNDEZ

Licenciada en Veterinaria por la Universidad de Córdoba (España)
Máster en Equinotecnia
Máster en Educación Medioambiental
Máster en Gestión Medioambiental
Máster en Gestión de Residuos
Máster en Ecoauditorías y Planificación Empresarial del Medioambiente
Especialista en Genética y Reproducción Animal

EMILIO PUERTO GONZÁLEZ

Monitor de Equitación
Monitor de Equinoterapia
Monitor de Actividades de Ocio y Tiempo Libre
Formador de Formadores
Estudiante de Veterinaria en la Universidad de Extremadura
Alumno interno en Hospital Clínico Veterinario. Servicio de Medicina Equina. Facultad de Veterinaria de Cáceres

Primera edición, noviembre 2017 (416 páginas)
Diseño de portada: Ediciones Rodio, S. Coop. And.
Edita: Ediciones Rodio, S. Coop. And.

C/ José Jesús García Díaz, 2.
Edificio Henares 1, módulo 6. 41020-Sevilla

Teléfono: 955 28 74 84
Fax: 955 09 38 48
www.edicionesrodio.com
info@edicionesrodio.com
ISBN: 978-84-16963-97-3

Índice

Introducción

No es lo mismo mirar que ver. No resulta extraño conocer personas que, teniendo una relación cercana al mundo del caballo, no lleguen a comprender a estos animales. Admirar su indiscutible belleza no es conocerlos, montar a caballo no implica saber tratarlos, curar una herida no significa comprender como se sienten. No nos transmiten con palabras su malestar pero manifiestan signos que tenemos que saber interpretar.

Quienes ejercemos la profesión veterinaria tenemos un doble reto: conocer y comprender al caballo y de esta manera, aliviar su sufrimiento o garantizar su estado de bienestar y por otra parte, establecer una estrecha relación con el propietario o cuidador del animal, no para convertirlo en un facultativo, sino para que conozca mejor a su caballo.

El arte y el tacto para tratar animales y personas es intrínseco de cada individuo, pero los conocimientos sobre una materia, contribuyen a facilitar las relaciones, incluso cuando nos encontramos ante la dicotomía entre la evidencia científica y los intereses particulares del propietario.

En el momento actual, es evidente que el estudiante de Auxiliar Veterinario tiene menos oportunidades de adquirir conocimientos y realizar prácticas equinas que con pequeños animales.

Por ello, es propósito de este manual, establecer unas pautas básicas de manejo, anatomía, fisiología, patología, etc, que sean de valor y ayuda al Auxiliar Veterinario Equino cuando el Veterinario precise de su colaboración y que a la vez, les permita solucionar sus propios retos en su iniciación en el mundo del caballo. Tarea obligatoria será continuar profundizando y adquirir conocimientos superiores que les conduzcan a alcanzar sus metas en esta apasionante profesión.

La autora.

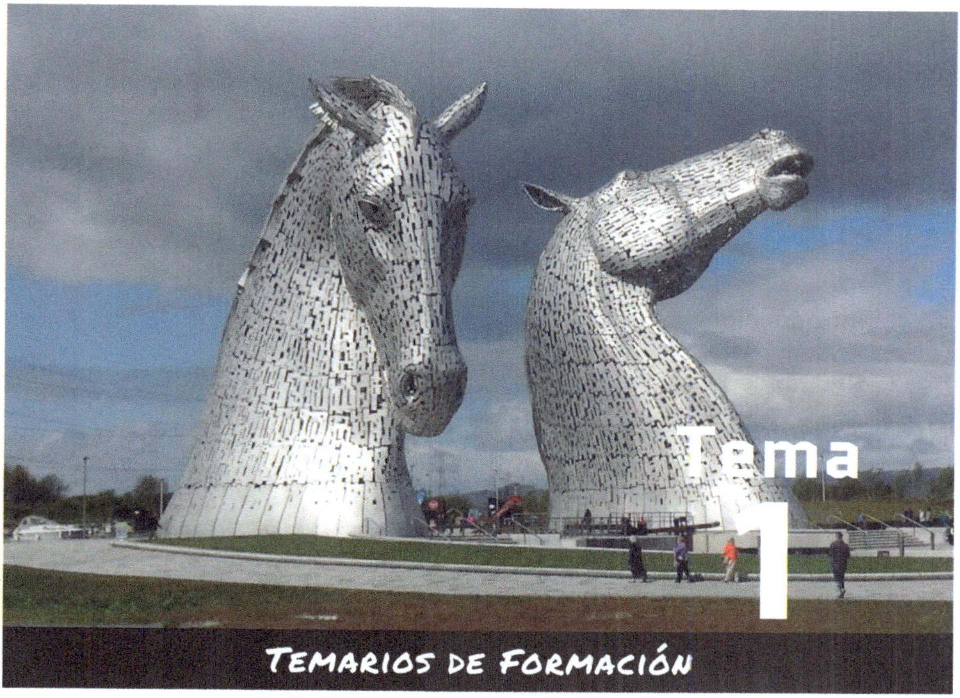

Alojamiento del caballo. Diseño de una cuadra

TF OFICIOS

eRodio ediciones

Índice

Presentación

El alojamiento del caballo debe imitar al máximo su hábitat natural. Las condiciones y el diseño del alojamiento influirán positiva o negativamente en el estado de salud y bienestar del animal.

1. Introducción

Aunque el caballo es un animal cuyo *hábitat natural es la pradera*, también es cierto que la mayoría de las veces estas condiciones de libertad no son posibles y será necesario tanto por la falta de esta posibilidad como por las condiciones climáticas, disponer de un habitáculo para alojar al animal.

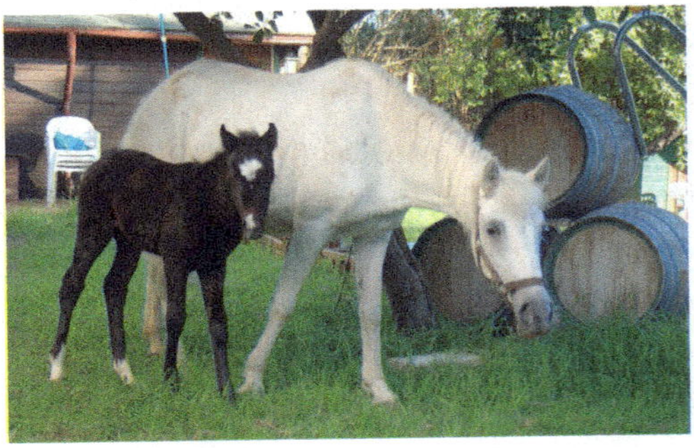

El diseño de la cuadra *debería imitar en lo posible* al hábitat natural del animal y de ello dependerá el bienestar físico y psicológico del caballo. La ventilación, iluminación, el material empleado en su construcción e incluso la orientación del alojamiento evitará en el futuro problemas que pueden derivar en alguna patología. El tamaño de una cuadra debe adaptarse a las dimensiones de cada animal.

La prevención de enfermedades y cómo evitar su diseminación debe ser un aspecto clave a tener en cuenta. Así la limpieza y desinfección meticulosa con los productos adecuados para cada caso, ayudarán en gran manera a conseguir el *estado de bienestar animal* que deseamos. Esto incluye la retirada de las camas y elementos de desecho de forma periódica.

A veces, es necesario disponer de un box para cuarentena o aislamiento de caballos enfermos o en observación.

2. Diseño de una cuadra

2.1. El espacio

2.1.1. La pradera

La elección del hábitat determinará las condiciones del alojamiento. Si el caballo se encuentra en una pradera, la zona deberá estar *delimitada por vallas*, evitando los alambres de espino y usando en su lugar cintas electrificadas que son más eficaces y seguras.

El empleo de barreras inadecuadas puede causar heridas y accidentes.

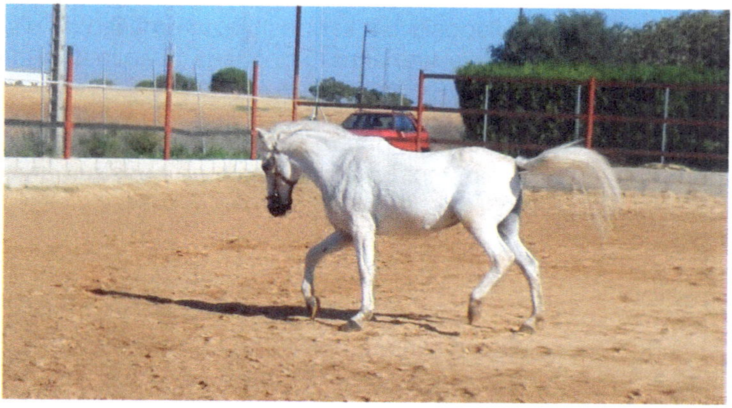

El espacio ideal es aquel donde el caballo pueda estar en libertad.

Los cercados: el caballo es bastante hábil encontrando los puntos débiles del cercado.

Si los caballos están al aire libre, habrá que proporcionarles un cobertizo para protegerlos de las inclemencias del tiempo.

2.1.2. El box

El animal que vive en estabulación no tiene acceso libre a la hierba y su alimentación probablemente estará basada en forraje seco y concentrados, por lo que el box dispondrá de un *espacio destinado a cama, pienso y agua*.

La cama requiere una serie de requisitos especiales para el confort del caballo. Es obligatoria y no sólo aporta comodidad al caballo, sino higiene y seguridad, ya que absorbe los excrementos e impide caídas. Deberá estar lo más limpia posible.

2.2. Materiales de construcción y elementos anejos de una cuadra

Lo ideal es el estado de semilibertad donde el caballo pueda esparcirse, pero no suele ser lo más frecuente, así que los boxes en términos generales debe ser:

1. *Lo más grande posible* en función de las dimensiones del animal. A tener en cuenta que el caballo debe tener espacio para acostarse sin que exista el peligro de encajonamiento.

2. Debe estar provistos de *protección* a prueba de vientos, lluvia y calor, aunque a veces suelen quedarse bajo la lluvia.
3. Debe contar con un dispositivo a ser posible automático de *dispensación de agua fresca y limpia* a una altura adecuada al animal, que le permita buen acceso a ella.

La cuadra es una edificación que puede albergar uno o más boxes, las monturas, el heno o paja, el grano, etc. En el momento de construir una cuadra es necesario establecer:

Orientación

Varía según las condiciones climatológicas de la zona donde esté ubicada, debiendo tener la fachada hacia el sur en lugares muy fríos, al este en climas templados y al norte-noreste en lugares más cálidos.

En el interior de la cuadra, los boxes pueden situarse de diferentes maneras:

- En filas paralelas con pasillos comunes de acceso.
- En filas paralelas con la parte del fondo en común y puertas abiertas al exterior.
- Con los boxes formando cuadrados con espacios interiores.

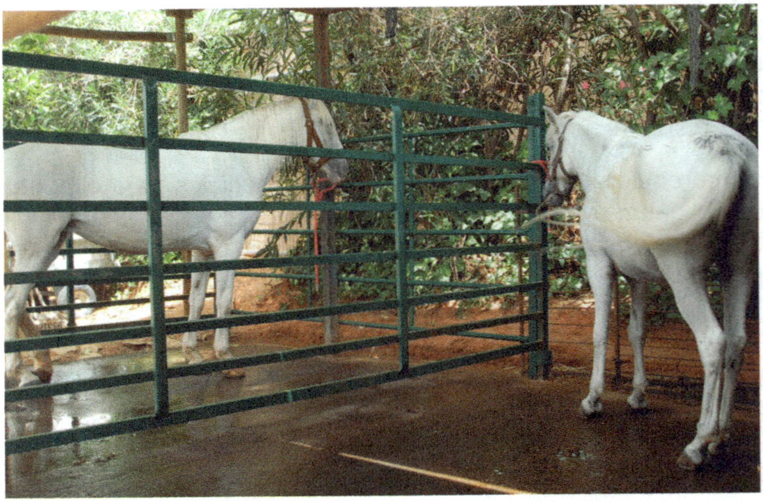

Al diseñar una cuadra hay que tener en cuenta muchos factores, siendo el más importante la salud y el bienestar del caballo.

Iluminación

Puede ser natural o artificial. *Evitaremos la acción directa del sol* sobre el animal. No se aconsejan las bombillas colgantes, si se pueden emplear los tubos fluorescentes.

Ventilación

Las corrientes de aire a ras de suelo o aéreas pueden enfriar a los animales. La ventilación pasiva se consigue dejando abierta la puerta superior del box.

Pasillos

Deben ser anchos y cómodos, no inferiores a 2,5 m, para facilitar la circulación de los animales, la distribución del pienso, etc.

Tamaño de los boxes

El caballo debe poder acostarse. No debería pasar la mayoría del tiempo en el box encerrado. El tamaño mínimo aceptable debería ser 4 × 4m, aunque también puede ser de dimensiones más pequeñas pero siempre teniendo en cuenta el tamaño del animal y evitando posibles encajonamientos, que suelen ocurrir cuando se tumban y no pueden incorporarse.

2.2.1. Materiales de construcción

El pavimento

Debe ser material de calidad, descartando la madera porque se ensucia fácilmente. El cemento es lo que más se usa por su resistencia y fácil limpieza sin embargo es un material frío y resbaladizo para el interior del box. Sí es aceptable para pasillos y locales anejos. Hay que tener en cuenta que sobre el pavimento siempre habrá que disponer una buena cama que evitará el contacto del animal con el suelo duro y elevará la altura del piso.

El ladrillo plano resulta sólido, aislante y saluble. El pavimento debe tener una ligera inclinación opuesta a la puerta para evitar que los excrementos líquidos fluyan hacia ella, que es el lugar del box más frecuentado por el caballo. En la parte posterior debe existir una rejilla de desagüe.

Las paredes

Deben ser de madera a ser posible no sólo por su agradable aspecto, sino también por su función como aislante, sin embargo tienen el inconveniente de que se deterioran más y que el caballo puede morderlas o patearlas. Con frecuencia el material más usado es el ladrillo. Debe aplicarse una pintura plástica que permita una fácil limpieza de las paredes. En cualquier caso, deben ser lisas, sin salientes que puedan herir al caballo.

Las ventanas

Deberán estar organizadas y situadas de forma que aseguren una buena ventilación del box pero de forma que eviten corrientes de aire. Deben garantizar la mayor iluminación natural posible aunque no directa. En general es preferible orientar las ventanas al sur para evitar las humedades del invierno debidas a la falta de sol.

Las puertas

Las puertas de los boxes deben ser dobles.

El techo

Debe ser alto para evitar golpes en la cabeza del caballo cuando éste se alza de manos. Hay que considerar el aumento de la altura del pavimento una vez dispuesta la cama sobre éste así como la alzada de cada caballo. El material empleado será aislante para evitar recalentamientos o humedades. Una ligera inclinación evitará el acúmulo de agua de lluvia en el exterior. Si el box no se encuentra en el interior de la cuadra, deberá disponer de un voladizo para protegerlo de la lluvia.

2.2.2. Equipamiento del box

En estado natural, el caballo come hierba en el prado bajando la cabeza, por eso lo ideal es imitar las condiciones naturales. Los comederos y bebederos serán construidos sin aristas o ángulos que puedan producir heridas, los bordes serán redondeados.

Los bebederos

Pueden ser automáticos, son cómodos pues el caballo siempre tiene agua a su disposición pero no permiten ver si existe un comportamiento anómalo en relación a la cantidad de agua que consume el caballo. Es conveniente limpiarlos a diario pues suelen atascarse con restos de paja o pienso.

Comederos y pesebres

De hormigón o plástico, deben tener superficies lisas . Se colocarán a una altura adecuada para que el caballo no los golpee ni caigan excrementos en su interior pero que sea de fácil acceso.

Rejillas o redes para paja o heno

No deben colocarse tan altos como para que el caballo tenga que levantar la cabeza de forma antinatural. Además pueden caer partículas en los ojos. Es más recomendable colocarla en un pesebre que en el suelo, pues se mezcla con los excrementos.

Anillas de sujeción en el interior del box

Almacén de alimentos y dependencias anejas

Es útil y necesario que en la cuadra existan espacios reservados a almacenar los alimentos, la viruta, útiles de aseo, medicamentos, etc.

Los alimentos secos se comercializan por lo general en sacos de 25 hasta 50 kg. Por tanto será útil disponer de una carretilla para transportarlos. Deben almacenarse separados del suelo para evitar que se mojen y en un lugar libre de humedad.

La paja y el heno se solía guardar sobre la cuadra lo que contribuía al buen aislamiento pero se hacía incómoda su utilización. Actualmente el pajar se sitúa en edificio anexo a la cuadra y se cierra por tres paredes y techo.

Box de cuarentena o aislamiento

Debe existir un box reservado para mantener aislado a un animal enfermo o yegua de parto, en cuyo caso el box deberá tener mayores dimensiones. Pueden diseñarse de forma que una pared móvil permita unir dos boxes en caso de necesidad

Se pondrá en marcha un protocolo de aislamiento cuando se sospeche de alguna enfermedad infecciosa. Los desechos y residuos clínicos del animal enfermo tendrán un tratamiento independiente del resto. Justo a la entrada del box se colocará una bandeja con agua y desinfectante para evitar la diseminación de gérmenes nocivos.

Las condiciones antihigiénicas de una cuadra, así como el hacinamiento de los animales contribuirán a la aparición de enfermedades y a la propagación de éstas.

Diseño y gestión de una cuadra

Lugar: Pradera → Colocación de vallas
Establo → diseño adecuado

Características de los boxes:

- Tamaño aceptable 4 × 4 m^2.
- Pavimento resistente, antideslizante y con buen drenaje.
- Paredes aislantes, sin salientes.
- Techos ligeramente inclinados.
- Puertas y ventanas que permitan buena ventilación y eviten corrientes de aire.

Consideraciones de edificación

Orientación → Según clima.

Ventilación → Evitar corrientes de aire.

Iluminación → Natural o artificial.

Elementos anejos

- Comederos y bebederos.
- Anillas de sujeción.
- Rejillas o redes para paja/heno.

Otras dependencias

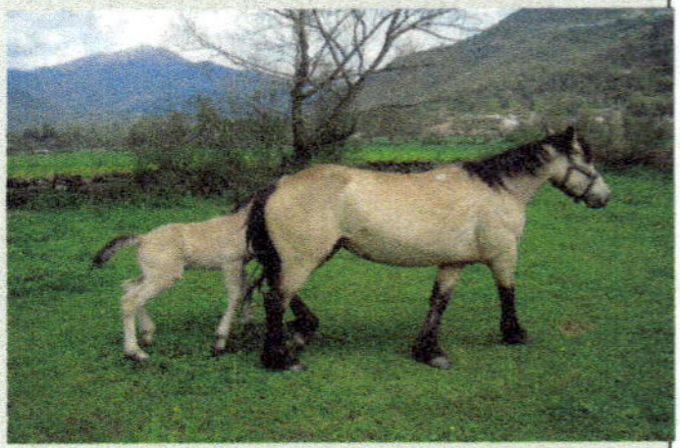

- Almacén de piensos.
- Box de cuarentena o aislamiento.
- Botiquín para medicamentos.
- Almacén de paja/heno
- Estercolero.
- Guadarnés.

2.3. Las camas

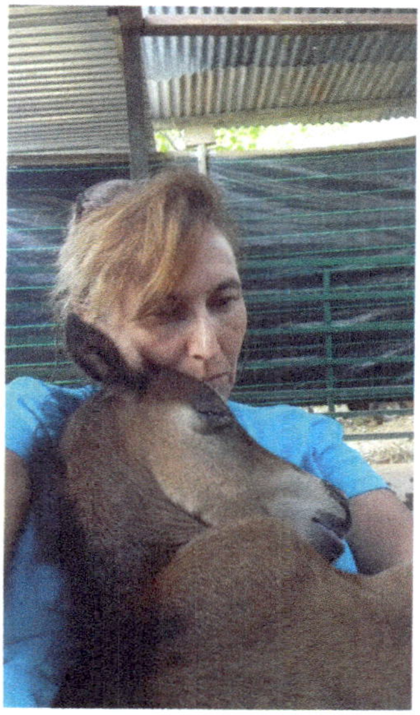

Es bueno que la cama sea de óptima calidad y lo más seca posible. Debe ser cambiada con frecuencia para evitar infecciones en las ranillas de los cascos. El material de la cama debe proporcionar calidez, y absorbencia. Debe ser blando, fácil de manejar y no tóxico con la menor cantidad posible de polvo.

Características de los materiales

- Cálido.
- Absorbente.
- Blando.
- No tóxico.

Distintos materiales para las camas:

1. De paja

Es la cama tradicional, pero el caballo tiende a comérsela y aunque el valor nutritivo es muy bajo, mantiene al animal distraído y le aporta fibra. Tiene buenas propiedades aislantes, es barata y fácil de encontrar. Como desventaja tiene que es polvorienta y que en casos de humedad puede albergar hongos.

2. De virutas de madera

El caballo no suele ingerirla, pero sí cuando se mezcla con la paja o heno. Tiene la ventaja que absorbe bien el orín permaneciendo más tiempo seca en superficie. Es más cara que la paja.

3. Serrín

Es muy económico pero contienen más polvo que la viruta.

4. Esteras de goma

La superficie es antideslizante y por la cara inferior tiene canales de drenaje. Coste inicial elevado.

5. Otros: Lino y turba

Las camas deben limpiarse a diario quitando los excrementos y partes mojadas de la cama. Hay que sacar al caballo para limpiar la cama por precaución.

A veces existen condiciones especiales que requieren preparar una cama con determinados requisitos.

Tipos de materiales para la cama	Comentarios	Ventajas	Inconvenientes
Paja	La paja de cebada puede ingerirse, de modo que es más habitual utilizarla de trigo aunque sea más polvorienta.	Buenas propiedades aislantes, barata y fácil de encontrar. Buena absorción y fácil de desechar y reciclar.	Polvorienta y, por tanto, aumenta el riesgo de EPOC. Puede albergar esporas y, por tanto, problemas de alergias.
Viruta	Se utiliza como alternativa a la paja.	Absorbente y sin polvo. Razonablemente cálida.	Más cara que la paja y más difícil de desechar. Se podrá utilizar como abono.
Serrín	Se utiliza como alternativa a la paja.	Absorbente y sin polvo. Razonablemente cálida.	Más caro que la paja. Más difícil de desechar. Más polvoriento que la viruta.
Papel	Puede comprarse en balas o como tiras de papel de periódico.	Absorbente y sin polvo. Razonablemente cálido.	Más caro que la paja. Más difícil de desechar. Se puede utilizar como abono.
Turba en polvo	Se utiliza como alternativa a la paja.	Sin polvo. Fácil de reciclar.	Más cara que la paja. Puede ablandar los cascos.

3. Limpieza y desinfección de cuadras. Control de enfermedades

3.1. Protocolo de limpieza y desinfección de boxes

3.1.1. Limpieza

1. *Vaciar y limpiar comederos y bebederos*.
2. *Vaciar por completo el box*, retirando todo el material de desecho que haya en el suelo, tales como heces, purines, viruta mojada, paja sucia, etc.

3. *Ablandar y eliminar los restos de materia orgánica* y suciedad con agua a presión, siempre de arriba hacia abajo.
4. *Frotar paredes y suelos usando detergente* y dejarlo actuar unos 30´para posteriormente aclarar con la manguera. Dejar secar.

Factores que aumentan el riesgo de infección	Motivos	Prevención
Contacto con otros caballos	Hacinamiento, existencia de muchos caballos en una cuadra.	Reducir la cantidad de caballos que están en contacto entre sí, separar caballos por grupos, yeguas gestantes, yeguas y potros, etc.
La presencia de caballos en el mismo espacio de aire	Se acumula polvo, esporas, bacterias, virus, humedad y gases tóxicos en el lugar de estabulación. Compartir el mismo espacio de aire aumenta el riesgo de transmisión de enfermedades por contacto indirecto.	Buena ventilación, evitar corrientes de aire y proporcionar atmósfera seca y temperatura constante.

3.1.2. Desinfección

1. *Aplicar un desinfectante* a la totalidad del box con bomba a baja presión de arriba a abajo.
2. *Dejar el box vacío* al menos 48 horas.
3. *No colocar viruta* hasta que se vaya a utilizar.
4. El *material de limpieza y arreos* deberá sumergirse en desinfectante un mínimo de tres horas.

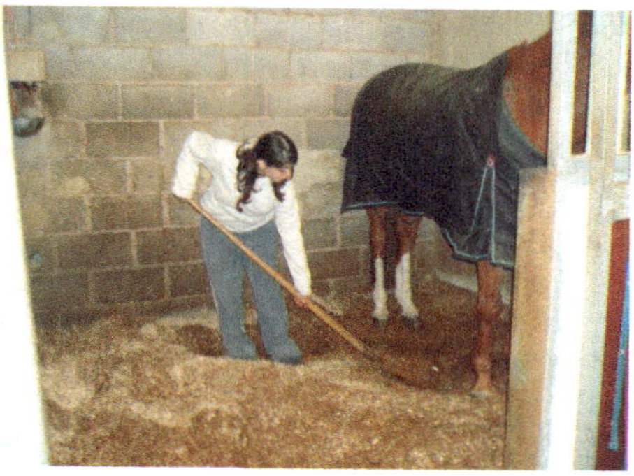

Limpieza y desinfección de cuadras

Para la desinfección del almacén de grano o pienso habrá que elegir un producto adecuado, ya que algunos pueden no estar recomendados al dejar residuos y olores que hagan el alimento no apto para el consumo del animal o simplemente sea rehusado.

Usaremos un insecticida acaricida eficaz y no tóxico, ajustándonos a la correcta dosificación del mismo según las instrucciones del fabricante. Hay que hacer la *limpieza y desinfección con el almacén vacío* para que los productos y la humedad no alcancen el grano o el pienso.

Los pequeños roedores y moscas inevitablemente suelen aparecer en la cuadra con las consiguientes molestias, además de ser vehículos de transmisión de enfermedades. Es una imprudencia usar venenos donde hay otros animales que pueden comerlo e intoxicarse. Lo mejor es tener gatos en la cuadra.

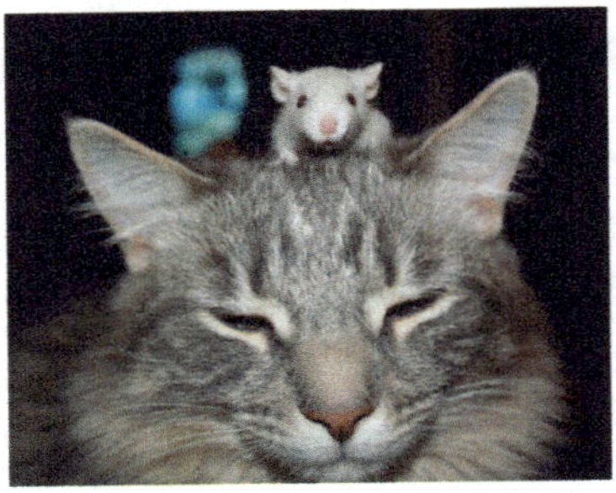

No usar venenos para roedores.

3.2. Requisitos especiales para camas de animales enfermos

Ya hemos visto cuales son los materiales mas usados para la cama del caballo pero a veces se requieren tener en cuenta algunas consideraciones si el animal alojado está enfermo o convaleciente.

3.2.1. Enfermedad pulmonar obstructiva crónica (EPOC)

Causa

Es un trastorno del sistema respiratorio que puede presentarse cuando el caballo desarrolla una sensibilidad a algún alérgeno. Es el caso del polvo y moho de la paja y del heno.

Hay que evitar dar al caballo paja mojada o húmeda que pueda ser susceptible de albergar hongos ya que a veces la reacción alérgica puede ser mortal.

Esta enfermedad se observa con más frecuencia en animales estabulados o en animales que aún estando en el exterior, son sensibles al polen.

Sintomatología

El caballo presentará una sintomatología de dificultad respiratoria, tos, expectoración, pero no presentará fiebre a menos que exista una complicación bacteriana o vírica. El problema se acusará con el ejercicio y la dificultad respiratoria irá en aumento a medida que se obstruyan las vías aéreas.

Requisitos de estabulación

El aspecto más importante es eliminar el problema. Evitar la humedad y el polvo del material de la cama. La cama será sustituida por virutas de madera o esteras de goma, colocando el material absorbente encima de ésta y cambiando la cama con frecuencia para evitar acumulación de polvo y humedad.

Se retirará el heno y se alimentará con pienso. Hay que colocar al caballo en una cuadra alejada del almacén de paja y heno.

3.2.2. Cólicos

Sea cual sea la causa del cólico, en la cama no debe haber material que pueda ingerir. Por ello, se colocará viruta u otro material mullido para que en caso de revolcarse no se lesione.

3.2.3. Enfermedades podales

Laminitis

Causa

Enfermedad del pie más conocida como infosura. Es una enfermedad que cursa con inflamación en tejidos internos del pie los cuales ante la imposibilidad de expandirse bajo el casco, producen un gran dolor.

Las causas son diversas, desde una sobrecarga por sobrepeso, mala alimentación por ejemplo por exceso de trigo, intoxicaciones o enfermedades infecciosas.

Sintomatología

El caballo presenta gran dolor, pulso acelerado, miembros torácicos adelantados, a veces fiebre. Se acuestan con facilidad pero les es muy difícil levantarse.

Requisitos de la cuadra:

Alimentación a base de heno, mucha paja y agua exclusivamente, material blando para la cama pero no comestible.

Aftas

Ante condiciones de humedad y poca higiene en el box, pueden presentarse degeneración de la ranilla incluso llegando a la putrefacción. Puede estar causado también por algún cuerpo extraño en la palma de la mano o en la planta del pie.

La cama debe ser mullida y mantenerse seca y limpia.

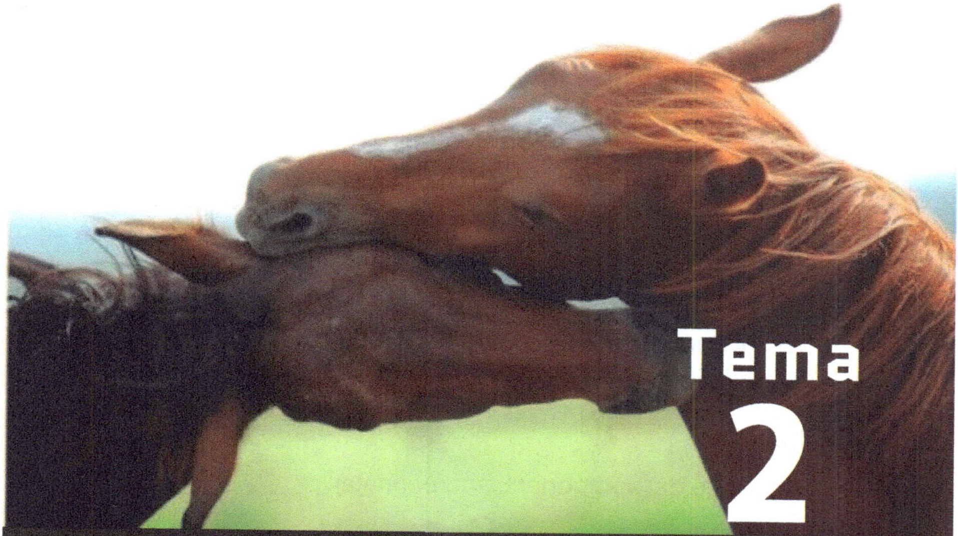

TEMARIOS DE FORMACIÓN

Etología. El comportamiento equino

TF OFICIOS

eRodio ediciones

Índice

Presentación

Un caballo salvaje es un animal de carácter sociable que vive en manada. Sus patrones de conducta van dirigidos a la superviven-cia, alimentación, reproducción y socialización. En el proceso de domesticación el caballo ha demostrado ser una animal adapta-ble. Los métodos de adiestramiento deben basarse en la conducta natural del caballo.

1. Psicología del caballo

El caballo es un animal dotado de *inteligencia, memoria, curiosidad y sensibilidad*. A veces, el propietario rompe los lazos que le unen a su caballo simplemente porque interpreta erróneamente los signos del comportamiento equino, como por ejemplo, tomar por maldad simples acciones defensivas.

También es cierto, por desgracia, el abuso sobre el comportamiento equino, sobre su bondad y nobleza, por parte de ciertos individuos sin escrúpulos que desahogan sus frustraciones reprimidas sobre el animal.

1.1. La manada

Aunque actualmente la gran mayoría de caballos viven en régimen de semi estabulación, para comprender su comportamiento hemos de recurrir a su estado natural. El caballo es un ser gregario que vive en manada, organizada según una jerarquía muy precisa que no implica sometimiento: en el centro del grupo se coloca el semental, inmediatamente cercanos a éste se colocan los potrillos recién nacidos, a continuación las yeguas y por último y por este orden, los potros autosuficientes y los sementales que se oponen al jefe de la manada y que aspiran a formar una manada propia.

Cuanto más lejos estén del centro, más peligro corren ante el posible ataque de los depredadores.

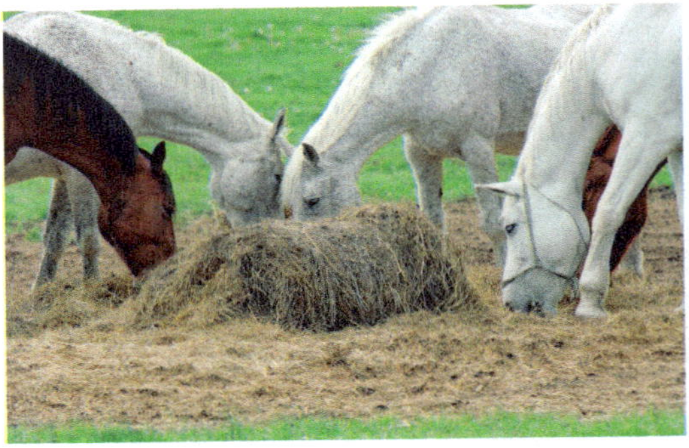

El caballo es una animal gregario

1.2. El instinto equino

Los caballos nacen con ciertas *conductas ya integradas* en su cerebro. La alimentación, la huida, la supervivencia y la reproducción son impulsos instintivos.

El instinto de huida incluye un conjunto de conductas. Cuanto más nos aproximemos a un animal salvaje, mayor será su tendencia a huir.

Si el peligro detectado se encuentra cerca, el caballo gira en sentido contrario al peligro detectado y huye corriendo hacia una distancia de seguridad.

Llegado a una distancia de seguridad, el caballo normalmente valora con todos sus sentidos (vista, olfato, oído) la causa del susto (siguiendo en estado de alerta física, preparado para seguir huyendo más lejos) y reflexiona.

1.3. Comportamiento equino

El caballo posee una *extraordinaria memoria* pero también es un animal asustadizo. Relaciona cada hecho con experiencias pasadas y los valora positiva o negativamente. Es muy importante no cometer errores desde el principio porque nuestros fallos por ignorancia nos harán los verdaderos responsables de los inconvenientes que acusemos en el caballo.

El caballo no entiende a veces qué queremos decirle o por qué nos enfadamos con él y mostrarles agresividad ante una situación que le atemoriza sólo servirá para asustarlo aún más.

Debemos hacer gala de nuestra *paciencia*, para hacerle comprender lo que queremos de él y ganarnos su confianza.

Para el caballo, el ser humano aparece como un ser depredador y se siente como una presa, ya que su vida depende de su habilidad para escapar de quien lo amenaza. El único modo de hacer comprender al caballo nuestro papel en su sociedad es estableciendo una jerarquía. Debemos marcar nuestro papel de jefe de la manada, liderazgo que el caballo irá reconociendo con el paso del tiempo.

La manada: está organizada en una jerarquía muy precisa.

- **La estructura social**: problemas de incompatibilidad en la manada y con el ser humano.
- **La conducta**: responde a cuatro necesidades básicas:
  - ▹ Autoprotección y supervivencia.
  - ▹ Alimento y agua.
  - ▹ Reproducción.
  - ▹ Socialización.
- **La adaptación**: instinto de huida y posición en estación.
- **La comunicación**: sentidos.
- **Los mensajes**: consciencia de movimientos.

- **El aprendizaje**: habituación o acostumbramiento:
  - ▹ Castigo.
  - ▹ Refuerzo.

1.3.1. La conducta equina

El caballo posee una conducta innata que responde a cuatro necesidades básicas:

- Autoprotección y supervivencia.
- Alimentación (alimentos y agua de bebida).
- Reproducción.
- Socialización.

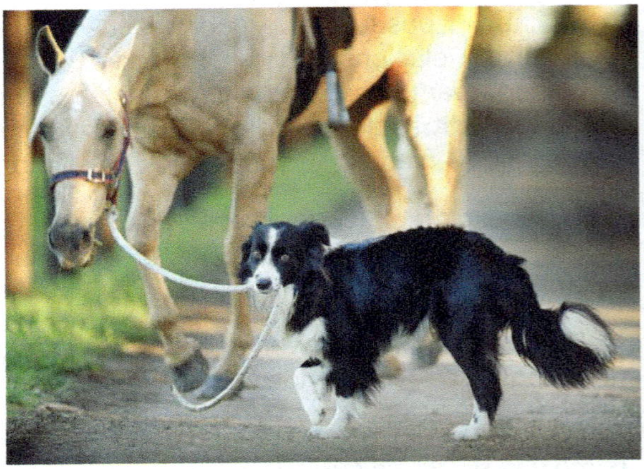

1.3.2. La adaptación

El caballo es un animal "presa" de depredadores por eso ha desarrollado su instinto de huida de tal forma que cualquier movimiento repentino o violento que escape de su campo visual, puede provocar un movimiento brusco del animal.

También se ha adaptado a dormir de pie, lo cual le permite una rápida respuesta en caso de peligro. Sólo duermen tumbados cuando están en un entorno seguro o cuando están extremadamente cansados.

1.3.3. La comunicación

Anatómicamente el caballo tiene los ojos parcialmente lateralizados en la cara. Puede suceder que durante un paseo, el caballo se asuste ante un objeto y seamos capaces de tranquilizarlo para que siga adelante pero a la vuelta volverá a asustarse con el mismo objeto. No es por falta de memoria, sino por la peculiar conformación física de su sistema de visión.

El caballo tiene una escasa comunicación entre las dos áreas corticales del cerebro, lo que significa que una misma imagen es captada de forma independiente por cada ojo y por tanto, un solo objeto es como si apareciese por duplicado.

El caballo no alcanza a divisar la zona que queda enfrente y detrás de ellos, debido a esta lateralización de los ojos. Por este motivo, siempre que nos acerquemos al animal lo haremos dentro de su campo de visión. Imaginemos una palmada en la nalga realizada por alguien "invisible" para el caballo. Su reacción puede ser instintiva, súbita e impredecible.

1.3.4. Los mensajes del caballo

La parte delantera del caballo se mueve bajo una razón, es decir, el animal controla y tiene conciencia de sus movimientos delanteros. Sin embargo, el tercio posterior se mueve de una forma más instintiva y su potente musculatura le permite movimientos rápidos "*sin pensar*" ante cualquier amenaza o situación de huida.

La cabeza del caballo nos transmite un lenguaje característico. La observación de los ojos, orejas, belfos, nos acercarán a comprender el comportamiento equino.

La *posición de las orejas* es muy útil para comprender como va a reaccionar el caballo ante nuestra presencia:

- Nos presta atención o está alerta si tiene las orejas verticales o vueltas hacia la frente.
- Muestra atención si estamos montados, cuando tiene una oreja vuelta hacia atrás y otra hacia delante.
- Está asustado y nos muestra amenaza si las orejas están hacia detrás y las pega a la nuca.

La boca nos ayuda a comprender el estado de ánimo del caballo:

- Si el belfo inferior está cerrado y tenso, el caballo no está relajado.
- Si el belfo inferior cuelga, se encuentra en estado de relajación y tranquilidad.
- Un resoplido por la nariz cuando está recibiendo una orden o mientras trabaja, indica una liberación de la tensión.

Los *sonidos*:

Los relinchos, resoplidos, bufidos, ruidos de cascos, etc. son otras formas de comunicación del caballo.

1.3.5. El aprendizaje

Un animal puede aprender mediante *interacción directa* con el medio que le rodea o bien mediante la *observación*. No siempre manifiesta lo aprendido pero puede utilizarlo con posterioridad.

El aprendizaje supone para el caballo el establecimiento de relaciones *estímulo-respuesta*.

Los comportamientos repetitivos o hábitos permiten una reacción inmediata, algo de suma importancia para un individuo que es una posible presa. Los hábitos son estables y cambian únicamente por el condicionamiento y se aprenden rápidamente desde el nacimiento.

Formas de aprendizaje:

- La *habituación o acostumbramiento* es una de las formas más simples de aprendizaje. Se define como el cese o disminución de una reacción no aprendida o bien como la respuesta a un estímulo determinado como resultado de repetida exposición al estímulo, por ejemplo un potro que se asusta por primera vez del movimiento de unas ramas, terminará acostumbrándose a que no implican ningún peligro, por lo que su reacción no aprendida irá disminuyendo hasta que cese completamente . Esto permite al animal ahorrar energía y prestar más atención a otros estímulos más importantes.

  No se hace nada para reforzar positiva o negativamente un comportamiento, el caballo simplemente se acostumbra algo.

  Los caballos se habitúan a muchas presiones durante su entrenamiento como la cincha, la montura, la embocadura, la cabezada, etc.

  Si ha pasado tiempo desde la última exposición al estímulo, el caballo puede volver a reaccionar cuando se re-expone. A esto se le llama *recuperación espontánea*.

- El *desacostumbramiento* es la reinstalación de una respuesta acostumbrada como consecuencia de la introducción de un nuevo estímulo. Por ejemplo, el caballo puede espantarse del movimiento de una bandera que había sido ignorada hasta ese momento, si en ese instante estuvo sometido a otro estímulo más fuerte.

- El *condicionamiento* se refiere a asociaciones entre los estímulos y a asociaciones estímulos-respuestas, por ejemplo el miedo a una jeringa, no es en sí a la propia jeringa sino porque lo asocia al dolor posterior.

  Es el clásico reflejo de Pavlov donde un estímulo se asocia a un suceso.

- El *refuerzo* se refiere al estímulo o acontecimiento que provoca un aumento de la posibilidad futura de que el animal tenga un comportamiento concreto.

El refuerzo positivo implica la adición de algún elemento como por ejemplo comida para reducir el impulso que lo motiva a realizar una conducta determinada.

El refuerzo positivo, es una zanahoria que se pone delante del cabeza para que meta la cabeza sólo, aumentando las posibilidades de que lo haga.

El refuerzo negativo también aumenta la probabilidad de que tenga un determinado comportamiento pero con intención de escapar del estímulo. Implica la sustracción de algo para reducir el impulso motivador.

- El *castigo* es un estímulo o acontecimiento que ocurre tras una respuesta y lleva a una disminución de la frecuencia de dicha respuesta.

  Se refiere a cualquier consecuencia adversa de la conducta, no funciona a menos que se aplique menos de un segundo después de que se haya dado el comportamiento. Un castigo tardío solo produce conflicto.

  Por ejemplo el caballo que traga aire y le dan una pequeña corriente tras hacerlo.

1.4. Vicios de cuadra (estereotipias)

También conocidas como vicios de cuadra.

- Lignofagia.
- Aerofagia.
- Zigzagueo.
- Piafar.
- Automutilación.
- Agresividad.

Suelen estar relacionadas con el *estrés o aburrimiento*. El caballo adopta conductas que repite sin motivo aparente.

Son patrones de *comportamiento repetitivo* que parecen no tener un objetivo o función concreta pero que producen al caballo un estado de bienestar psicológico. Se traducen en hábitos adquiridos para adaptarse a la vida en cautividad.

La estabulación reduce la actividad y el ejercicio y provoca a veces un estado de ansiedad y frustración que conlleva a una acumulación de energía que el animal desviará hacia *comportamientos de sustitución*.

Estos comportamientos estimulan a nivel cerebral la liberación de endorfinas, llamadas hormonas de la felicidad, disminuyendo la ansiedad y proporcionando un estado de bienestar.

Estas conductas se hacen *adictivas* y crea dependencia. Así, lo que empieza siendo un comportamiento de sustitución acaba apareciendo en cualquier momento.

Los factores relacionados con las estereotipias están vinculados a la falta de estímulos del entorno del animal, como son el aislamiento social o ejercicio insuficiente.

Secuencia de la aparición de la estereotipia

Estrés-falta de estímulos.

Falta de compensación con actividad física sustitutiva.

Aparición de estereotipia.

Liberación de endorfinas.

Adicción a la estereotipia.

1.4.1. Lignofagia

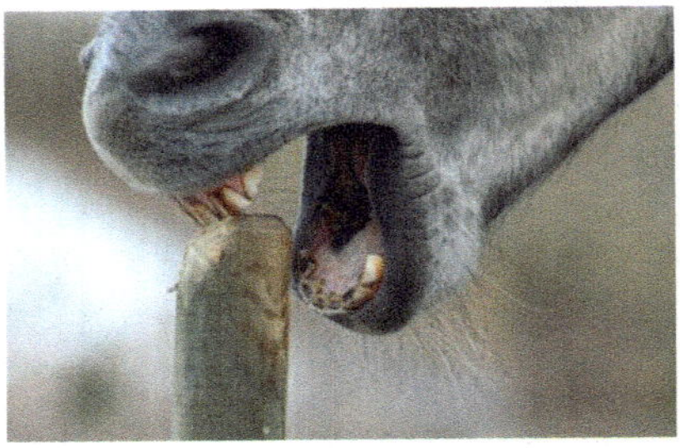

El caballo que está alimentado con una dieta baja en fibra suele presentar este vicio aunque también lo hacen por aburrimiento. Consiste en morder árboles, vallas o arbustos. En las cuadras mordisquean las puertas de madera. Puede intentarse corregir colocando mallas o redes con heno o paja colgadas en el box para que emplee más tiempo en comerla.

1.4.2. Morder el box

Al igual que el anterior suelen morder los elementos de madera con los incisivos lo que provoca un desgaste de los mismos.

1.4.3. Aerofagia

Los signos que el caballo traga aire son un desgaste marcado de los incisivos, caballos “barrigones” por la ingesta de aire, estercolar más de lo normal, etc.

Puede estar relacionado también con la aparición de úlceras gástricas en el estómago.

Al morder los elementos de la cuadra, el caballo puede ingerir aire. Esta conducta parece que libera endorfinas. El caballo se "hincha" y es preciso sondarlo para evacuar el aire acumulado en el estómago.

Además del desgaste de incisivos que puede dificultar la masticación y traducirse en pérdida de peso, el animal puede llegar a padecer cólicos por acumulación de gas.

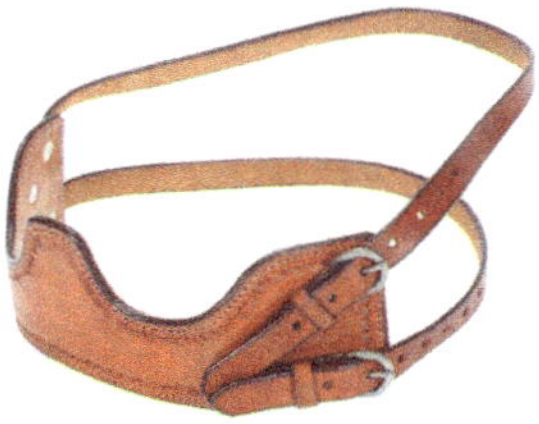

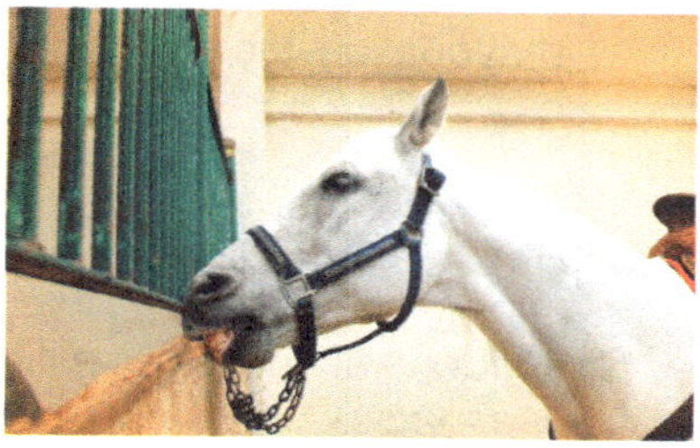

1.4.4. Zigzagueo

Es un signo habitual de aburrimiento o ansiedad. Apoya el peso de su cuerpo alternativamente en un miembro anterior y luego en otro, así alternativamente y la cabeza y el cuerpo se mecen a uno y otro lado. El tratamiento es que el caballo salga de la cuadra a pastar. Es aconsejable que el caballo tenga en su campo visual otros caballos para interaccionar con ellos.

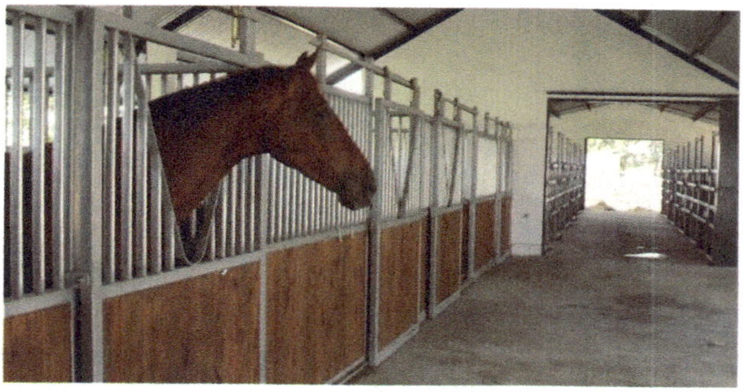

Boxes con puertas en V para evitar zigzagueo.

1.4.5. Piafar

Puede considerarse normal cuando lo hace en el momento inmediato anterior de servirle el alimento.

1.4.6. Automutilación

Se produce más frecuentemente en sementales jóvenes y ocurre habitualmente porque se muerden las extremidades anteriores, rodillas, flancos y muslos.

1.4.7. Agresividad

En la mayoría de los casos la agresividad anómala se debe a trastornos hormonales.

Medidas básicas de prevención de las estereotipias

- Concederle al animal un estilo de vida más natural (alimentación, compañía y espacio).
- No exponerlo a situaciones de estrés, ser considerado y sensible con el caballo.

2. El potro

2.1. Desarrollo del comportamiento perinatal

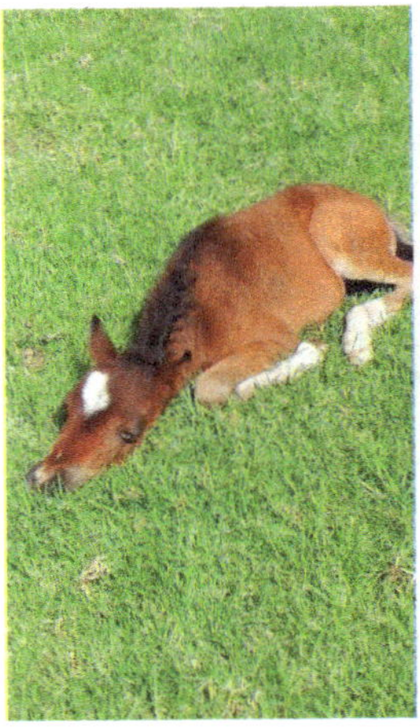

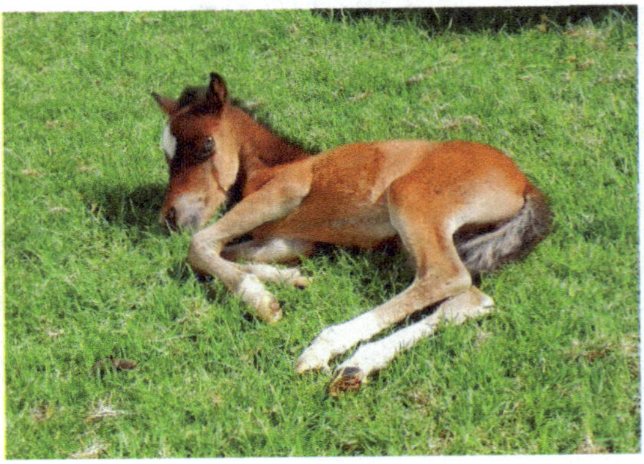

Cuando el potro nace, la yegua lo asea lamiéndolo. Los potros realizan movimientos tambaleantes y torpes hasta levantar primero las manos y luego las patas en los primeros quince minutos post parto.

Los restos del meconio ingerido deben desaparecer en las heces sobre los primeros días, de forma que será reemplazado por un excremento lechoso amarillento en los cuatro primeros días. Los potrillos con retención de meconio, suelen ponerse como en cuclillas, están tensos, muestran dolor y se miran los flancos.

Orinan por primera vez a partir de las cinco horas postparto.

Los potrillos con una *temprana socialización* con las personas pueden sufrir una disminución del apego con éstas si la exposición no es continua y durante largos periodos.

Comportamiento perinatal

- El amamantamiento: importancia del calostro.
- El descanso.
- El destete.
- La socialización.

2.1.1. El amamantamiento

El *calostro* es el líquido amarillento espeso producido por las yeguas antes de producir la leche materna. Es prácticamente la diferencia entre la vida y la muerte para los potros, el calostro está cargado de anticuerpos que combaten los patógenos hasta que el propio sistema inmune del potro madura. El tracto digestivo del potro solo es capaz de absorber los anticuerpos durante las primeras 12 a 24 horas después del nacimiento, por lo que es importante obtener el calostro de la yegua o de otra fuente.

Preferiblemente, el potro debe amamantarse durante las dos primeras horas después del nacimiento y, con frecuencia a partir de entonces, debe ingerir por lo menos 1.5 a 2 litros de calostro.

Los potrillos pasan mamando de 4 a 5 veces por hora durante la primera semana de vida ya que además de ser una fuente de alimentación les aporta bienestar. El potro se acerca a las mamas y empuja con la nariz hasta localizarlas, entonces se coloca en posición correcta en paralelo a la madre.

El comportamiento pre-amamantamiento consiste en estirar la cabeza y el cuello buscando la mama. A veces la madre debe guiarlo. El reflejo de succión puede provocarse poniendo un dedo en la boca del potrillo. Éste extenderá la lengua y succionará. Suele aparecer a partir de los 35'. Si un potrillo tarda más de tres horas en mamar es que hay algún problema; por ejemplo, anomalías en el recién nacido o rechazo por parte de la madre.

2.1.2. El descanso

Los potrillos descansan más que los adultos y pasan un tercio de su tiempo descansando en decúbito lateral. A veces mueven las patas como si estuviesen corriendo.

2.1.3. El destete

Las yeguas salvajes destetan a sus potrillos antes del nacimiento del siguiente potro 1 ó 2 años más tarde pero los animales domésticos suelen ser *destetados artificialmente* a los 4 ó 6 meses de edad. A veces puede ser traumático para el potro el destete radical. Lo ideal es mantener el contacto con la madre a través de una cerca.

2.1.4. La socialización

Durante el segundo o tercer mes de vida, los potrillos aumentan su contacto con otros caballos. En este periodo se manifiesta el aseo mutuo o *autogrooming*. A partir del cuarto mes se vuelven más independientes de su madre y van desarrollando otros patrones en relación a otros individuos.

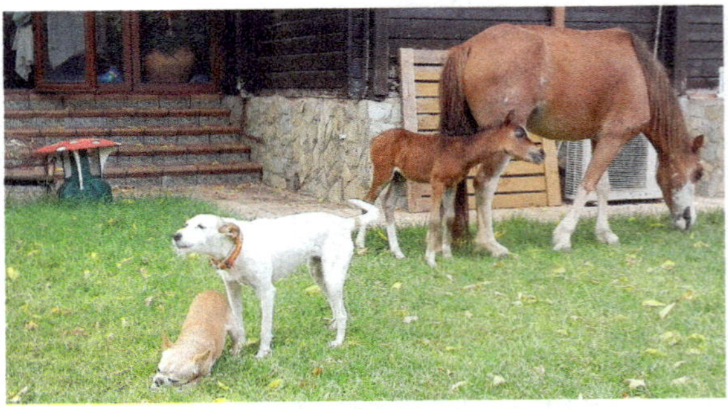

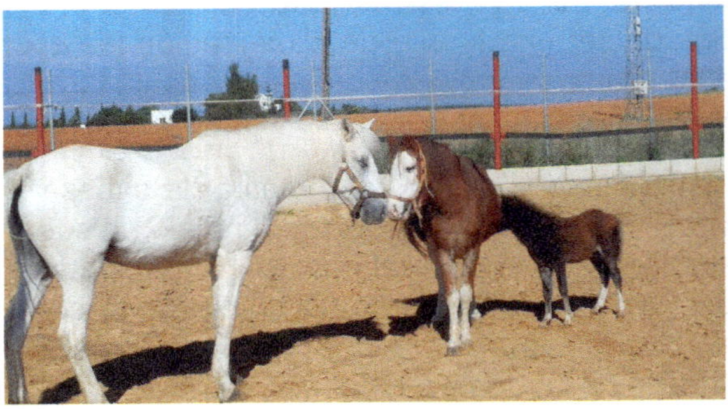

3. La conducta del caballo

3.1. Observación del comportamiento

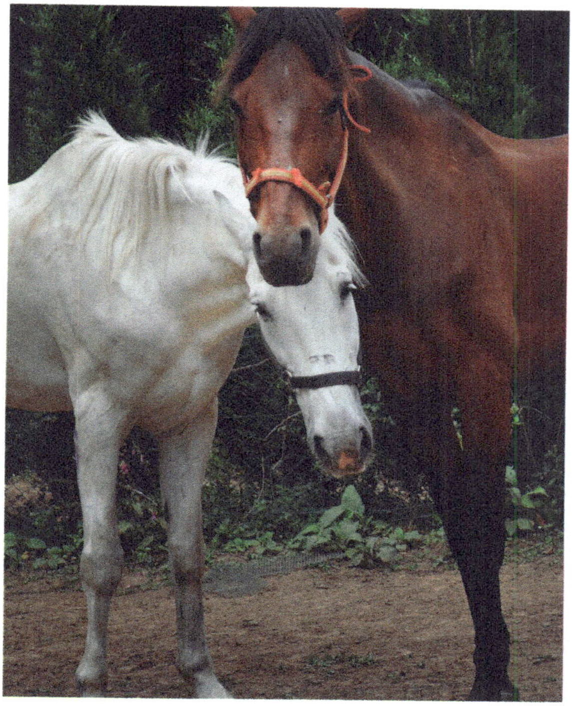

Anamnesis del comportamiento

Cuando se trata de recopilar datos para realizar una historia clínica ya sea ante un proceso patológico o de comportamiento, es conveniente disponer de un *cuestionario elaborado* que sirva de base a las preguntas que haremos tanto al propietario del animal como al cuidador. La revisión de antecedentes y de incidentes ocurridos puede revelar datos de importancia para tratar el problema.

Comenzar la entrevista con preguntas sobre el principal problema que afecta al caballo no solo es lo más importante para el dueño sino porque nos revelará datos de otras áreas que necesitarán ser exploradas a fondo. Lo que pueden parecer "*opiniones*" del cuidador o propietario a veces nos sirven de indicios para llegar al problema principal.

Es importante conocer cuando comenzó el problema, si se había manifestado con anterioridad y que se ha hecho para intentar corregirlo. El medio ambiente, la crianza y el entrenamiento son importantes para tratar los problemas de comportamiento pero también la alimentación y la medicación.

A) Descripción

1. Raza.
2. Sexo.
3. Edad.
4. Capa.
5. Nombre.

B) Problema principal

1. Descripción general.
2. Cuándo comenzó el problema.
3. En qué momentos se comporta inadecuadamente, cada cuánto tiempo y en qué circunstancias.
4. Cambios de frecuencia o de aparición del problema.
5. Descripción del último incidente.
6. Otros incidentes.
7. Qué se ha hecho hasta el momento.
8. Qué piensa hacer con el caballo.

C) Otros problemas de conducta

1. ¿Se asusta? ¿Cuándo?
2. ¿Cabecea?
3. ¿Agresividad?
4. ¿Vicios de cuadra?
5. Comportamiento sexual.

D) Historia física

1. Problemas médicos.
2. Medicación.

3.2. Cómo detectar un caballo enfermo

Lo más importante es evitar mediante un manejo y cuidados correctos que el caballo enferme; pero si esto ocurre, es importantísimo saber detectar cualquier síntoma para llamar al veterinario lo antes posible y que no pase a mayores consecuencias.

A veces es fácil detectar al animal enfermo, porque se presenta triste, abatido, cabizbajo, ojos inexpresivos, incluso puede estar tumbado o se niega a andar.

Un animal que se presente decaído puede tener problemas de salud. Para detectar posibles anomalías de la visión, acercaremos lentamente un dedo al ojo y observaremos la reacción del caballo, si lo cierra o no, para comprobar si ve correctamente.

Apetito

Si un caballo se niega a comer, las causas pueden ser múltiples. Lo primero será averiguar si el alimento está en óptimas condiciones y si también en este caso lo rechaza. La alimentación debe ser cambiada se forma progresiva pues los cambios bruscos pueden producir problemas digestivos como los cólicos. Si el pienso o el heno tienen algún olor extraño también lo rechazarán.

Si el caballo deja de comer o lo hace en menor cantidad puede que haya un problema digestivo en el tracto superior, como por ejemplo algún problema de masticación o deglución. Habrá que revisar la boca y descartar problemas en la dentadura. Puede que haya algún elemento extraño clavado, úlceras, puntas que son salientes en las muelas que no se han desgastado correctamente y que molestan al masticar.

Puede que haya cogido frío y padezca una inflamación de ganglios de la zona faríngea que le cause molestias en la deglución.

El problema puede proceder también del aparato digestivo para lo cual nos valdremos de exploraciones clínicas tales como palpación o auscultación. Se hará un diagnóstico diferencial entre cólicos, estreñimiento, hepatitis, etc

Debemos acostumbrar al caballo a realizarle exploraciones clínicas con cierta frecuencia cuando está sano, así será más fácil que se deje hacerlo cuando esté enfermo.

Temperatura

Un aumento o disminución de la temperatura es indicio de alguna patología. Es recomendable tomarle al caballo la temperatura cuando está sano para poder interpretar los cambios de temperatura patológicos, ya que no todos los animales presentan los mismos valores. El termómetro debe introducirse impregnado en alguna sustancia que resbale sobre la mucosa anal.

Anomalías en la auscultación

Los valores de frecuencia cardíaca y respiratoria pueden variar entre animales sanos. Por ello, es conveniente conocer los valores normales de cada animal. Es interesante tener anotados todos estos datos en estado fisiológico en la ficha clínica de cada animal.

Posición de la cola

El estado de ánimo de un caballo puede definir su estado de ánimo. Cuando el caballo la alza o la pone "en trompa", el animal está contento pero si no la mueve incluso cuando recibe alguna molestia, es que no está bien.

Soledad

Un caballo que está sólo se aburre. Esto puede influir en su comportamiento y en su estado de ánimo.

Las heces

La frecuencia de las deposiciones, la consistencia y características de las heces proporcionan bastante información sobre cualquier patología que pueda sufrir el caballo, especialmente si es de origen digestivo.

Si son consistentes, compactas, sin excesivo olor y de color verde parduzco o marrón (según alimentación) las deposiciones son adecuadas. Si son secas y duras y en pequeñas porciones, el caballo muy posiblemente sufra de estreñimiento por lo que habrá en principio que aumentarle la ración de fibra.

Si las heces son blandas, de color más claro y semilíquidas, el caballo puede padecer un proceso diarreico por lo que aparte de instaurar el tratamiento deberemos vigilar su estado de hidratación. Habrá que corregir la dieta.

El sudor

Los ataques de sudor que no aparecen tras un esfuerzo o un intenso trabajo deben ser valorados. También en cólicos se presenta sudoración anormal. Un caballo sudado puede resfriarse, por lo que el animal no deberá entrar en la cuadra hasta que no esté seco y caliente.

Parásitos

Es conveniente llevar correctamente una pauta de desparasitación tanto interna como externa pues aparte de las consabidas molestias pueden conllevar la aparición de enfermedades como por ejemplo la piroplasmosis a través de garrapatas, que se agarran a la piel produciendo graves cuadros anémicos en el animal.

Las garrapatas no deben arrancarse pues la cabeza del parásito queda clavada en la piel y puede originarse una infección en la zona. Lo ideal es empapar el algodón en aceite y cubrir la garrapata, que al no poder respirar se desprende. El alcohol también es eficaz.

Cojeras

Suele ser fácil de detectar. Le haremos marchar al paso y al trote. El caballo cargará el peso de la cabeza sobre la mano sana y la levantará al apoyar la mano enferma. En las cojeras del tercio posterior, al apoyar el miembro enfermo, la cadera correspondiente se elevará más que la otra.

Habrá que diferenciar cojeras en frío y en caliente según se manifiesten al empezar a andar o cuando lleve algún tiempo trabajando.

Tocaremos las extremidades para detectar cualquier dolor incluso un aumento de temperatura en las mismas y revisaremos los cascos y las ranillas.

La *laminitis* o *infosura* es un proceso inflamatorio de las láminas interiores del casco producido por un cambio de alimentación, generalmente más abundante o bien por cambios bruscos en la misma. El animal presenta mucho dolor.

4. Manipulación y contención

La clave para manipular caballos es *anticiparse* a lo que con mayor probabilidad van a hacer. Esto lo detectaremos en función de su lenguaje corporal y su expresión facial.

Los caballos son animales que por su corpulencia y rapidez de movimientos pueden provocar *accidentes involuntarios* ante una situación extraña por su conducta a veces impredecible.

La persona que maneja al caballo debe llevar botas con la punta de acero y no estaría de más un casco para proteger la cabeza. Debe actuar con firmeza ante el caballo sin dejar atrás la amabilidad y suavidad y debe colocarse cerca de la cabeza y nunca detrás de las extremidades posteriores.

Es de vital importancia anticiparse a las acciones que con mayor probabilidad pudiera realizar el caballo en respuesta a nuestras acciones con la finalidad de evitar posibles accidentes. El personal auxiliar equino debe poseer suficientes conocimientos en manejo, de manera que le permitan realizar las siguientes operaciones con la mayor garantía posible para su propia integridad física y la del caballo:

- Acercamiento.
- Sujeción.
- Ataduras de liberación rápida.
- Riendas.
- Levantar una pata.
- Exploración.
- Tumbar al caballo.
- Empleo del torcedor.

4.1. Acercamiento y sujeción

El acercamiento debe producirse *lateralmente* a la cabeza. Recordemos que el caballo no puede ver directamente delante de sí mismo ni detrás. Le hablaremos suavemente para tranquilizarle a medida que nos acercamos.

Colocaremos una mano en la parte inferior del cuello o en el hombro y pondremos una cuerda a su alrededor. La mayoría de caballos permitirá esta operación y facilitará la colocación de la cabezada.

4.2. Atar al caballo

Una vez colocado el cabezal, elegiremos una argolla bien sujeta a la pared, un poste o baranda adecuados, que no se suelten, caigan o vibren.

La longitud de la cuerda debería ser de unos 80 cm aproximadamente para que deje libertad controlada de movimientos al caballo. La altura a la que se debe atar el caballo no debería ser inferior a 130 cm aproximadamente, ya que más abajo podría enredarse entre las patas del caballo.

El nudo empleado para atar al caballo debe ser de *liberación rápida*, ya que en caso de que el caballo se espante deberemos soltarle el nudo antes de que se lesione.

Un caballo amarrado debe tener la cabezada de cuadra y no la de monta pues puede lesionarse con el bocado. Jamás debe dejarse a un animal atado desatendido. Si descansamos y dejamos al animal atado es conveniente también quitarle la silla para que recircule flujo sanguíneo por la zona del dorso.

Nudo de liberación rápida

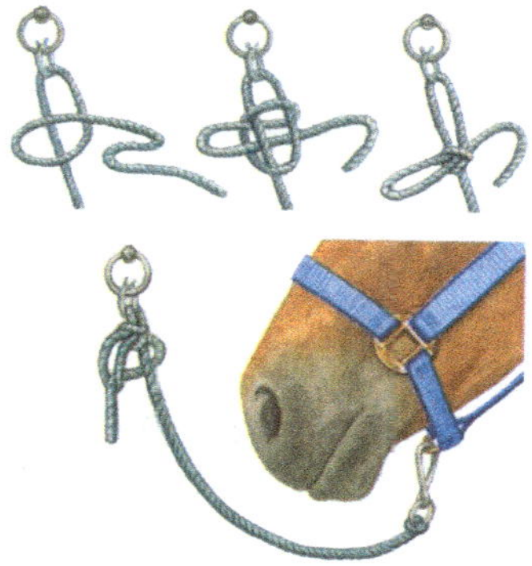

En caso de urgencia este nudo se puede deshacer tirando del extremo de la cuerda. Practique este nudo hasta que le salga de forma natural.

Como medida de seguridad, para evitar que el caballo deshaga el nudo con los dientes, pase el extremo de la cuerda a través de la lazada.

4.3. Riendas

Para llevar al caballo de las riendas nos colocamos a su izquierda aunque hay que acostumbrarlos a ser conducidos por ambos lados por ejemplo para circular por la carretera.

Debe mantenerse el ramal cerca de la cabeza del caballo y el resto con la otra mano, nunca enrollado puesto que el caballo puede tirar repentinamente. Si el caballo se niega a andar, alguien se colocará detrás para animarlo a iniciar el paso.

4.4. Cómo levantar una extremidad

Con una mano en el corvejón tiramos de éste hacia arriba y cuando levante la pata, sujetaremos con la otra mano el casco. Para levantar la mano lo sujetaremos por la zona carpiana.

4.5. Exploración de la boca

Al abrir la boca del caballo introduciremos los dedos entre las barras o *diastema*, evitando así que nos pueda morder. Cogeremos la lengua y la sacaremos por ese espacio, así el caballo mantendrá la boca abierta.

4.6. Utilización del torcedor

Si un caballo es difícil de sujetar a veces se emplea el torcedor del labio . Consiste en un palo corto con una cuerda gruesa atada por los dos cabos a un extremo del palo. La cuerda se va girando sobre el labio causándole presión. Antes se pensaba que la inmovilización del animal se debía al dolor sobre el labio, pero hoy se sabe que lo que se produce es una liberación de endorfinas que producen una *sensación de analgesia*/sedación durante algunos minutos.

Debe evitarse su uso en la mayor medida y por supuesto **no aplicar el método en las orejas** del caballo.

5. Transporte de caballos

El transporte puede causar *ansiedad e incluso alteraciones metabólicas*.

Existe legislación en cuanto *bienestar animal* en el transporte que establecen directrices sobre los tiempos y condiciones del transporte, así como los tiempos de descanso obligatorios.

En yeguas gestantes debe evitarse el estrés del transporte en los días 20 a 45 de gestación, pues es el periodo de implantación en la placenta y conlleva riesgo de abortos.

Factores a tener en cuenta en el transporte

- El número de animales en un vehículo.
- Aporte de alimento y agua.
- Periodo de descanso.
- Temperatura ambiente.
- Ventilación.
- Grado de movimiento (longitud de la cuerda atada a la cabezada).
- La costumbre de viajar.

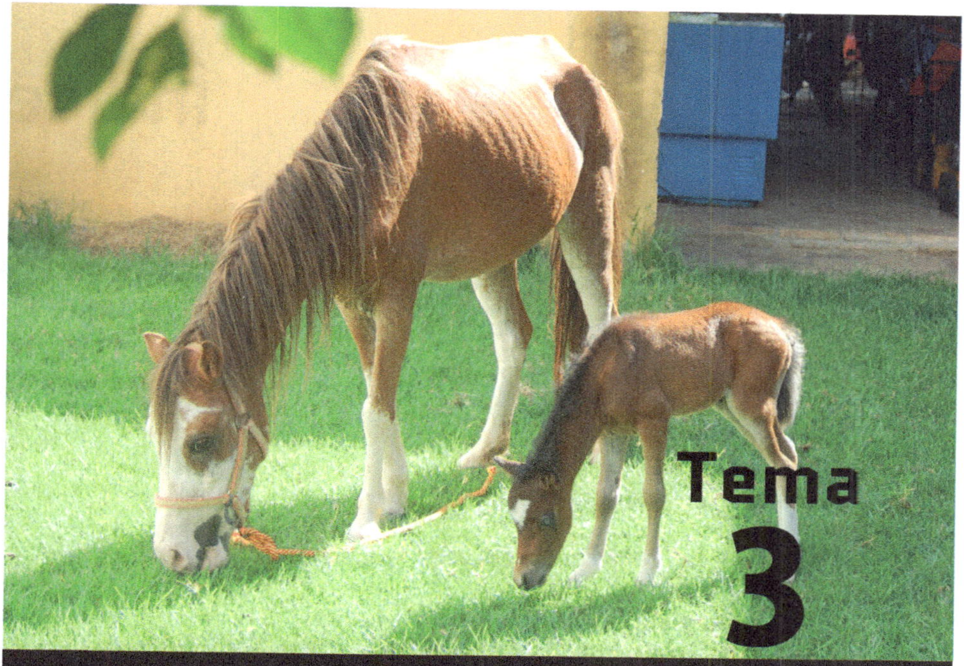

TEMARIOS DE FORMACIÓN

Nutrición y alimentación del caballo

TF OFICIOS

eRodio ediciones

Índice

Presentación

La anatomía y fisiología del sistema digestivo equino están diseñadas para ingerir alimentos de escasa calidad de forma continuada. Es conveniente formular una ración adecuada según la actividad de cada caballo.

1. Los nutrientes

El caballo es un animal que ha sobrevivido en espacios abiertos buscando zonas de hierba o pasto de mejor o peor calidad. Su sistema digestivo está diseñado para ingerir alimento de baja calidad durante todo el día y que digiere *lenta pero constantemente*.

Debemos diferenciar...

Alimentos: es cualquier sustancia ingerida por los seres vivos con fines nutricionales, sociales y psicológicos. No se consideran alimentos las sustancias que no se ingieren o que, una vez ingeridas, alteran las funciones metabólicas del organismo. De esta manera, la goma de mascar, el tabaco, los medicamentos y demás drogas no se consideran alimentos.

Nutrientes: Sustancias contenidas en los alimentos que bioquímicamente son esenciales para el mantenimiento de los organismos vivos. Así, las proteínas, carbohidratos, vitaminas, minerales, etc son considerados nutrientes.

Digestibilidad: es la característica de los alimentos que permite a un ser vivo absorber los nutrientes que contiene.

Los nutrientes esenciales que requieren los caballos no varían del resto de las especies.

Agua

Un caballo adulto necesita ingerir sobre unos 25 litros de agua al día, más en climas cálidos o si el ejercicio o trabajo es fuerte.

Los caballos en pastoreo extraen el agua del alimento pero si el alimento que se aporta no es húmedo, siempre debe existir una fuente de agua a disposición del animal.

Hidratos de carbono

La mayor parte del alimento natural del caballo son hidratos de carbono que son perfectamente utilizados gracias a la flora microbiana del intestino grueso. Los hidratos de carbono proporcionan energía.

La hierba contiene grandes cantidades de azúcares de fácil digestión en el intestino delgado que producen energía rápidamente. El almidón abunda más en los concentrados comerciales, siendo los cocidos de más fácil digestión.

Fibra

La fibra contenida en la parte estructural de los vegetales contiene lignina, celulosas y otros materiales que se digieren lentamente y producen energía de forma más retardada. La falta de fibra en la dieta del caballo es perjudicial tanto física como psíquicamente para el caballo pues limitan la actividad del tracto digestivo y además el caballo se predispone al aburrimiento causando posiblemente estereotipias.

Grasas

En el alimento natural existe poca cantidad de grasas aunque se digieren muy bien. Es una fuente excelente de energía sobre todo cuando el volumen ingerido debe ser restringido.

Proteínas

Una buena alimentación con proteína de calidad aportará al caballo diez aminoácidos esenciales suficientes para que el caballo forme sus propias proteínas. Las estructuras de carbono se utilizarán para obtener energía y el nitrógeno se excretará en forma de urea. Un exceso de proteínas puede ser perjudicial ya que el proceso de desaminación requiere energía y da lugar a una considerable producción de calor.

También un exceso de proteínas requiere más cantidad de agua para eliminar el nitrógeno en forma de urea.

Un déficit de proteínas por el contrario impedirá una adecuada regeneración de tejidos, factor de gran importancia en animales en crecimiento o reproducción.

Vitaminas

El caballo es capaz de sintetizar gran parte de las vitaminas que necesita. Así la vitamina A la obtiene a partir de beta carotenos de la hierba. Esta vitamina junto con la D se almacena en hígado, puede aprovechar el verano para sintetizar y almacenar la suficiente cantidad de vitaminas que supla las carencias del invierno.

La vitamina D la obtiene a partir de la luz solar, la E se encuentra en muchas plantas y la K se forma en intestino grueso.

La mayor parte del complejo B es formado por la flora bacteriana del intestino grueso y un caballo con suficiente aporte de fibra es difícil que sufra carencia de esta vitamina. La vitamina C la forma a partir de glucosa.

Minerales

Un caballo sometido a un esfuerzo o trabajo perderá gran cantidad de electrolitos por sudoración.

2. Los alimentos

Un caballo bien alimentado alcanzará un *rendimiento óptimo*. Su alimentación será tanto más equilibrada cuantas menos carencias nutricionales tenga, ni siquiera en esas mínimas cantidades imprescindibles para el mantenimiento de un buen equilibrio físico y psicológico y emocional.

2.1. Alimentos habituales

Hierba

Es la forma más *natural* de alimento del caballo y en función de la cual ha desarrollado su estómago monogástrico. En primavera, la hierba joven es pobre en materia seca pero lo que hay contiene gran cantidad de azúcares y proteínas. A medida que se seca, aumenta el contenido en materia seca y fibra y como consecuencia, disminuyen los niveles de hidratos de carbono y proteínas. El caballo ganará peso en estas estaciones y utilizará la grasa almacenada en la época de invierno.

Los caballos estabulados sometidos a ejercicio necesitarán aporte adicional en invierno para evitar la pérdida de peso.

Hierbas conservadas

Heno

La calidad del heno *depende* del momento de la recolección. El proceso de henificación y secado se hace en la época donde hay más horas de luz y el riesgo de lluvias menor, aunque también puede secarse en graneros. El contenido en materia seca del heno es alto pero durante la henificación cierta proporción de azúcares y proteínas se pierde correspondiendo al aumento de fibra.

Un buen heno debe tener muchas hojas y pocas espigas y ser rico en hierbas diversas como gramíneas y leguminosas, aunque algunos proveedores suministran heno de avena y/o alfalfa exclusivamente. El color debe ser verde pajizo oscuro, blando y con buen olor. No debe ser muy verde porque a causa de la excesiva humedad pueden aparecer hongos.

Paja

Es un alimento de *escaso valor nutritivo* pero muy útil por su alto contenido en fibra. La paja de trigo es muy dura. Tanto la paja de cebada como la de avena son adecuadas como ración de volumen y además mantienen ocupado al caballo una vez ingeridos los alimentos de mayor calidad.

Alfalfa

Es una leguminosa que como tal, fija nitrógeno mediante bacterias localizadas en el nódulo de sus raíces. Como consecuencia, posee niveles de *proteína bruta más altos que la hierba*. Puede aportarse en forma de heno, paja o granulado. Su nivel de energía también es más alto que la hierba y si se aporta seca puede permitir una reducción de ingesta de concentrado.

Raíces

A los caballos se les puede ofrecer raíces como las zanahorias, acelgas, nabos, remolacha azucarera, etc. Contienen mucha *agua, azúcar y fibra.* La pulpa de remolacha también se puede proporcionar deshidratada, como melaza o no. Dado que absorbe tres o cuatro veces su peso en agua, la ración deberá pesarse antes de la rehidratación.

Alimentos concentrados

Hay alimentos de un solo ingrediente como la avena, alfalfa o soja, La adición de cereales, aumenta el contenido en almidón. Un exceso de éste provocará una rápida fermentación, descenso de pH y graves consecuencias. Tiene una proporción calcio: fósforo muy bajo, lo que puede conllevar a problemas óseos.

Las deficiencias de cereales pueden contrarrestarse añadiendo alimentos de un solo ingrediente, asi por ejemplo, la alfalfa tiene un excelente ratio calcio: fósforo y contiene un elevado nivel de proteínas de calidad.

Avena

Tiene *alto contenido en fibra* y aunque disminuye su valor energético, mejora la textura del alimento y facilita la digestión. La avena sin cáscara posee un nivel calórico superior que otras y hay que darlo con mucho cuidado. Debe darse triturada porque si al masticar la cáscara no se rompe, el grano pasa a intestino sin digerir.

Cebada

Contenido calórico superior a la avena. Es muy densa y en la ración debe incluirse por su peso no por su volumen. Es preferible cocida pues hace que el almidón sea más digestible.

Maíz

De todos los cereales es el de contenido calórico más elevado.

Frutas

No hay inconveniente en proporcionar manzanas y peras troceadas.

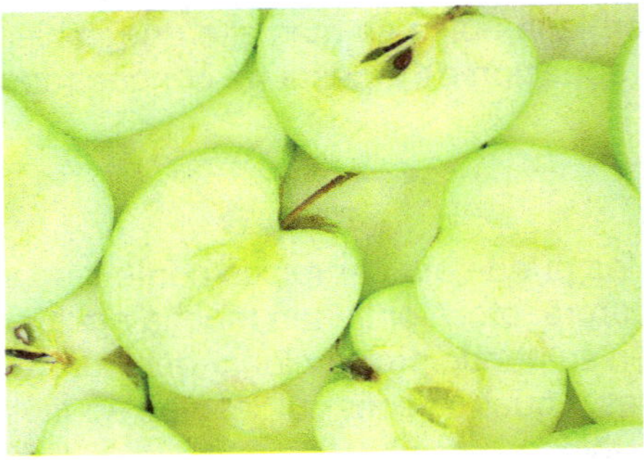

Piensos compuestos

La mayoría de caballos son alimentados con piensos fabricados en empresas de alimentación animal con una formulación equilibrada. Son satisfactorios pues se adecuan a la mayoría de caballos y ponys y son nutricionalmente equilibrados y consisten en una variedad de cereales con fuentes proteicas y algún aditivo mineral y vitamínico.

Suelen ser de palatabilidad elevada especialmente cuando se utilizan melazas en su fabricación.

Ofrecen la ventaja de ser fácilmente almacenables y apilables en sacos, pero deben estar alejados de humedad.

El inconveniente es la pequeña ración que hay que proporcionar a un animal que se entretiene con la comida.

3. Qué es la digestibilidad

La digestibilidad de un alimento nos revela si el caballo puede absorber los nutrientes que contiene y si el alimento puede causar algún problema o enfermedad al aparato digestivo. A veces hay que manipular la presentación del alimento para mejorar la absorción de sus nutrientes y prevenir trastornos digestivos.

Podemos hervir, cortar, machacar, cocinar, triturar mojar los alimentos con este fin, pero si el alimento no puede ser absorbido, de nada servirá cualquier manipulación.

4. Cómo elegir la fuente energética en la dieta

Detrás de todos los tipos de actividades equinas se encuentra la *conversión de energía* dentro del organismo a partir de la ingesta y absorción de alimentos y nutrientes, utilizada para el movimiento muscular, regeneración tisular, producción de leche, etc.

Los caballos al no estar alimentándose de forma continua, necesitan almacenar energía para cuando están realizando actividad física. Esto quiere decir que las tres fuentes principales de alimentación como son el almidón (presente en cereales como la avena, la cebada o el maíz), la fibra (en la alfalfa, heno, paja, pulpa de remolacha) y las grasas, son introducidos como alimentos por la boca del caballo, digeridos y absorbidos en intestinos para extraer los nutrientes y ser almacenados como fuente de energía. Esta energía se obtiene a través del ATP que debe llegar constantemente a cada músculo para poder ser utilizada.

Es útil conocer cada dieta con diferentes alimentos y su capacidad de aportar energía de forma óptima para cada rendimiento.

Así, la fibra es garantía de salud para el aparato digestivo ya que cuanta más fibra reciba menos posibilidad existirá de que aparezcan cólicos, laminitis, etc. La fibra reducirá los malos hábitos nerviosos de los caballos estabulados. *El 50% de la ración debe ser fibra.*

Los diferentes tipos de bacterias que existen en el intestino son capaces de fermentar la fibra. La energía producida en este proceso de fermentación puede ser utilizada como fuente de energía durante todo el día.

Se debe administrar diariamente heno limpio en proporción al 1-2% del peso corporal.

Almidón como fuente de energía explosiva

Es el componente principal de los granos de cereales como avena, cebada o maíz y es un hidrato de carbono con gran cantidad de moléculas de glucosa. Se absorbe rápidamente en intestino delgado y se convierte en energía. Puede ser almacenado en forma de *glucógeno* muscular, en hígado o en grasa corporal. Está disponible para su incorporación a sangre durante el ejercicio. La hipoglucemia es causa de fatiga en el caballo.

A pesar de que el almidón es una *fuente de energía de rápida utilización*, tenemos que tener en cuenta que *estresa* el aparato digestivo y que una ración muy alta de granos de cereales ricos en almidón puede dar lugar a un problema de absorción. El intestino delgado no es capaz de absorberlo y al pasar a intestino grueso, el pH descenderá y se producirá un desequilibrio de la flora intestinal causando cólicos, laminitis, etc.

La ración de almidón en la dieta *no debe superar* el 1% del peso corporal.

La grasa como fuente de energía para la distancia

Es rápidamente absorbida por intestino delgado y almacenada como grasa corporal pero sólo puede ser quemada de forma aeróbica. Los ácidos grasos no pueden convertirse en glucosa ni almacenarse como glucógeno.

Tiene un aporte calórico tres veces mayor que la avena y dan brillo al pelo. Si añadimos algo de aceites a la dieta podremos reducir la ración de cereales y evitar cólicos y otros trastornos digestivos.

La energía producida por el aceite es utilizada antes del glucógeno por lo tanto se puede alargar la capacidad de distancia del caballo y se previene el estado de fatiga.

Los caballos digieren muy bien los aceites vegetales y no alteran la microflora intestinal como el almidón. El aceite de maíz, girasol o soja son los más comunes. Una recomendación de 20 cl al día puede ser adecuada para un caballo de salto o doma clásica.

La proteína: fuente de energía ineficaz

La síntesis de proteínas producirá mucho calor interno pero el caballo sólo la utilizará cuando no disponga de otra fuente de energía, como último recurso.

5. Manejo de la dieta según la disciplina hípica

Necesidades nutricionales

Las necesidades nutricionales de un caballo *dependen* de muchos factores como la edad, la salud o la carga de trabajo.

Algunos animales se crían a nivel de *mantenimiento*, otros como *reproductores* y otros para llevar a cabo alguna carga física. Sea cual sea su actividad, es importante saber que existe una restricción de la ingesta que equivale a un 2-2,5% del peso corporal. En términos generales, un caballo de 1,55m de alzada y unos 500 kg de p.v. puede comer de 10-12,2 kg de materia seca al día.

Las necesidades de mantenimiento

Se considera que son la cantidad que el animal *necesita* para mantener su peso y estado actuales, añadiendo cierto margen para los movimientos básicos y que permitan al organismo funcionar sin actividad adicional.

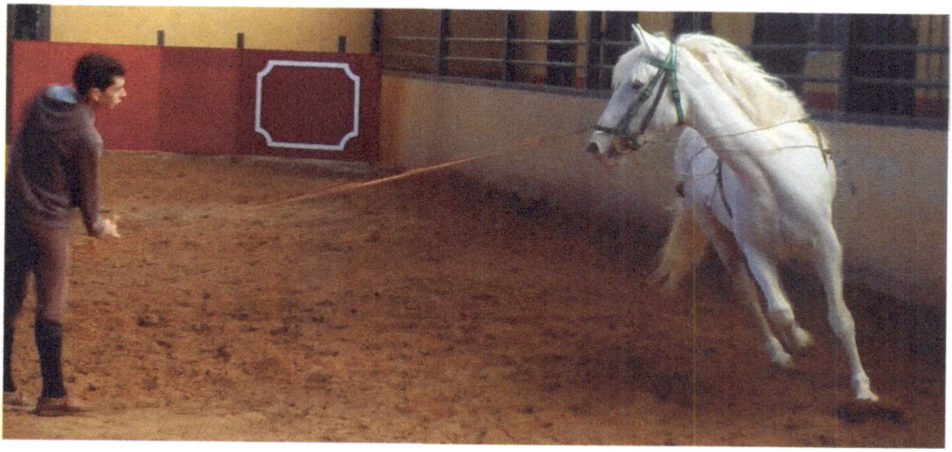

Necesidades según el trabajo

Muchos caballos de trabajo pueden realizar ejercicios entre el paseo del fin de semana o los concursos hípicos. En función del trabajo exigido las necesidades calóricas se calculan añadiendo a la dieta de mantenimiento una fracción adicional a ésta.

El caballo de salto en pista

Necesita un manejo alimenticio exquisito. Necesita *energía de tipo explosiva* pero a su vez, esta energía tiene que durar todos los días de la competición. Necesitan ganar masa muscular y mantener su densidad ósea.

El nivel de exigencia sobre la actividad que realiza el caballo determinará su dieta. Si el caballo realiza el reprise con poca "alegría", necesitará un aporte de energía (almidón) en la dieta. Si, por el contrario, el caballo realiza la prueba con demasiada "alegría" deberán ajustarse las fuentes energéticas con aceite y fibra. La rapidez que necesita el caballo permite que sea aceptable utilizar dietas más altas en almidón. Deberá ir subiendo el nivel energético a medida que el caballo se prepara para la competición.

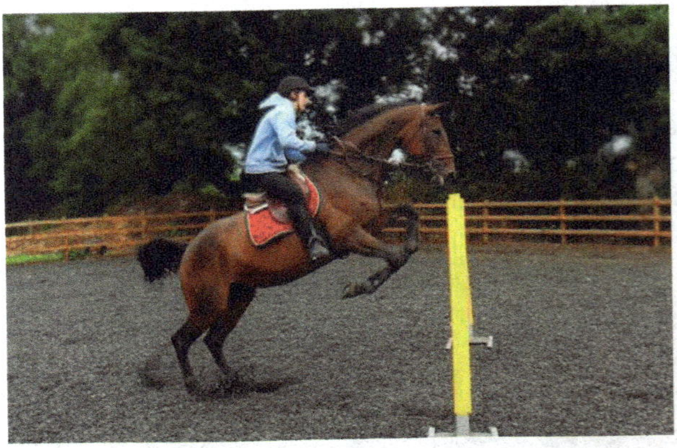

El caballo de doma

La competición de doma clásica requiere gran *concentración, precisión y fuerza*. El caballo debe desarrollar una buena masa muscular, mantener un buen carácter y nivel de entrenamiento.

Durante los primeros concursos reciben una *dieta controlada en almidón* y luego, cuando ya han entrado en trabajo, se les aumenta el nivel energético de su ración.

El caballo de carreras

Es un *atleta* y su dieta debe ayudarle a ser competitivo a corto plazo. Como empiezan a entrenar muy jóvenes hay que ajustarles la dieta a su etapa de crecimiento.

Si manipulamos las fuentes nutritivas de la dieta del caballo, no podremos conseguir que el caballo sea más rápido pero si podremos aumentar el tiempo que el caballo mantiene esa velocidad máxima sin entrar en estado de fatiga.

Los caballos de carreras siempre tendrán en su ración unos *niveles más altos de almidón si su función es ser velocista*. Aportes adicionales de fibra y aceites favorecerá al caballo de distancia.

Los caballos de carrera además pierden muchos minerales con el sudor por lo que habrá que aportar sal a la dieta y electrolitos.

El caballo de Raid

El caballo debe acostumbrar a su organismo a producir el máximo de energía posible evitando que los músculos se queden sin glucógeno de reserva, ya que en este caso, el caballo entraría en estado de fatiga.

Las fuentes energéticas principales del caballo de raid son la fibra y los aceites. La fibra se queda en intestino grueso y en combinación con el agua, previene de la deshidratación. Cuando se le proporciona aceite en la dieta, e caballo no recurre a gastar su propio glucógeno de reserva por lo que la fatiga tarda más en aparecer.

Pero la producción de energía a costa de aceites tiene como subproducto los radicales libre. Por eso, habrá que aumentarle la vitamina E que actúa como antioxidante.

El aceite se irá introduciendo paulatinamente en la dieta para evitar diarreas. Podremos disponer de la grasa como fuente de energía unas 6 u 8 semanas después.

Tenemos que saber exactamente que alimentos le daremos al caballo en los vet-gates. Se usan fibras (superfibras) como la remolacha micronizada, el salvado de arroz, pero no alfalfa, pues el exceso de proteína lo eliminaría por orina lo que podría causarle deshidratación.

El semental

Lo complicado de la dieta del semental es que debe mantener su carácter equilibrado. La buena alimentación también permitirá aumentar la calidad del esperma. Existen estudios que aconsejan el aceite Omega 3 para favorecer la motilidad de los espermatozoides.

La dieta equilibrada será la de un caballo medio. Si es de carácter nervioso, la dieta se suplementará con aceite y fibra. Es aconsejable mantener al caballo entretenido con su ración de forraje el mayor tiempo posible.

La yegua de cría

La nutrición de la yegua gestante *determina la conformación del potro.* Necesitan un mayor aporte de vitaminas y minerales durante la gestación y mas energía durante la lactancia.

La capacidad de producción de leche es variable. Si la dieta no es adecuada, la yegua tirará de sus propias reservas corporales lo que terminará debilitándola.

Los nutrientes llegan al feto a través de la placenta y se almacenan en el hígado. Si el potro no recibe nutrientes adecuados en niveles deseables, no los tendrá disponibles después del nacimiento.

Los potros

Un calostro proporcionará buena inmunidad al potro si los niveles de nutrientes y vitamina E eran apropiados en la dieta de la madre.

A la primera semana de vida empiezan a probar alimento sólido, aunque su intestino es pequeño y poco desarrollado pero antes del destete toman leche y algo del alimento de la madre. Normalmente el destete ocurre entre los 4-6 meses, pasando a dieta con cereales y forraje. El destete debe ser al mínimo estresante.

Durante el primer año de vida, el potro necesita un alto nivel de proteínas y minerales, pero debemos darle poca energía y un nivel controlado de almidón. Así reduciremos el riesgo de que aparezcan problemas óseos.

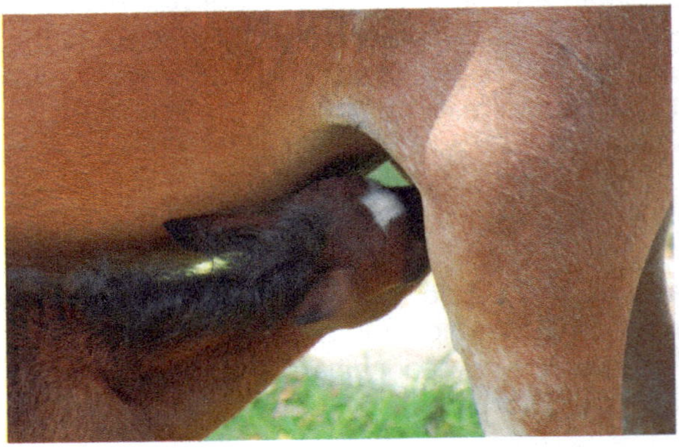

6. Alteración de las pautas normales de alimentación

Los animales hospitalizados o que guardan reposo en una cuadra se hallan en circunstancias distintas al resto de los animales. La imposibilidad de moverse libremente en sí puede resultar perjudicial para su sistema digestivo. Lo ideal es disponer de heno de calidad y eliminar los concentrados. A veces es necesario aportar suplementos específicos a juicio del veterinario.

Los caballos con sobrepeso u obesidad pueden ver dañadas sus extremidades pero jamás debe ayunar. En lugar de esto, habrá que restringir la dieta de forma que tarde el mayor tiempo en ingerirlo.

Los caballos demasiado delgados deberá aumentarse la ración de forma progresiva.

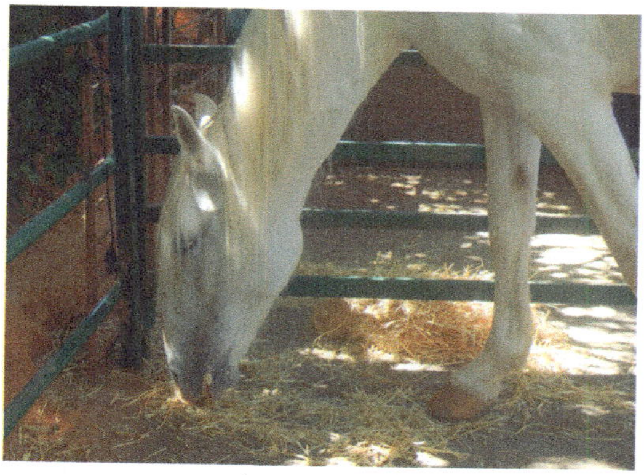

Para evitar la obesidad en animales en reposo o cuadra nunca se debe ayunar.

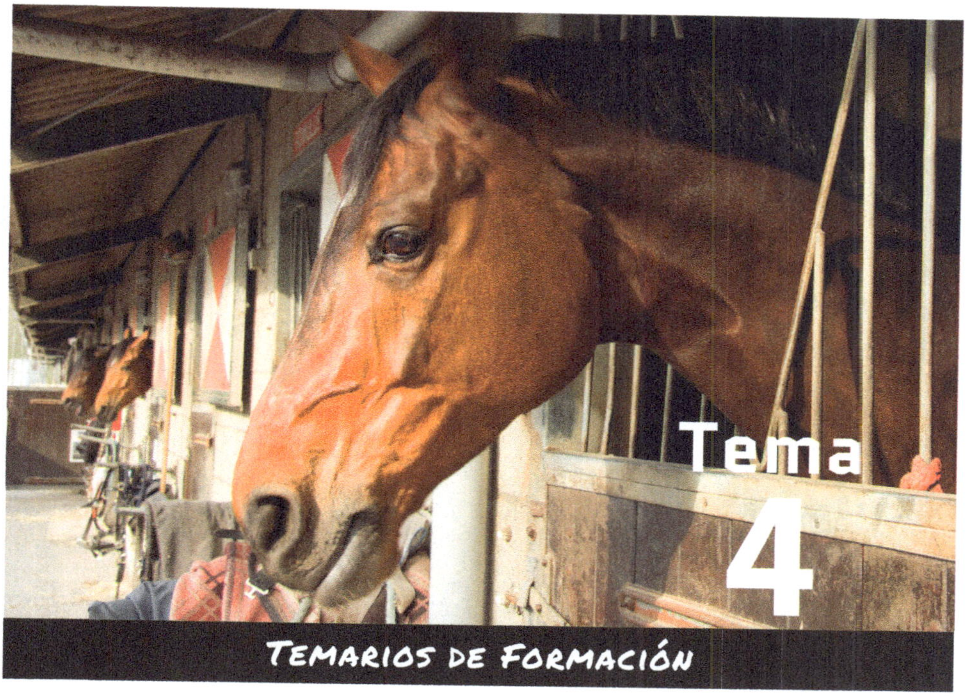

Morfología equina

TF OFICIOS

eRodio ediciones

Índice

Presentación

La morfología equina, el exterior, la conformación, la funcionalidad, son términos que definen a cada individuo. El conjunto de valores morfológicos y funcionales convierten al caballo en un animal ideal o sin ningún interés. La gran variabilidad de razas, capas y aptitudes en el caballo influirán en gran medida en el valor de cada animal.

1. Morfología

El término morfología se utiliza para describir la *forma del caballo*. La forma del caballo es sumamente importante no únicamente por razones estéticas, sino porque su conformación le permitirá desarrollar una aptitud u otra con mayor o menor éxito.

Mientras que el esqueleto es la *base de la morfología*, la musculatura revela la forma en que ha sido trabajado y montado.

El caballo debe mirarse en conjunto y después por regiones.

Al hablar de morfología nos referimos a la forma *exterior* del caballo. Su esqueleto y musculatura determinan la conformación de su masa corporal pero es cierto que también influye la raza, la alimentación y la actividad a la que esté destinado.

No solo la conformación y belleza exterior del caballo hacen que un animal sea bueno o no. Es de suma importancia observar el temperamento y el animal en movimiento.

A la hora de elegir un caballo y en función del destino del mismo, habrá que tener en cuenta tres aspectos fundamentales aparte de su exterior:

- Buena actitud y ganas de trabajar.
- Comportamiento agradable y manejable.
- Buena salud y conformación.

La combinación de las características morfológicas y funcionales del caballo lo convierten en el animal ideal o sin ningún interés. No podemos cambiar su esqueleto, pero un entrenamiento adecuado puede fortalecer su musculatura y lograr con el tiempo que su aspecto mejore.

1.1. Las proporciones

Un caballo puede ser grande o pequeño pero lo importante es que mantenga en *equilibrio sus proporciones*. Un caballo bien equilibrado debe distribuir su peso de manera uniforme por todo el cuerpo en especial hacia el tercio posterior con lo que podrá llevar mejor al jinete, ya que éste se sitúa más hacia la parte delantera del animal, comprometiendo el equilibrio natural del caballo.

Si su cabeza es demasiado grande o su cuello muy largo, el caballo tendrá más peso en el tercio anterior. La implantación del cuello debe ser alta y debe estar musculado y bien sostenido para mantener el equilibrio.

Un dorso corto es fuerte y normalmente va acompañado de un potente tercio posterior, sin embargo, puede resultar incómodo al jinete. El dorso largo suele ser débil.

En cuanto a la altura de la grupa, en el caballo adulto debe ser igual o inferior a la altura de la cruz.

Un caballo con extremidades cortas en relación al resto de su masa muscular, no será buen atleta pero unas extremidades excesivamente largas y poca profundidad de tórax, pueden comprometer la capacidad respiratoria, fundamentales para adquirir resistencia.

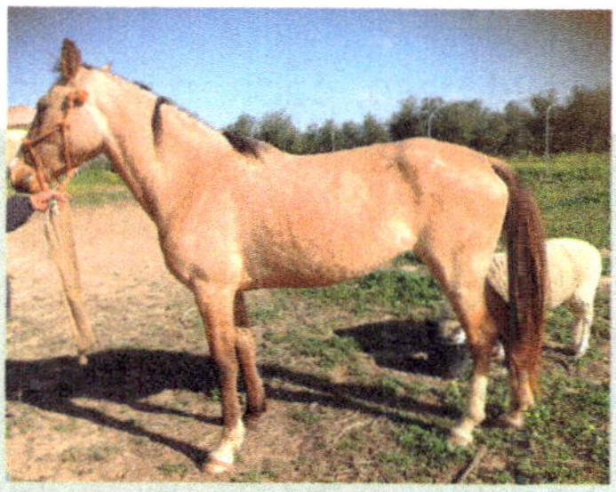

La elección del caballo

- **Morfología**
  Forma exterior del caballo.
- **Proporciones**
  Equilibrio en la distribución del peso.
- **Movimiento**
  Rectitud, libertad de movimientos y regularidad.
- **Aires**
  Paso, trote y galope.

En cuanto a los aplomos es fundamental una *buena conformación* de los mismos ya que el caballo que trabaja puede ver comprometidos sus tendones y ligamentos.

1.2. El movimiento

Independientemente de la estética, un caballo debe moverse bien. Los elementos principales que deben apreciarse son la rectitud, libertad de movimientos y regularidad.

Hay que observar al caballo sobre una superficie dura llevado de las riendas. Las extremidades deben desplazarse hacia adelante en línea recta. Las manos y pies no deben desplazarse hacia afuera (campaneo) y los cascos no deben hacer ninguna rotación al pisar el suelo.

Los miembros posteriores deben seguir directamente el recorrido de los anteriores del mismo lado.

Cuando el caballo va al paso y el miembro posterior supera ampliamente la huella de la mano correspondiente, significa que tiene un movimiento amplio. Un caballo con amplitud avanza sin titubear, con soltura.

1.3. Los aires

Debe observarse al caballo en todos los aires, en círculos a izquierda y a derecha y en línea recta.

En el *paso*, cada movimiento debe tener cuatro tiempos bien marcados y regulares y los posteriores deben pasar claramente por delante de la huella de los anteriores.

En el *trote* cada tranco está constituido por dos tiempos claros en los que las extremidades se desplazan por diagonales con un momento de suspensión en cada tranco.

La esencia de un buen trote es su suspensión y su elasticidad.

El *galope* se compone de tres tiempos con un breve momento de suspensión. El caballo debe saltar en cada tranco en vez de quedar a ras de suelo.

Además de estáticamente, los animales se han de valorar en movimiento, para lo cual hemos de conocer los aires básicos, principalmente en los equinos. Estos aires básicos son:

1.3.1. Paso

El paso es el aire más lento al que puede caminar el caballo (6 ó 7 km/h). Cada tranco tiene cuatro pisadas; se dice, por tanto, que es un aire a 4 tiempos. Estos deben ser regulares.

La secuencia en la que se producen estas pisadas es: el caballo eleva y adelanta la mano derecha, tras apoyarla eleva y adelanta el pie izquierdo y antes de que apoye se eleva y adelanta la mano izquierda, que tras apoyar se eleva y adelanta el pie derecho.

1.3.2. Trote

Los miembros van avanzando de dos en dos, en bípedos diagonales. Mientras que levanta un bípedo se pisa con el otro. De esta forma el caballo va alternado por diagonales sus pisadas y se ayuda impulsándose con el cuello. La velocidad en el trote puede variar considerablemente.

El trote es un aire "saltado", al existir una fase de suspensión (las cuatro extremidades están a la vez en el aire un determinado momento). Debe ser simétrico y en el que va efectuando saltos en tiempos iguales, y la secuencia del movimiento es por bípedos laterales: avanza a la vez la mano derecha y el pie izquierdo, que antes de apoyar se eleva y adelanta el bípedo contrario.

1.3.3. Galope

El galope es un aire "saltado", en tres tiempos de apoyo y uno de suspensión. El movimiento lo podemos iniciar con el apoyo del pie izquierdo y el resto de extremidades en el aire. A continuación apoya la mano izquierda, después el bípedo lateral derecho y más tarde se eleva el bípedo lateral izquierdo y el pie derecho, quedan los cuatro miembros en el aire y vuelve a apoyar el pie izquierdo. En el galope se distinguen el galope reunido, galope de trabajo, galope medio y largo en función de la extensión de los miembros o longitud del tranco.

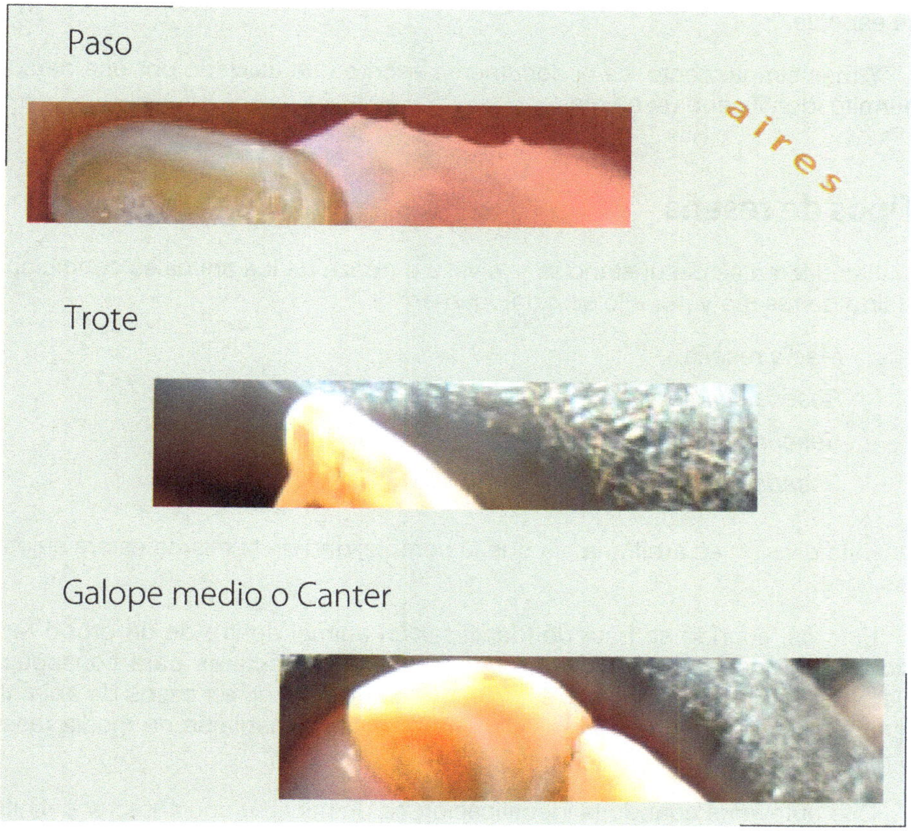

2. La reseña

Reseñar es especificar minuciosamente todas las *características* de un animal cualquiera con el fin de diferenciarlo de otros o de identificarlo individualmente.

Esto queda reflejado en un documento en el que anotamos las particularidades observadas. En él, incluiremos datos del animal como la especie, sexo y modificaciones sexuales, capa y variantes, particularidades si existen y si son accidentales, edad, alzada, marcas o hierro, defectos o taras, servicio o aptitud, etc.

En el documento se recoge de manera ordenada una serie de caracteres que permiten la identificación de un animal. Es pues una tarjeta o ficha de identidad.

Podíamos decir también que es un *registro ordenado* de los caracteres naturales, artificiales o accidentales que presenta un animal y que permiten diferenciarlo de otro de su misma raza o variedad. También decimos que una reseña es una descripción detallada y ordenada de los caracteres exterioristas que presenta un animal y que permiten conocerle y diferenciarle de entre los de su especie.

Y más simplemente, es el documento escrito que utilizado por una persona permite identificar a un animal.

Tipos de reseña

Las diferentes circunstancias y la valía o rareza de los animales condicionan el tipo de reseña y por ello se catalogan en:

- *Media reseña.*
- *Reseña simple.*
- *Reseña completa.*
- *Reseña gráfica*

Esta división es arbitraria, ya que la complejidad de la misma estará sujeta a los fines.

Esto es, cuando se trata de identificar un animal dentro de un grupo reducido, no es necesario tomar en cuenta muchos caracteres para conseguirlo. De otra parte esta diferenciación es muy temporal, p.ej. en casos de animales que son llevados a una clínica. En este caso puede hablarse de media reseña o reseña simple.

Diferente sería cuando la identificación ha de hacerse con carácter definitivo y para establecer la propiedad o pertenencia. En este caso hablamos de reseña completa.

Ejemplo:

Reseña simple: caballo entero, de raza árabe, de nombre "Caramelo", capa torda oscura, con rodaduras en costillares, lucero, calzado medio de las anteriores, 14 años, buen estado de carnes.

Toro bravo de nombre "Baldo", negro zaino, 3 años con hierro en la nalga y número 12 en el costillar, orejisano, buen estado de carnes, sin defectos.

Reseña completa: se seguirá un orden riguroso en la apreciación y registro de los caracteres de identificación, según modelo establecido oficialmente o bien en el orden siguiente:

1. Especie, raza.
2. Sexo y modificaciones sexuales.
3. Capa, variante y particularidades complementarias generales y regionales. (Según léxico internacional).

Particularidades accidentales de la capa.

4. Edad.
5. Alzada (indicando el instrumento de medida).
6. Marcas (hierros, señales, tatuajes, etc.).
7. Defectos y taras (cicatrices).
8. Servicio o aptitud.
9. Estado de carnes.

Fecha y firma.

Reseña gráfica: en la mayoría de los países, la reseña gráfica forma parte de los documentos de identificación del animal y es requisito para su tráfico internacional (caballos de deporte, sementales, etc.).

Este tipo de reseña consta de dos partes:

a) La redacción: ya descrita.
b) El gráfico o fotografía: debe estar en perfecta concordancia con la redacción.

Para señalar las *particularidades complementarias* debemos tener en cuenta las consideraciones siguientes:

- Cualquier particularidad compuesta por pelos de color blanco debe señalarse con tinta roja. Las de cualquier otro color se marcarán, en la silueta o diagrama, con tinta negra.

- Debe comenzarse por la cabeza, continuando por el flanco izquierdo y después por el derecho, y finalizando en las extremidades.
- El tupé se ha de levantar a fin de comprobar la posible existencia de particularidades de diverso tipo, e incluso se examinará la base de la crinera para observar si hay remolinos.
- Los remolinos se indican por una X en el caso de remolinos simples. Los lineales, sinuosos o quebrados se indican con una X en su comienzo seguida de una línea recta para indicar la dirección y extensión del remolino; en el caso de los sinuosos la línea es en forma de S. El tipo de remolino ha de ser reseñado y explicado en el texto.
- Las particularidades blancas se bordean de rojo y se rellenan al completo con el mismo color. Cualquier mancha dentro de ella se debe contornear de negro y sin rellenar.
- Las manchas de carne dobles se indican por una doble línea rellenándose la demarcación interior con rojo.
- Las manchas negras se dibujan en negro y dejando el interior sin sombrear. Cuando son muy numerosas se deben reseñar solo en la descripción.
- Las cicatrices se indican en el diagrama con una flecha.
- La indicación de pelos blancos en las crines y cola se demarcan por líneas rojas. Los blancos, nevados, cicatrices de cirugía, etc., se reseñan como particularidades blancas.
- Pelos de diferente color al de la capa se deben describir cuidadosamente e indicarse mediante algunas líneas diagonales.
- Si el animal es colino o tiene señales en las orejas se debe dejar reflejado en la descripción.

3. Ficha zootécnica

La ficha zootécnica no debe confundirse con la reseña, ya que es un documento mucho más completo, al incluirse datos, además de los de identificación, inherentes a su procedencia (genealogía) y descendencia, zoometría y funcionalidad o producciones.

4. Valoración exteriorista

Los animales ofrecen una amplia gama de servicios o aptitudes que el hombre aprovecha para satisfacer necesidades de tipo anímico (aves canoras, animales de compañía, etc.) o puramente básicas (leche, huevos, carne, fibras textiles, etc.).

De entre ellas, un elevado número tiene un reflejo, mayor o menor, en caracteres exterioristas; de ahí su posible apreciación y valoración sin necesidad de recurrir a técnicas o instrumental complejos.

El canto de determinadas aves, el color y la armonía de formas de los animales de exposición se aprecian a través de los sentidos.

Igualmente, otras aptitudes pueden apreciarse a través de sus caracteres exterioristas:

Velocidad

Animales de peso medio (equinos de 400 a 450 kg y perros de 35 a 50 kg.), formas alargadas, cabeza bien proporcionada.

Cuello largo, de formas rectas o piramidales, cruz destacada, líneas dorso-lumbares corregidas, espaldas largas, oblicuas y musculosas, tórax profundo y largo, grupa larga, inclinada y musculosa, ijares pequeños, vientres recogidos y extremidades de ángulos abiertos, largas y de perfectos aplomos. Músculos largos y piel fina con pelo corto y tupido. Son animales francamente oxidativos o hipermetabólicos, con reacciones a veces desproporcionadas.

Salto

Animales compactos, de buena alzada, con musculatura desarrollada. La grupa se presenta menos inclinada y las angulaciones del miembro pelviano son más cerradas. Sus reacciones se suavizan, son más justas y equilibradas entre estimulo y respuesta.

Fuerza

Representada en los caballos de tiro o carga, se caracterizan por sus grandes pesos (hasta 1.000 kg.), gran desarrollo muscular y extremidades cortas, animales "cerca de tierra". Predominio de los diámetros de anchura sobre los de longitud. De cabeza frecuentemente grande, cuellos cortos y de gran de desarrollo muscular, así como el dorso que suele ser recto. Costillares arqueados y grupas de gran anchura (dobles). Las extremidades groseras, fuertes y cascos de gran perímetro solear para una buena sustentación. Vientres a veces descendidos. Son animales anabólicos, tranquilos y de escasa respuesta a los estímulos.

RESUMEN

- **Ficha zootécnica**:

  Incluye los detalles relativos a la zoometría (medidas totales o regionales).

  - Alzada a la cruz.
  - Diámetro dorso-esternal.
  - Longitud de grupa.
  - Perímetro de la caña.
  - Etc.
- **Valoración exteriorista**:

  Apreciación rigurosa de las características exteriores..

  - Morfología.
  - Movimientos.
  - Conformación.
  - Aptitudes:
    - Velocidad.
    - Fuerza.
    - Etc.

5. Edad. Estructura dentaria

Objetivos:

1. *Reconocer los dientes temporales (de leche) de un caballo.*
2. *Reconocer los dientes permanentes.*
3. *Reconocer el surco de Galvayne.*
4. *Determinar la edad de los caballos.*
5. *Conocer los problemas de los dientes en los caballos.*

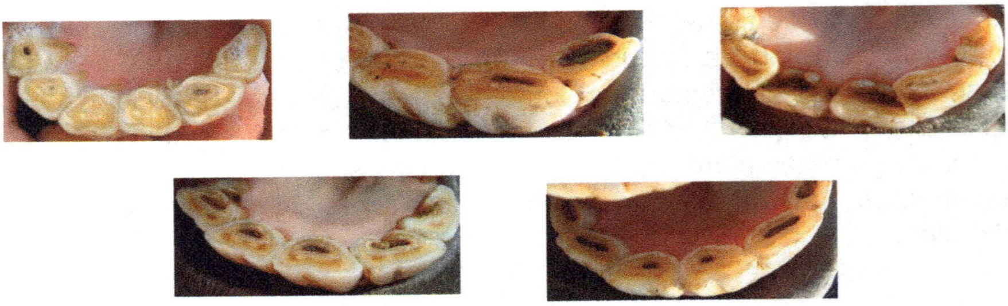

5.1. Tipos de dientes

EDAD

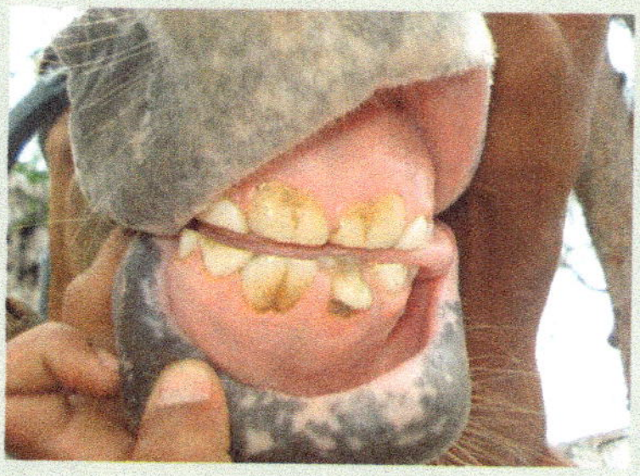

Dientes de leche

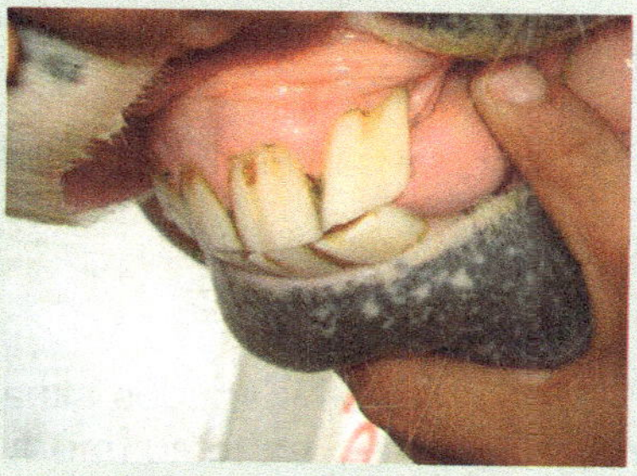

Dientes permanentes

Dientes temporales (de leche) de los caballos

El potro al nacimiento sólo tiene dos dientes incisivos en cada mandíbula y a medida que crece emergen otros dientes de leche. Los potros tienen 24 dientes temporales, que son mucho más pequeños que los permanentes.

Mandíbula superior:

6 dientes incisivos y 3 molares en cada lado.

Mandíbula inferior:

6 dientes incisivos y 3 molares en cada lado.

Dientes permanentes

Cuando necesite ver los dientes del animal, separe sus labios y observe los incisivos, pero para observar los molares tendrá que sacarle y tirar de la lengua .

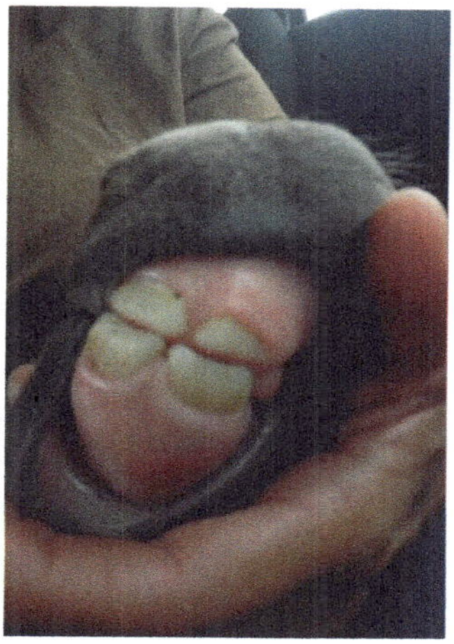

Potro: primera semana de vida

El caballo tiene de 36 a 40 dientes permanentes:

Dientes incisivos:

6 dientes en cada mandíbula.

Dientes molares:

6 dientes a cada lado de ambas mandíbulas.

Caninos (colmillos):

Dientes largos y agudos situados en el hueco entre los incisivos y los molares; hay cuatro en total, uno a cada lado de las dos mandíbulas superior e inferior.

Los caninos emergen cuando el caballo tiene 4 años. Son grandes en los caballos, pero muy pequeños o ausentes en las yeguas.

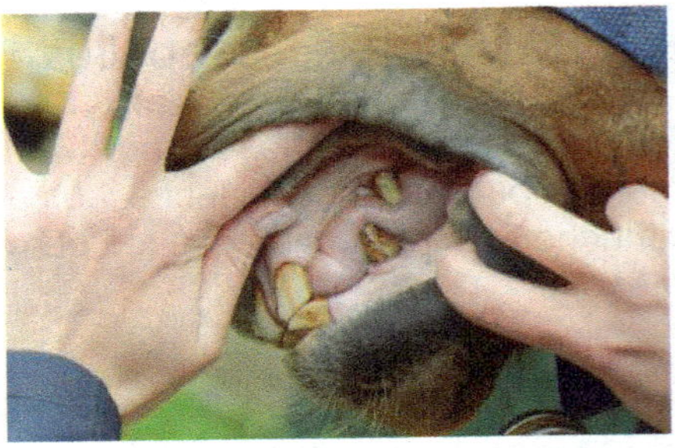

5.2. Estructura del diente

La sección longitudinal de un diente equino incisivo permite comprender como la zona de oclusión del diente es útil para la determinación de la edad.

El diente tiene una capa exterior fina de *cemento* que se va desgastando hasta revelar la dura capa blanca de *esmalte*. En el centro del diente hay un hoyo profundo conocido como el *infundíbulo* que está rodeado de otra capa de esmalte que tarda unos diez años en desgastarse, Este hoyo se rellena parcialmente con cemento.

Saliendo de la base del diente, está la cavidad con la *pulpa o estrella dentaria*, que se superpone al infundíbulo. El resto del diente está relleno con la *dentina*.

Esto significa que si el diente se desgasta se aprecia un patrón diferente en la forma del diente a través del progresivo desgaste de cada componente del diente. Así los dientes *están creciendo continuamente* y desgastándose continuamente. Su sección transversal cambia de forma y también varía el tipo de superficie.

Aspectos a tener en cuenta: el desgaste del diente dependerá de diversos factores tales como la alimentación, vicios e incluso raza. Así, los PSI y PRá tienden a madurar antes que las razas más grandes y pesadas. Los caballos en libertad presentan mayor desgaste que los estabulados.

Nomenclatura y referencias

Los dientes del caballo se conocen como incisivos (pinzas), medianos, extremos, caninos, premolares y molares. La barra o diastema es el espacio donde no hay dientes.

La cresta facial indica la localización de las raíces dentarias según la edad del animal:

- 5 años: la cresta facial corta aproximadamente por la mitad la longitud de las raíces.
- 10 años: las raíces llegan aproximadamente al límite de la cresta facial.
- 18 años: las raíces están por debajo de la cresta facial.

Fórmula dentaria en el caballo

- Macho: 2 × (incisivos 3/3; caninos 1/1; premolares 3/3; molares 3/3) = 40
- Hembras: 2 × (incisivos 3/3; premolares 3/3; molares 3/3) = 36

Surco de Galvayne

Es una ranura en el incisivo superior. Aparece en el borde de la encía a los 10 años y alcanza la base del diente a los 20 años. Desaparece entre los 20 y 30 años.

5.3. Cálculo de la edad

Para determinar la edad por la boca de un caballo hay que observar la tabla dentaria, el *desgaste que se produce en la rama inferior*, donde el desgaste es mayor.

También observaremos el ángulo formado por el maxilar y el mandibular pues cuanto más agudo sea éste, será indicativo de mayor edad. Así un potro tiene este ángulo más redondeado.

Los dientes de leche temporales o caducos son más blancos y cortos y empiezan a salir a los doce días.

- Erupción de los dientes de leche:
  - ▷ De 12-30 días: erupción pinzas.
  - ▷ De 1er. mes-3er. mes: erupción medianos.
  - ▷ De 8°-9° mes: erupción extremos.
- Rasamiento de los dientes de leche:
  - ▷ 12 meses: pinzas.
  - ▷ 16.18 meses: medianos.
  - ▷ 18-20 meses: extremos.
- Erupción permanentes:
  - ▷ 2,5 años: desportillado: erupción pinzas.
  - ▷ 3 años: 2° PM.
  - ▷ 3,5 años: medianos.
  - ▷ 4 años: 3er. PM.
  - ▷ 4,5 años: colmillos.
  - ▷ 4,5-5 años: extremos.
- Rasamiento de los dientes permanentes: boca hecha.
  - ▷ 6-7 años: pinzas.
  - ▷ 7-8 años: medianos. Pico de Gavilán.
  - ▷ 8-9 años: extremos.
- Redondez de la tabla dentaria: boca cerrada.
  - ▷ 9 años: pinzas.
  - ▷ 10 años: medianos.
  - ▷ 11-12 años: extremos.
- Triangularidad de las piezas: 12-17 años. Empieza el *nivelamiento*: sólo se ve la estrella dentaria, no existe ya el cornete dentario externo o infundíbulo.
- Estrechamiento de la triangularidad: 18-22 años.
- Biangularidad de la tabla dentaria: 23-29 años.

6. Concepto de belleza, defecto, vicio y tara

En Exterior, según Aparicio Sánchez, *"Belleza"* significa conformación adecuada hacia una determinada aptitud o rendimiento; por lo tanto es sinónimo de utilidad. Decimos que un animal es bello cuando nos es perfectamente útil.

Es necesario diferenciar lo que es una belleza absoluta o general de lo que es una belleza relativa o de adaptación. La belleza absoluta interesa a todos los animales, sea cual sea su especie y aptitud o funcionalidad. Así, podríamos decir que la integridad del órgano de la visión es una belleza absoluta, mientras que una buena conformación de la ubre, o el buen desarrollo de los músculos de la pierna son bellezas de adaptación en animales productores de leche y de carne, respectivamente.

"Defecto" es un estado aminorativo de la función o del valor intrínseco o comercial del animal. En el primer caso estamos ante un *defecto funcional*, p.ej. la pérdida parcial o total de la mama en un animal lechero, la pérdida de visión o la rotura de un asta en un toro de lidia o la tendinitis crónica en un caballo de tiro o de carreras.

En el segundo caso estaríamos ante un *defecto relativo o regional* como la rotura de la punta del anca en una vaca lechera, que aunque no afecta a la producción si hace disminuir su valor en el mercado o el cuello de gato en un caballo.

Cuando los defectos son del comportamiento, entonces adquieren una gran importancia y se les llama vicios. Como ejemplos tenemos la pica o malacia, el recular, encabritarse o morder o el no dejarse ordeñar en las vacas.

Por *"Tara"* entendemos los signos o señales que asientan en la piel y que indican una lesión antigua del animal, aunque en ese momento no constituya defecto porque no aminora la función, o bien el resultado de una intervención quirúrgica o un percance accidental. Son taras las señales que quedan al dar puntos de fuego o diatermia en una región o la cicatriz de una intervención (cesárea) o de accidentes.

7. Razas y capas

7.1. Razas equinas

Para llegar al resultado de la variabilidad genética que tenemos actualmente en relación a las razas de caballos, tenemos que remontarnos históricamente a los *ancestros equinos*. El Equus, el Hemión, las cebras y los asnos dieron lugar a numerosos híbridos.

Tres líneas de ancestros o caballos salvajes primitivos darían lugar, después de muchas especies de *equidae* extinguidas, a las actuales razas de caballos que hay en el mundo:

- **Una variante convexa***:* el caballo de *Przewalski* o caballo de las estepas, procedente de Mongolia, de 1,30 m de alzada, con crines cortas y sin tupé y con raya dorsal negra y remos cebrados. Habría dado origen a caballos convexos: por ejemplo el berberisco.

- **La variante recta de perfil** procedente del *Equus gmelini* se representa en el Tarpán o caballo de las Mesetas, al oeste de Mongolia, más pequeño que el Przewalski. Habría dado lugar a dos ramas bien conformadas : una por el centro y otra por el norte de Europa, siendo su principal representante el caballo árabe. El último ejemplar murió en Ucrania en 1879.
- **Un tercer tipo es el cóncavo**, el *Equus gracilis* del que derivarían muchos poneys cóncavos actuales.

PERFILES

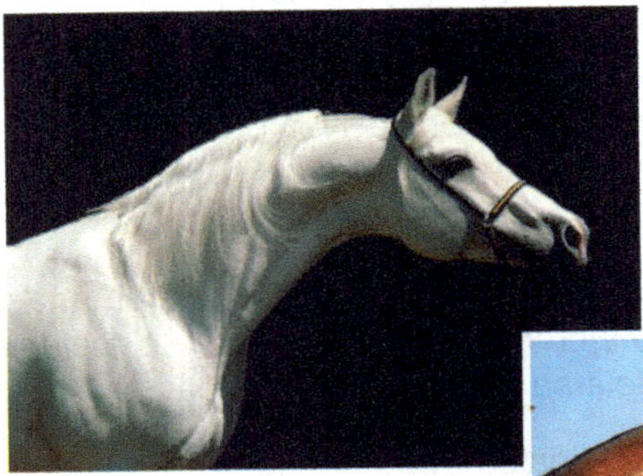

Cóncavo

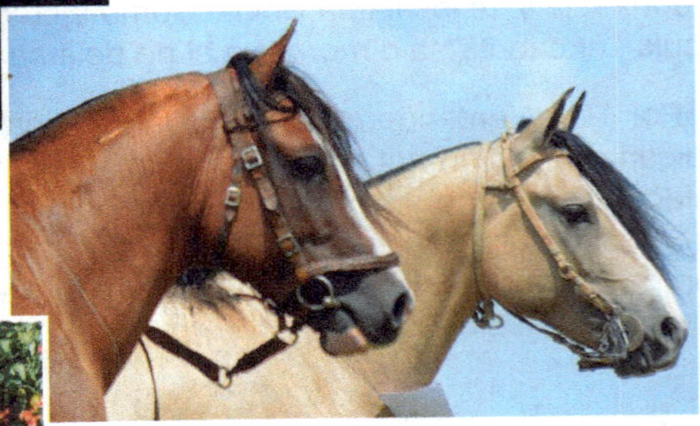

Rectilíneo

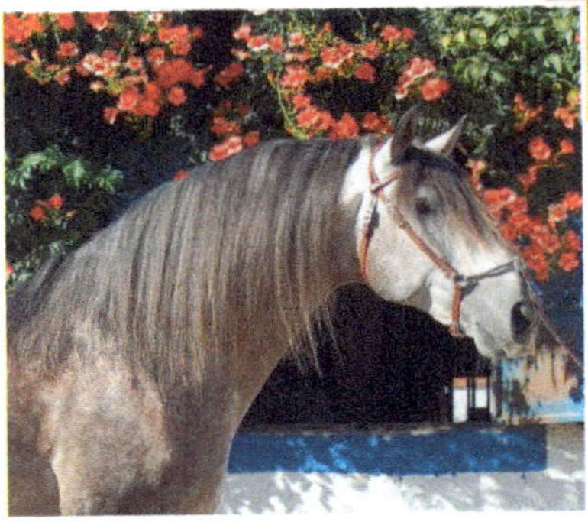

Convexo

7.1.1. Caballos de silla

Raza árabe: PRá

Se cree que no fueron los árabes los formadores de esta raza, ya que éstos eran más camelleros. Posiblemente tribus nómadas de las comarcas fértiles del sur del Caúcaso: persas, sirios, palestinos, irían obteniendo paulatinamente un animal veloz y resistente habituado a soportar peso y a realizar grandes desplazamientos en terrenos inhóspitos y difíciles.

Desde allí se extiende a favor de la expansión árabe por todo el norte de África hasta llegar a España.

El caballo árabe se considera como el mejor *raceador* de todos los caballos, es decir, mejorador de otras razas. Así ha perfeccionado a los grandes traccionadores franceses como el percherón y boloñés, al PSI, al anglo-árabe o pura sangre francés(caballo de silla en Francia e inestimable en concursos hípicos). También tienen sangre árabe el Hunter o caballo de caza inglés e irlandés, el trotador ruso de Orlov, los trotadores americanos como el Hackney, el Wesfaliano, Pommeranio, Lipizzano, caballo de la Camargue, etc.

El PRá es un caballo es un caballo de *perfil recto, eumétrico y mediolíneo.* La capa más típica es la *torda* aunque también predominan *alazanes y castaños.* Tiene gran resistencia y es tenaz e inteligente. Es bastante resistente a las enfermedades y es especialmente longevo.

Su peso oscila entre *300-500 kg* y su alzada es de aproximadamente *149-151 cm.*

Su cabeza es cuadrada, pequeña con frente ancha y plana, cara muy corta de perfil recto y a veces ligeramente cóncavo, ollares muy dilatados y orejas pequeñas y en punta. Labio inferior pequeño, ojos a flor de cara. Cuello recto a veces convexo en la zona de la nuca con grandes crines sedosas. Pecho profundo, dorso y lomo rectos y algo cortos. Miembros ágiles y robustos y articulaciones fuertes, sin cernejas y con buenos aplomos.

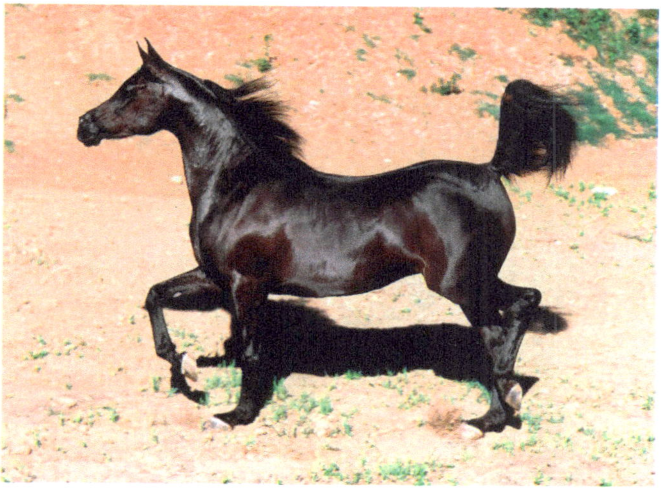

Raza árabe: PRá

Pura sangre inglés: PSI

Llamado también Thoroughbred o Race Horse tiene *perfil recto, es eumétrico y longilíneo,* aunque existen ejemplares subconvexos.

Deriva de esta raza el Quarter Horse americano o cuarto de milla y el trotador americano o Standardbred. En Alemania, el Trakhener ha sido mejorado por el PSI . También el Hannoveriano y el Holsteiner.

En Francia el Pura Sangre Francés o anglo-árabe. También el Hunter inglés y el Hunter irlandés.

Su morfología puede variar en función de su estado de entrenamiento o bien si son destinados como sementales.

Existen dos tipos de velocistas: los *sprinters o flyers* especializados en carreras cortas o medias de gran velocidad y los stayers, de mayor alzada y peso usado como caballo de silla.

Suelen tener una *alzada de 161-164 cm* y su peso puede oscilar entre *400-550 kg*.

La cabeza es pequeña pero alargada con orejas separadas con gran movilidad y medianamente largas, cuello largo y piramidal, muy descarnado, con crines finas. Espalda larga y muy oblicua (50° con la horizontal), costillar estrecho, gran profundidad de tórax y vientre de galgo. La punta del anca está bastante baja lo que facilita el galope sin embargo la grupa es alta con nacimiento bajo de la cola, miembros alargados y ángulos casi rectos especialmente el coxofemoral y femorotibial, cascos altos.

Sus capas más frecuentes son *castaño y alazán*.

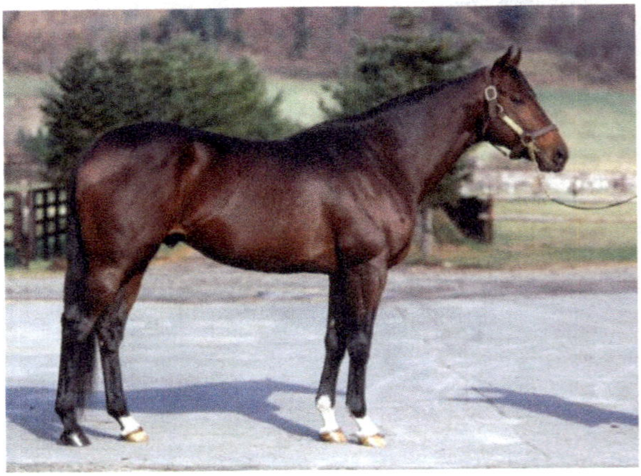

Pura sangre inglés: PSI

Pura raza española: PRE

En España el caballo *Andaluz* o Español es el representante más internacional de todas las razas. El caballo español tenía antecedentes convexos y acarnerados, de capas negras, calzados y caretos resultantes del cruce del caballo Andaluz con grandes razas europeas sobre todo, caballos germánicos.

De ahí, que se distinguieran claramente dos líneas de caballos puciéndose diferenciar claramente el español del andaluz, más rectilíneo, no tan acarnerado y quizás con leve influencia árabe.

Tiene un peso de entre *425-550 kg* y sus capas suelen ser castañas o tordas, menos frecuentes alazanas. Acepta doma vaquera y de alta escuela.

Suelen ser *brevilíneos o mediolíneos*, su cabeza mediana y proporcionalmente estrecha, orejas medianas, ojos de implantación oblícua, frontal ligeramente *subconvexo*, cuello arqueado, cruz destacada, tronco corto y buen diámetro dorso-esternal, vientre recogido pero no agalgado, espalda larga, musculada e inclinada, grupa redondeada.

La capa más frecuente es la *torda* variando al blanco con la edad con sus particularidades tordo rodado, vinoso y en hembras atruchado o mosqueado. También es importante la capa castaña y es más rara la capa negra. Alazán no era considerado dentro del patrón racial.

Es un caballo fuerte, soporta bien el calor y el cuidado deficiente.

Derivan del caballo español razas como el Mustang americano o cimarrón aunque también influyó en el Quarter Horse y Appaloosa. El criollo argentino y otros caballos de América del Sur también están influenciados por la sangre del caballo español.

En Europa contribuyó a la mejora del PSI, Percherón, Boloñés, Pura Sangre Francés, Hannoveriano, Holsteiner, Lipizzano, etc.

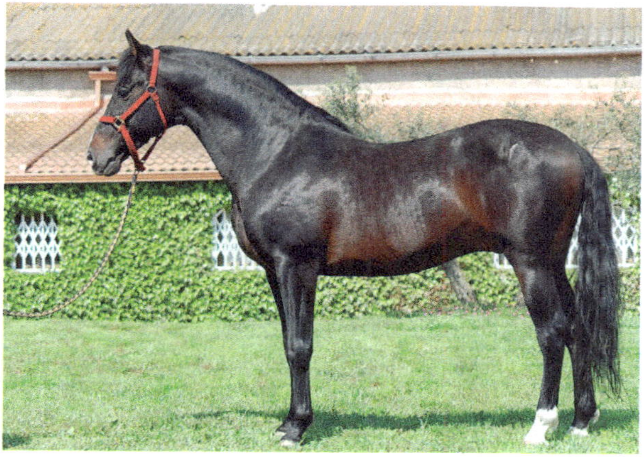

7.1.2. Caballos traccionadores

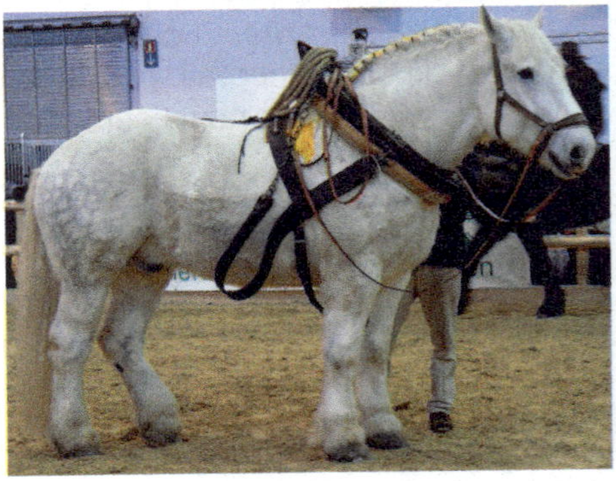

La mejor representación de las razas modernas de caballos de tiro pesados son los *Percherones*, originarios de Francia, es tranquilo y apto para cualquier trabajo pesado. Su capa típica es la torda.

Otro caballo pesado es el caballo *Bretón*, procedente de Bretaña (Francia) y se emplea como traccionador de grandes vehículos. Su capa más común es castaña, alazana, ruana y overa. Tiene cernejas.

Otros traccionadores son el Ardenés, Boloñés, Suffolk, Clydesdale, Cleveland bay, etc.

7.1.3. Caballos poneys

Es un pequeño caballo que de *adulto no sobrepasa 142 cm de alzada*.

Los más conocidos son el *Pony de Shetland* de las islas más septentrionales del Norte de Escocia. El Highland es un pony peludo, salvaje de las tierras altas escocesas y el *Welsh Pony* que parece un árabe en miniatura y alzada intermedia.

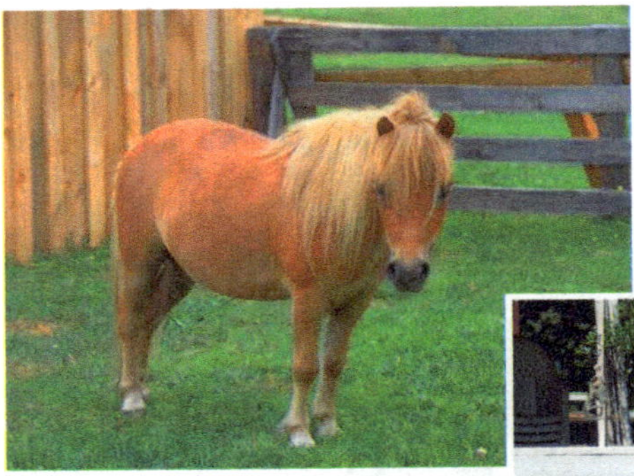

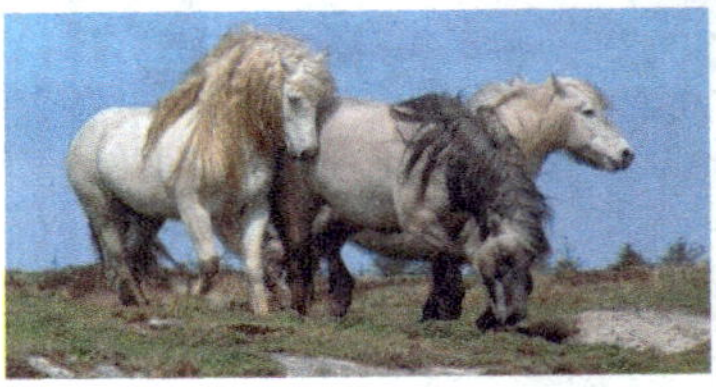

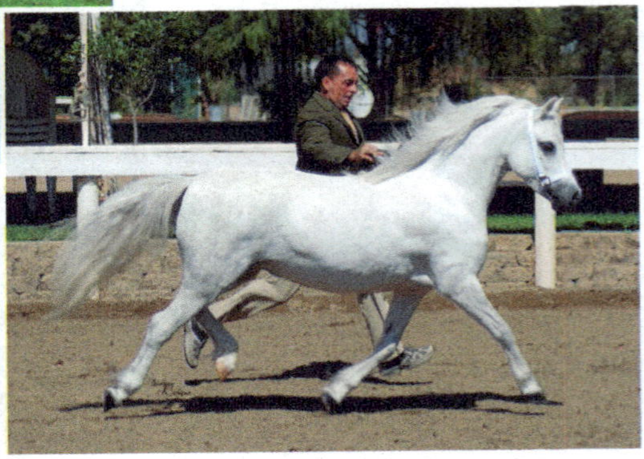

7.2. Capas equinas

La determinación genética de la capa del caballo se debe a la acción de un pigmento llamado *melanina* producido en el interior de los melanosomas, gránulos intracelulares presentes en el pelo, piel, iris y en algunos órganos internos. Existen dos tipos de melanina:

- *Eumelanina:* responsable de las capas oscuras entre marrón y negro.
- *Feomelanina*: responsables de capas claras entre amarillo y rojo.

Los gránulos de melanina se producen en el interior de unas células llamadas melanocitos desde donde son transferidos los pigmentos hasta la epidermis o matriz germinativa de la raíz del pelo. Debido a factores genéticos se pueden sintetizar uno o dos tipos de melanina en el mismo animal y en ocasiones, los melanoblastos que son las células precursoras de los melanocitos, no emigran adecuadamente y la zona queda sin coloración.

Los melanocitos pueden sintetizar melanina de forma continua o dejar de hacerlo en algún momento.

La capa es el color del conjunto de piel y pelos. Se refiere por tanto a la coloración uniforme que poseen el cuerpo, los cabos (crines, tupe, cola), los extremos (porción distal de las extremidades, distales de la cabeza) y el iris.

Existen capas básicas o simples como el alazán, negra y castaña. Otras se consideran capas diluidas como: baya, isabela, perla, cremella, lobera, cervuna o ratonera.

Las capas del patrón blanco son: blanca, torda, ruano, overa, sabina, pia.

7.2.1. Capas básicas

De éstas derivan todas las demás ya sea mediante diluciones o mezclas de pelos blancos.

- *ALAZÁN:* pelos del cuerpo, cabos y extremos de color rojo-marrón (feomelánicos). Se restringe la eumelanina (negro) a piel y ojos.
- *CASTAÑO:* Pelos del cuerpo rojo-marrón. Cabos y extremos negros. Piel negra.
- *NEGRA:* **todos los pelos son negros** (eumelánicos) incluidos cabos, extremos y piel.

Capas de dilución

Proceden de la dilución de las tres capas básicas. Se dividen en dos tipos según se caractericen por ausencia o presencia de marcas salvajes.

Marcas salvajes

Son la raya de mulo, la banda crucial, las cebraduras, zonas más oscuras de la cara y orejas.

- *Raya de mulo:* tonalidad más oscura en el dorso de animal desde la crinera hasta la base de la cola .
- *Cebraduras:* rayas de cebra en extremidades.
- *Banda crucial:* zonas oscurecidas en ambos lados de la cruz.
- *Máscara oscura:* zona oscurecida alrededor del ojo y hocico.
- *Telarañas:* zona más oscura en la frente.

Las capas que presentan estas marcas salvajes son las capas ratonera, lobera y cervuna. Las que no la presentan son capas baya, palomino, perlina y cremella.

Cuando la cantidad de melanina disminuye dentro de las células, se produce un esclarecimiento de la capa. Esto se debe a que la enzima tirosinasa se sintetiza de forma anómala y se produce una reducción o ausencia del proceso de síntesis de melanina.

La dilución puede ser igual o no en cuanto a la distribución del pigmento, agrupándose gránulos de pigmento y dando zonas más oscuras y otras más claras.

MARCAS SALVAJES

Cebraduras

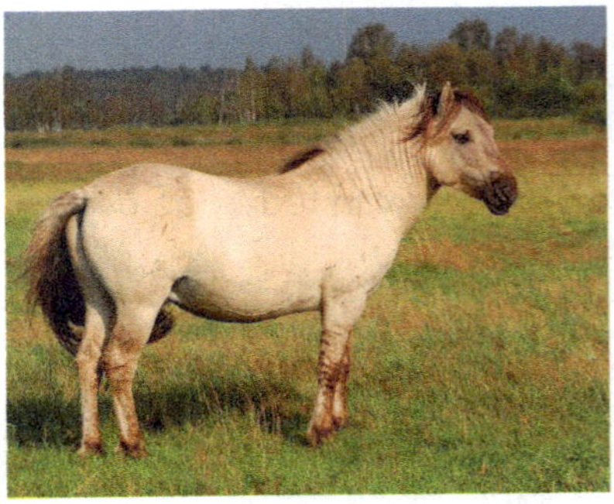

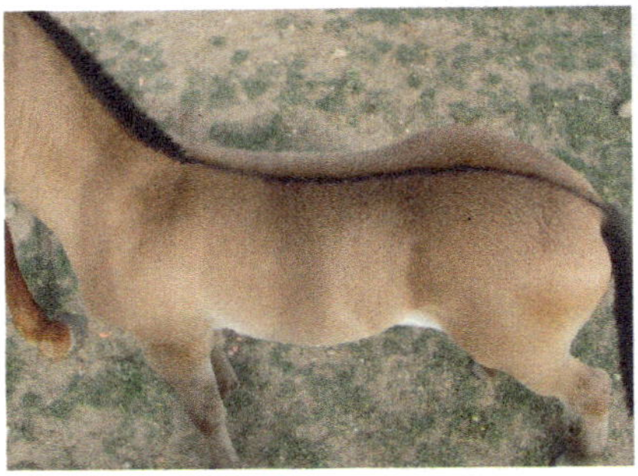

Raya de mulo

7.2.2. Capas diluidas

BAYA: procede de la dilución parcial del castaño. La dilución del pelo rojo conlleva a una tonalidad amarillento-pajiza. Los cabos y extremos son negros.

PERLINA: dilución intensa del castaño. Capa amarilla pálida al igual que los cabos y extremos.

PALOMINO o ISABELA: procede de la dilución media del alazán. Piel rosada. Cabos y extremos intensamente despigmentados de tonalidad blanco-amarillento.

CREMELLA: dilución muy intensa del alazán. Pelos, cabos y extremos de color crema pálido, mucosas despigmentadas e iris azulado.

RATONERA: dilución de la capa negra. Pelo gris oscuro, cabos y extremos más oscuros. Marcas salvajes negras.

LOBERA: procede de la dilución del castaño. Capa rojiza, cabos y extremos negro-grisáceo. Marcas salvajes negras.

CERVUNA: dilución del alazán. Cuerpo y extremidades de color crema y cabos anaranjados. Marcas salvajes amarillentas.

CAPA BLANCA: se caracteriza por tener el pelo blanco y la piel rosada. El iris puede ser azul o marrón.

CAPAS DILUIDAS

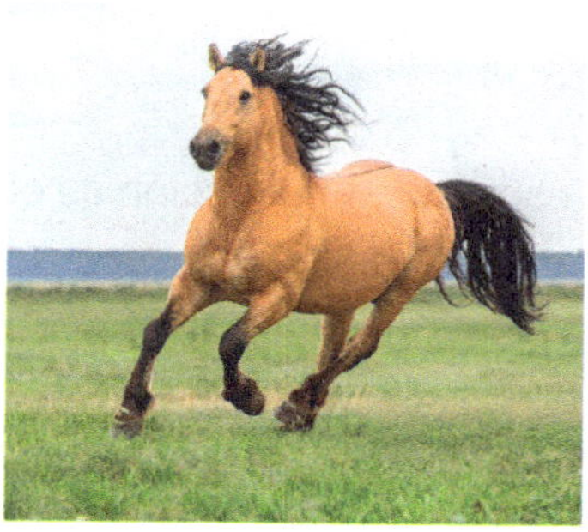

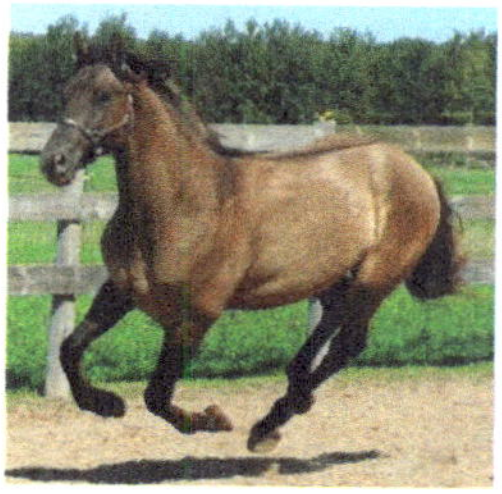

Isabela

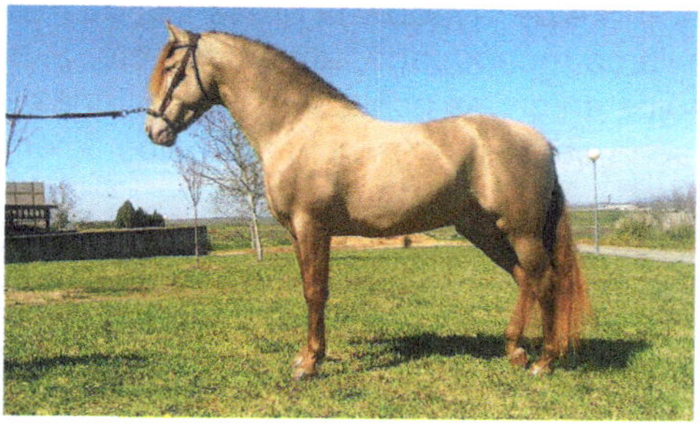

Cremella

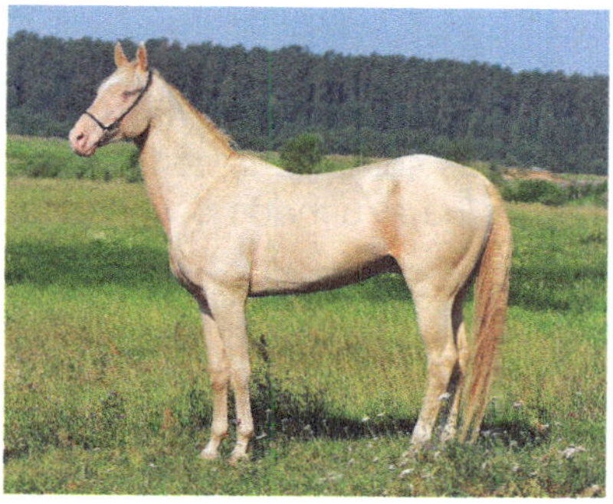

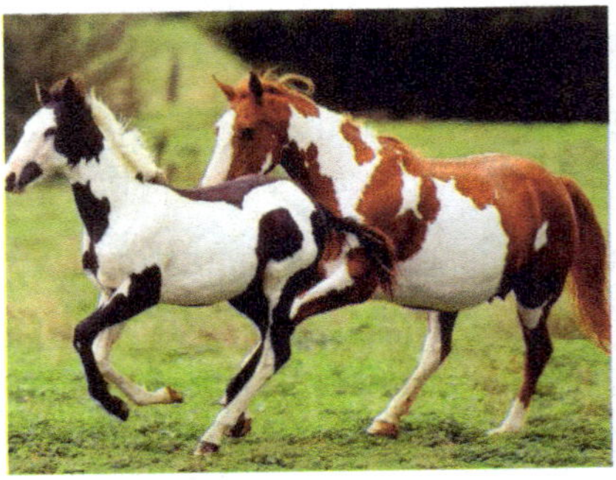

TORDA: pelos blancos y negros en diferente proporción con mayor concentración de pelos negros en los cabos y extremos. Disminución progresiva de la síntesis de melanina en la base del pelo. La piel está pigmentada.

RUANA: puede presentarse sobre capa negra, castaña o alazana. Pelos blancos uniformemente repartidos por el resto del cuerpo.

SABINO: mezcla de pelos blancos, rojos y negros en partes distales de extremidades y vientre, iris parcialmente azulado y marrón.

OVERO: pelos blancos y rojos en diferentes proporciones.

PÍA: zonas pigmentadas y otras no.

Particularidades generales de la capa

Puede referirse a la *dirección del pelo*: espigas si la dirección es contraria al resto de la superficie.

También puede referirse a la *mezcla de pelos* de otro color: rabicano, entrepelado…

Igualmente pueden existir *reflejos en el pelo*: plateado, dorado, bronceado…

La *degradación del color* recibe el nombre de lavado y la presencia de manchas negras en capas de otro color se llama mosqueado, atizonado, etc. Si las manchas son por presencia de pelos rojos en capas ni alazanas ni castañas se denomina atruchado o vinosos según sean pequeñas manchas o pelos diseminados.

Cuando existen pelos negros formando círculos especialmente en las capas tordas y en toda la superficie del cuerpo, se llama rodado.

Particularidades regionales de la capa

Cabeza

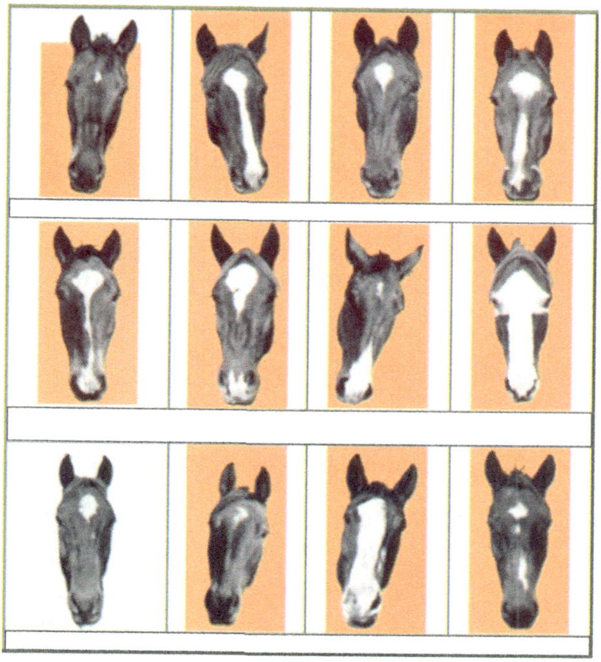

Las más frecuentes son la presencia de pelos de distinto color a los del resto de la capa. Así, la presencia de pelos blancos en la frente da lugar al lunar, estrella o lucero según su extensión.

Si la mancha desciende hasta la región nasal se denomina cordón (corrido o interrumpido). Si la mancha llega a localizarse sobre el belfo superior, inferior o ambos, se dice en términos populares que bebe con el superior, con el inferior o con los dos.

Si el blanco ocupa toda la cabeza es careto, si solo es una mitad lateral es semicareto. Bociblanco es aquel que tiene el hocico blanco en capa oscura.

Si la cabeza es negra y no lo es el resto de la capa se denomina cabeza de moro y si el hocico es mucho más negro se llama bocinegro.

Tronco

Puede aparecer áreas degradadas: axilavado, braguilavado, poco frecuentes. Más frecuente es encontrar rayas de mulo y banda crucial.

Miembros

Las cebraduras y calzaduras son las particularidades regionales más frecuentes, Entre éstas últimas, la denominación varía según la altura que alcance en el miembro y si se presenta en uno, dos, tres o cuatro miembros.

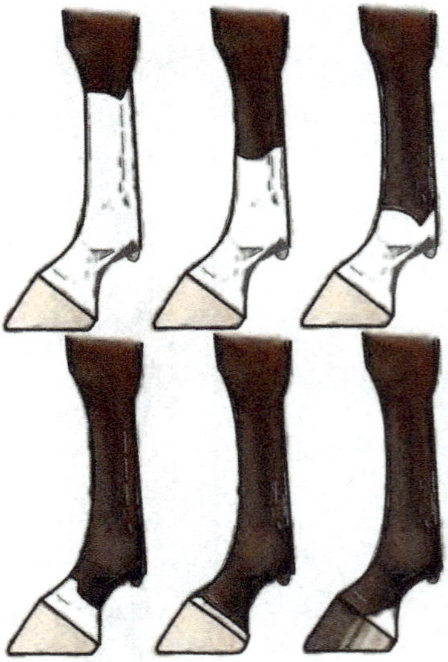

Los calzados tienen pelo blanco en la parte distal de las extremidades. Así tenemos calzado bajo, calzado, calzado alto y calzado muy alto. Si se localiza en un miembro se denomina unalbo; en dos, dosalbo; en tres, tresalbo, y en cuatro, cuatralbo. Cuando se encuentran en dos extremidades se definirán cuales son los miembros afectados, por ejemplo, calzado del bípedo anterior, del posterior bípedo lateral derecho, lateral izquierdo o calzado del bípedo diagonal derecho o izquierdo, comenzando a nombrar la extremidad anterior afectada.

En ocasiones sobre la zona de la calzadura pueden existir manchas negras alazanas o castañas. Se llaman armiñaduras.

Hay que tener en cuenta que la denominación de las diferentes particularidades, depende de cada zona. Por ello a la hora de hacer una reseña, debemos ajustarnos al léxico internacional.

Según Léxico Internacional

Color de la Capa

- Alazán, Alazán dorado, Alazán tostado.
- Castaño, Castaño claro, Castaño oscuro.
- Negro.
- Tordo, Tordo oscuro, Tordo vinoso.
- Ruano.
- Overo.
- Mantos simples un solo color (Tordo, Overo).
- Mantos compuestos dos colores separados (Bayo).

- Mantos compuestos con tres colores (Ruano).
- Mantos jaspeados con dos colores separados.

Particularidades

- Rubicano.
- Rodado.
- Manchado.
- Carbonado.
- Manchas (negras o blancas).

Particularidades de la Cabeza

- Remolino, lucero o estrella, pelos blancos.
- Estrella (pequeña, grande, irregular, alargada, abierta a la derecha...).
- Prolongada por Cordón (fino, ancho, interrumpido, mezclado, irregular, indicio de cordón, ensanchado, mancha de carne, mancha gris entre ollares).

Particularidades de los Miembros

- Calzado sobre la corona (cuartilla o calzado, hasta el menudillo, hasta la caña, muy alto, por delante. hacia fuera, dentro, en talón).
- Armiñado en la corona, atruchado, dentellado, bordado, mancha gris o pelos grises.

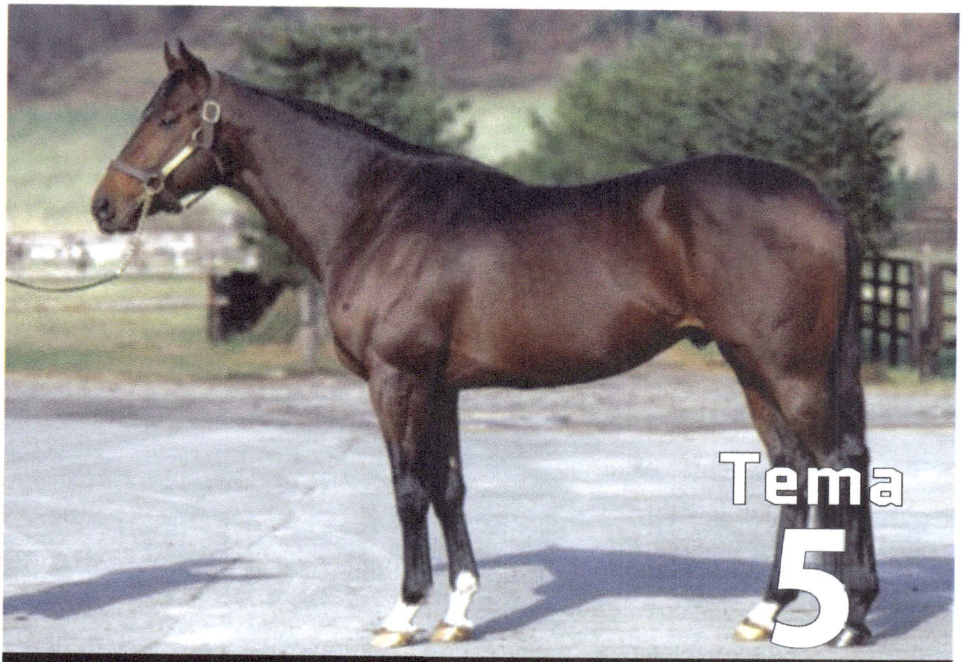

TEMARIOS DE FORMACIÓN

Anatomía equina. Principios básicos

TF OFICIOS

eRodio ediciones

Índice

Presentación

La anatomía, en un sentido amplio, se refiere a la constitución y organización de un ser vivo, cuyas partes integrantes están agrupadas por razones de identidad estructural y por relaciones funcionales o topográficas.

1. Introducción

1.1. Anatomía del caballo

Las regiones corporales externas tienen equivalencia con estructuras anatómicas internas. En consecuencia, los salientes óseos y los grupos musculares que podemos palpar exteriormente forman parte del complejo sistema musculo-esquelético, que mantiene al caballo en la estación.

Otras estructuras anatómicas como órganos, vísceras abdominales, torácicas, etc pueden ser localizadas por referencias externas fácilmente reconocibles desde el exterior.

1.2. Nomenclatura

En anatomía veterinaria podemos encontrar un lenguaje científico y otro más vulgar o común para denominar las diferentes áreas corporales.

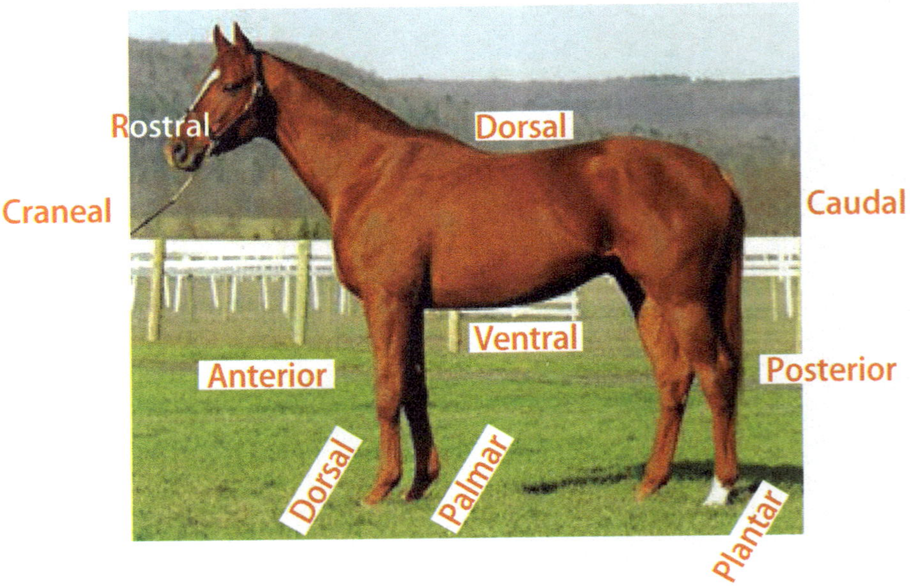

Con respecto a la terminología usada en anatomía veterinaria es conveniente conocer la posición y dirección de las regiones orgánicas. En posición normal en la estación, el caballo tiene una parte inferior o "superficie ventral" dirigida hacia el suelo. Opuesta a ella se encuentra la superficie superior o " dorsal".

La cabeza, decimos que está situada "cranealmente" y la cola, está en posición "caudal".

Las otras regiones corporales se denominan según las bases anteriores:

- El tórax se encuentra cranealmente con respecto al abdomen; inversamente, el abdomen se encuentra caudal al tórax.
- En el caso concreto de la cabeza, sin embargo, no se utiliza el término craneal sino "rostral" (hacia el hocico). Así los ollares ocupan una posición rostral con respecto a los ojos.
- En el caso de los miembros, algunos términos se emplean en un sentido específico. Así, la superficie craneal de la parte inferior de los miembros se denomina "dorsal" y la superficie caudal se denomina "palmar" o "plantar" según se refiera a las extremidades anteriores o posteriores.

1.3. Accidentes externos

Inicialmente debería examinarse un caballo de Pura Raza Inglés, pues su piel es fina y permite identificar bastantes accidentes. Un accidente en anatomía es cualquier saliente que destaca visiblemente de lo que le rodea.

Podría apreciarse con toda claridad como se evidencian las estructuras óseas de localización subcutánea, así como el relieve de numerosos músculos, vasos, tendones e incluso nervios.

Como ejemplo, supongamos que estamos examinando la región de la espalda. Si se identifican "la punta de la espalda", la "apófisis del acromion" y la "tuberosidad deltoidea del húmero", se estará en condiciones de obtener una considerable información acerca del ángulo de la articulación del encuentro o articulación escápulo-humeral.

A partir de estos datos, estaremos capacitados para saber si el encuentro está más o menos inclinado, más o menos vertical. El grado de inclinación determina un ángulo. Un ángulo muy abierto, corresponde a caballos que, aún siendo capaces de alcanzar velocidades considerables, tienen muy poca resistencia.

Por el contrario, los animales cuya escápula posea la inclinación adecuada, adelantan el miembro mucho más, llevando hacia delante casco y rodilla, lo que se traduce en trancos muy largos.

Asimismo, parece ser que los animales con ángulo escapular muy abierto sufren una mayor concusión al contactar el casco con el suelo, lo que a la larga, les predispone a un agotamiento precoz.

En una clase práctica se podrán observar los principales accidentes óseos del caballo, grupos musculares y topografía de diferentes vísceras, algunos conocidos con nomenclatura científica y otros con términos coloquiales. No es intención en este tema profundizar en cuestiones anatómicas como orígenes e inserciones musculares, ni en referencias profundas a la anatomía aplicada, si bien corresponden al ámbito veterinario, pero si se recomienda repasar las láminas del **Anexos V.1 y V.2** para comprender mejor la fisiología y patología de los diferentes sistemas.

1.4. Anatomía aplicada

Veremos algunos aspectos básicos de anatomía aplicada. Ésta consiste en ofrecer una dimensión práctica de la anatomía animal con el fin de una vez conocidas las referencias esqueléticas visibles o palpables y las áreas de proyección de los diferentes órganos, proceder a la exploración clínica, punciones, abordajes e intervenciones quirúrgicas, etc.

Los objetivos de la anatomía aplicada son:

Familiarizarse con el aspecto general, naturaleza y proporciones de las distintas partes corporales (cabeza, cuello, tronco y miembros) y principales accidentes que configuran.

Delimitar en cada una de estas partes orgánicas las regiones naturales o áreas concretas de exploración o intervención quirúrgica.

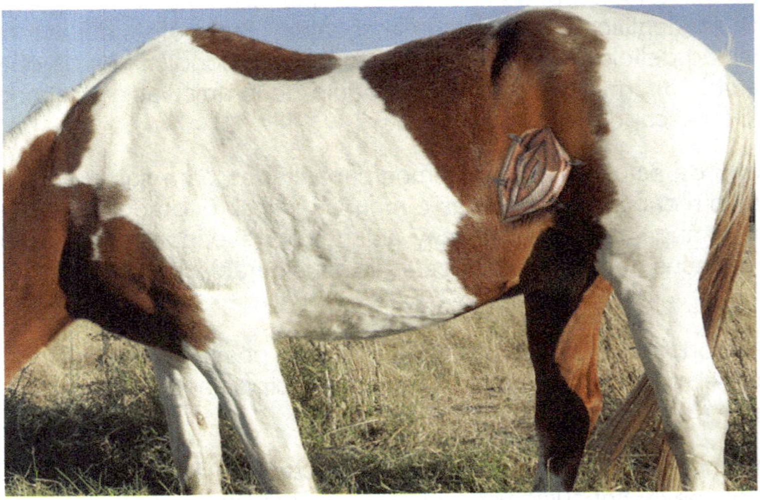

Concretar sobre dichas regiones naturales referencias básicas más o menos fijas, tales como relieves óseos, ligamentosos, musculares o tendinosos, detectables a simple vista o mediante o palpación y en base a dichas áreas y referencias, saber proyectar órganos más profundos.

Los fines de la anatomía aplicada son clínicos en el animal enfermo (Medicina y sanidad), paraclínicos en el animal sano (producción animal, ganadería y economía agraria) y postclínicos en el animal sacrificado (especialidad de Bromatología y tecnología de los alimentos).

2. Anatomía del sistema músculo-esquelético

2.1. El esqueleto

El esqueleto está constituido por el conjunto de estructuras óseas que soportan y protegen a los tejidos blandos.

Más de la mitad del peso del hueso está formado por materia inerte, fundamentalmente fosfato cálcico, depositado por las células activas en el interior de la estructura ósea.

Los huesos difieren en su organización en función del lugar que ocupen en el conjunto esquelético y del esfuerzo que deban soportar. Parte del tejido óseo, el llamado tejido compacto es muy denso y se concentra sobre todo en la superficie de los huesos. Por otra parte, la materia que normalmente se encuentra en el interior es de textura más esponjosa, proporcionando al hueso ligereza y flexibilidad.

En el interior de los huesos largos, este material esponjoso puede faltar dando lugar a la cavidad medular.

Tanto los huesos de los miembros como los de la columna vertebral crecen longitudinalmente gracias a la existencia de una placa cartilaginosa de crecimiento o línea epifisaria, situada entre el cuerpo del hueso y las estructuras terminales o articulares.

Una vez que el hueso ha alcanzado su tamaño definitivo en el adulto, dicha placa también se osifica.

El crecimiento del hueso a lo largo de su diámetro se produce por la disposición de tejido óseo bajo la membrana que recubre el hueso o periostio.

El número total de huesos que se integran en el esqueleto varía con la edad y ello como consecuencia, durante el crecimiento, de la fusión de algunos de ellos, que durante la etapa fetal o inmediatamente después del nacimiento existían como elementos independientes.

Incluso en animales adultos es posible constatar algunas oscilaciones: en la región del corvejón por ejemplo, pueden existir 6 o 7 huesos o el número de vértebras coxígeas puede oscilar entre 15 a 21. En cualquier caso, el esqueleto del caballo adulto suele estar formado por 205 huesos.

Aunque el hueso puede dar la impresión de que se trata de una estructura inerte, hay que tener en cuenta que se trata de un tejido vivo al que afluyen vasos sanguíneos y nervios. De ahí, la capacidad de recuperación de las fracturas óseas.

Además del tejido óseo, el esqueleto del caballo adulto consta de otro tejido que es el tejido cartilaginoso, menos extenso que el óseo, a consecuencia de que carece de irrigación interna (el hueso está infiltrado por una extensa red capilar) y los nutrientes tienen mayor dificultad para alcanzar el interior del cartílago debiendo difundirse a través de los vasos sanguíneos situados en su superficie.

Tal difusión tiene siempre un alcance limitado de manera que el crecimiento cartilaginoso no pueda ser nunca demasiado extenso.

En el embrión sin embargo, gran parte del esqueleto se inicia como cartílago que posteriormente se osifica.

Algunos segmentos, no obstante, permanecen a lo largo de toda la vida como cartílagos y en este sentido, son de especial importancia los que recubren las superficies articulares de los huesos, por ejemplo el cartílago de la escápula que amplía la superficie de inserción muscular en dicho hueso.

Otras áreas cartilaginosas que permanecen en el caballo adulto son los extremos inferiores de las costillas y los arcos costales que articulan los de las 9 últimas costillas.

Finalmente, señalaremos que el cartílago es mucho más flexible que el hueso, por lo que las regiones en que se ubican resisten mejor las elongaciones o distorsiones a las que puedan verse sometidas.

Los huesos en la especie equina están provistos de una amplia gama de proyecciones y depresiones con multitud de funciones. En los huesos largos, característicos de los miembros, existen unos ensanchamientos terminales de los que depende la formación de las articulaciones. Tales ensanchamientos proporcionan una mayor superficie de contacto a la articulación, haciéndola más estable y menos propensa a las luxaciones.

Muy próximos a tales ensanchamientos suelen existir proyecciones de distintas formas y tamaños donde van a insertarse músculos, tendones y ligamentos.

Los huesos planos como la escápula presentan grandes áreas lisas o ligeramente rugosas para la inserción difusa de grandes masas musculares.

En muchos huesos, la existencia de escotaduras y depresiones indica la proximidad y/o paso de determinadas estructuras blandas como vasos o nervios.

Algunos huesos como los del cráneo, las costillas o la pelvis, actúan como protección directa de órganos internos blandos esenciales para la vida como cerebro, corazón, hígado, útero…

Los grandes huesos pueden ser palpados a través de la piel.

Los huesos de los miembros anteriores y posteriores son ciertamente, muy parecidos entre sí pudiéndose establecer correspondencias entre los huesos de ambos miembros (húmero-fémur, cubito y radio-tibia y peroné, carpos-tarsos, metacarpos-metatarsos, etc.) así como en sus angulaciones.

Comúnmente se conoce como rodilla en el caballo a la región carpiana, que está formada por 8 huesos (que a menudo se reducen a 7). La región del corvejón está integrada por 6 huesos (excepcionalmente, 7).

La región metacarpiana está formada por un gran metacarpiano y dos pequeños metacarpianos rudimentarios. El metatarso lo constituyen un gran metatarsiano y dos metatarsianos rudimentarios y el dedo está formado por tres falanges: proximal, media y distal.

Las extremidades se articulan al tronco mediante las articulaciones de la espalda en el miembro anterior y de la cadera en el posterior. La articulación de la espalda en los ancestros del caballo hacia que la escápula careciese de movilidad. Actualmente la escápula es capaz de realizar ciertos movimientos con relación al tronco.

En la región pelviana, el equivalente es el hueso coxal o pelviano. Al inicio del desarrollo está formado por tres huesos separados que en el adulto forman una sola unidad: ilion, isquion y pubis. Ambas mitades se unen con la región sacra de la columna vertebral a través de la articulación sacroilíaca.

La columna vertebral es pues el mayor eje sustentador del caballo, proporcionándole resistencia para soportar su propio peso. Formada por vértebras que son los elementos óseos y por la médula espinal, la cual es protegida por las anteriores, que se unen entre sí mediante los discos intervertebrales.

A ambos lados de la columna salen entre cada par de vértebras un par de nervios espinales, los cuales junto a sus ramificaciones, alcanzan todas las regiones orgánicas.

A través de ellos, llegan a la médula las informaciones sensoriales tales como presión, frío, calor, etc., que son procesadas por la propia médula y enviadas al cerebro. De exigirse una respuesta inmediata, serán los nervios motores los encargados de ejecutar las órdenes a través de los nervios espinales que abandonan la médula y que activan los músculos para que ejecuten una respuesta específica para cada estímulo.

La estructura de las vértebras está compuesta por un cuerpo vertebral con una apófisis espinosa, un par de apófisis transversas y dos pares de apófisis articulares.

No obstante entre las vértebras existen diferencias notables en cuanto a tamaño y forma.

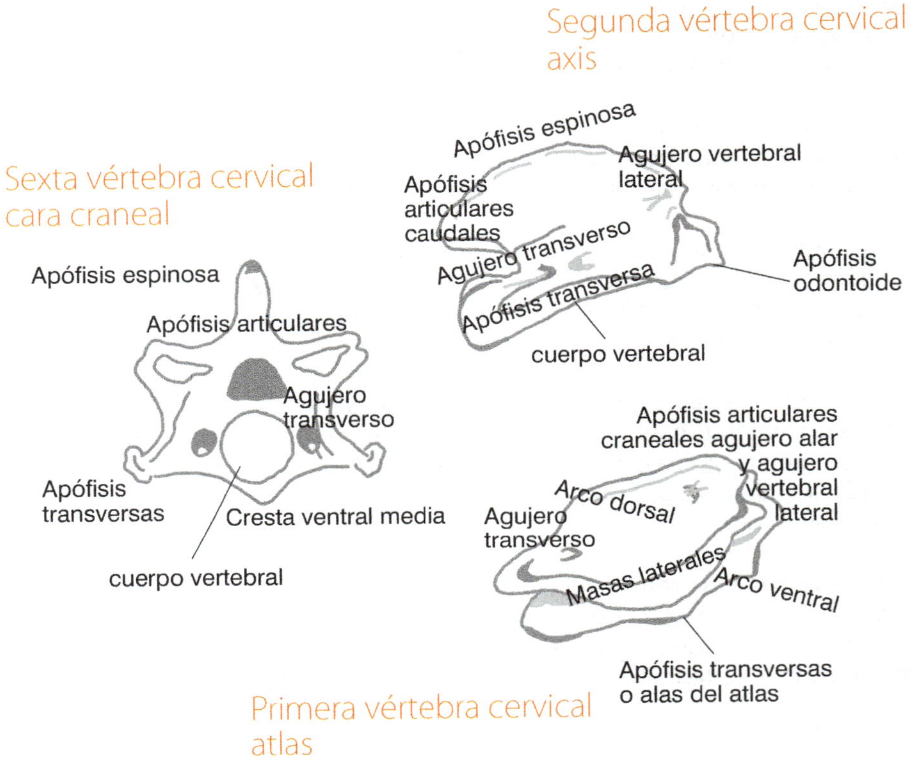

Las vértebras cervicales (7) tienen considerablemente reducidas las apófisis espinosas. Las dos primeras en especial, atlas y axis son muy diferentes.

El atlas debe sujetar al cráneo y permitir la inclinación de la cabeza hacia delante y hacia atrás y el axis, gracias a su articulación con el atlas, permite el movimiento rotatorio de la cabeza.

Las vértebras torácicas (18) se han diferenciado para facilitar la respiración costal, permitiendo la distensión de la caja torácica mediante las costillas.

Las vértebras lumbares (6) transfieren el impulso de los miembros posteriores al tronco y por ello, necesitan ser grandes y sólidas con apófisis voluminosas y rígidas para la inserción de los grandes músculos del lomo.

Las vértebras sacras (5) se han fusionado entre sí.

Las vértebras coxígeas o caudales han reducido considerablemente su tamaño puesto que la función postural y locomotora de la cola es mínima y además están sometidas a un mínimo esfuerzo.

Esqueleto de un caballo adulto

205 huesos

- Columna vertebral:
  - ▹ Cervicales 7
  - ▹ Torácicas.................... 18
  - ▹ Lumbares.................... 6
  - ▹ Sacras......................... 5
  - ▹ Coxígeas.................... 18

Total nº vértebras = 54

- Costillas y esternón 37
- Cráneo 34
- Miembro torácico............ 40
- Miembro pelvianos 40

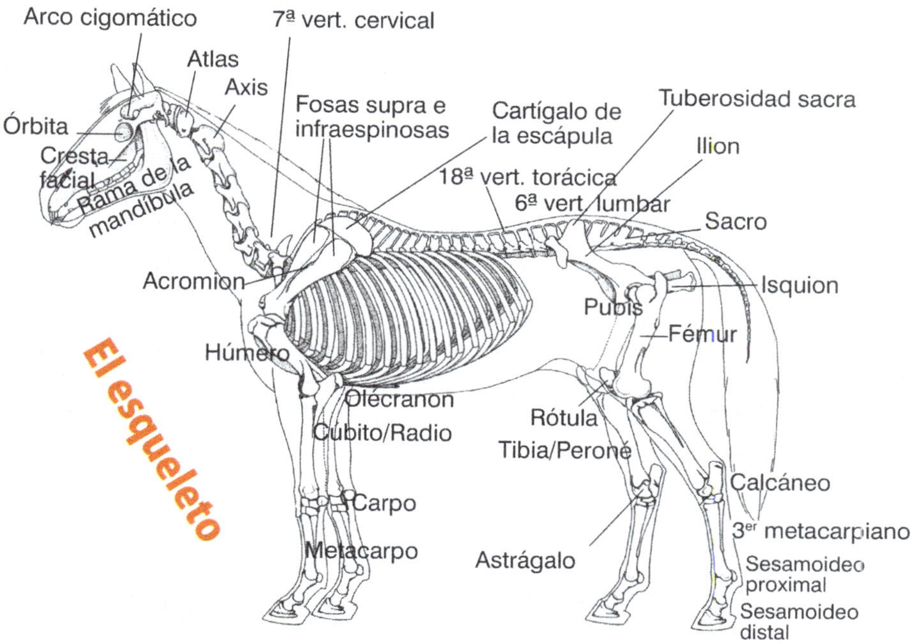

2.2. Las articulaciones y estructuras ligamentosas del esqueleto del caballo

El esqueleto está constituido por una serie de huesos organizados entre sí, hasta formar una única unidad.

Los huesos se combinan y se unen unos con otros mediante las articulaciones. Muchas de ellas, son inmóviles como ocurre por ejemplo en las uniones de los huesos del cráneo.

Otras articulaciones, en cambio, son móviles porque permiten una mayor o menor capacidad de movimiento. Éstas están formadas por una cavidad articular rodeada de una cápsula que contiene líquido sinovial.

La forma de los huesos en el área que participa en las articulaciones está modificada para permitir el movimiento aunque hay huesos que se deslizan unos sobre otros.

Colateralmente a las articulaciones suelen existir ligamentos que se unen íntimamente al periostio del hueso.

Los ligamentos son sumamente robustos e indeformables, pero a la vez, poseen cierto grado de elasticidad de forma que no ofrezcan resistencia al movimiento articular normal. Están específicamente concebidos para evitar que se produzcan movimientos excesivos o anormales y cada uno de ellos, tolera perfectamente la amplitud del movimiento normal de una articulación.

Ciertamente son elásticos, pero dentro de unos límites puesto que no toleran una elongación permanente manifestando entonces dolor.

Normalmente los músculos y ligamentos que mantienen unida la articulación son más resistentes que los huesos que mantienen unidos. De ahí, que ante cualquier injuria sea más frecuente la fractura ósea que la luxación de la articulación.

Algunos de los ligamentos de la columna vertebral tienen la importante misión de evitar la deformación vertebral bajo la acción del peso corporal. Uno de tales ligamentos es el ligamento supraespinoso, que se extiende a lo largo de todo el dorso hasta el sacro, uniendo en su trayecto las apófisis espinosas de las vértebras torácicas y lumbares.

En la cruz y cuello se modifica dando lugar a la cuerda cervical, elemento elástico, muy fuerte que colabora con los músculos del cuello en soportar el peso de la cabeza. Su parte funicular va desde la cruz hasta la protuberancia occipital externa. La parte laminar está formada por dos grandes hojas que se extienden hacia abajo y adelante para insertarse en las vértebras del cuello.

Los discos intervertebrales

Se encuentran en todos los espacios intervertebrales. Salvo en el caso de las dos primeras vértebras: el atlas y axis, están formadas por un tejido cartilaginoso que une los cuerpos vertebrales.

Actúan además como amortiguadores de presión y su capacidad de movimientos es reducida, limitándose a la flexión-extensión tanto dorso-ventral como lateral y la rotación.

Además, para evitar un exceso de rotación se establecen articulaciones adicionales entre los arcos vertebrales.

Estas articulaciones antitorsión son esenciales, ya que al estar la columna vertebral apoyada únicamente en los miembros anteriores y en la articulación sacroilíaca, cualquier punto intermedio podría sufrir una rotación mientras el animal está en la estación o en movimiento.

Las tres últimas vértebras lumbares y el sacro se encuentran unidas por articulaciones sinoviales entre sus apófisis transversas aparte de la unión entre discos intervertebrales y apófisis articulares, lo que hace que el lomo tenga una capacidad restringida de movimientos.

El tronco se mueve en base a la articulación de la última vértebra torácica y la primera lumbar por una parte, y entre las tres primeras lumbares por otro.

En cuanto a atlas y axis poseen una articulación específica. Existe una prolongación ósea del atlas que penetra en la base del axis donde se fija mediante ligamento. El atlas puede rotar lo que permite al caballo girar la cabeza a ambos lados, conociéndose como la articulación del “no”.

El movimiento de la cabeza de arriba abajo, sin embargo, se debe a la articulación entre atlas y base del cráneo con dos grandes cóndilos que actúan como bisagras. Así, esta articulación se conoce como la articulación del “si”.

Algunas articulaciones cuentan con fibrocartílagos articulares o meniscos, como en la región de la rodilla. Tienen forma de “C” y se sitúan entre las superficies articulares haciendo más congruente la unión de la aplanada cabeza tibial con los redondeados cóndilos femorales y ayudando a disminuir las concusiones sobre la articulación.

Grandes ligamentos colaterales se sitúan lateral y medialmente en esta articulación. También se encuentran los ligamentos cruzados que unen fémur y tibia y evitan que ésta se desplace demasiado hacia adelante o hacia atrás con respecto del fémur.

La rótula es un hueso sesamoideo que se desliza de arriba abajo dentro de la tróclea del fémur bajo la acción del músculo cuádriceps femoral. Los ligamentos colaterales unen la rótula al fémur lateral y medialmente, restringiendo el movimiento.

2.3. Los músculos

Los músculos son estructuras que tienen su origen e inserción en determinadas área óseas. Su elongación mediante estructuras tendinosas le permiten reforzar esas áreas de inserción.

Existe una musculatura superficial y otra más profunda.

La evidente capacidad muscular para generar movimientos implica a su vez, la necesidad de impedir ciertos tipos de ellos. Otra función muscular es mantener la estabilidad del animal.

Las masas musculares varían considerablemente en tamaño y forma. Algunas son grandes láminas como el trapecio, latísimo del dorso u oblicuo grande del abdomen. Otros son largos y en forma de banda como el mastoideo-humeral. En ambos casos, las fibras musculares discurren paralelas al eje longitudinal del músculo.

En otros casos, las fibras musculares pueden disponerse oblicuamente al eje longitudinal del músculo, por ejemplo, los músculos extensor y flexor profundo de las falanges. Estos músculos recuerdan en su disposición a una pluma.

La potencia de contracción de un músculo depende del número de fibras que integran la masa muscular.

Con objeto de que los músculos puedan realizar su función, deben encontrarse fijados por sus extremos mediante un origen y una inserción. El origen suele ser el extremo menos móvil, de tal forma, que al contraerse el músculo, es la inserción la que se aproxima al origen.

Ocurre en ciertos grupos musculares que cuando uno se contrae su opuesto se relaja. La acción antagónica del músculo opuesto evita la sobreflexión o cualquier otra alteración funcional.

Los tendones están formados por tejido fibroso denso y blanquecino que se prolongan en uno de sus extremos en el tejido conectivo del entramado muscular y en el otro extremo, insertándose en el periostio del hueso.

Los tendones pueden ser largos o cortos y generalmente se insertan en alguna prominencia ósea.

El caballo tiene la capacidad de permanecer de pie con un mínimo de cansancio, gracias al sistema sustentador que posee, tanto en miembros anteriores como en posteriores.

Dicho sistema está integrado por una serie de músculos y ligamentos que mantienen fijas las articulaciones. Complementando a los ligamentos se encuentran los tendones que permanecen unidos a los huesos.

En el miembro anterior, el músculo serrato ventral constituye la más importante conexión entre el miembro y el tronco.

La región del encuentro mantiene la extensión mediante el músculo supraespinoso mientras que el tríceps se contrae para extender el codo.

En el miembro pelviano el peso corporal tiende a hacer flexionar la babilla y a su vez el corvejón, pero éste cuenta a su vez, para evitar la flexión de la extremidad con el músculo gastronemio que va desde la parte posterior del fémur al calcáneo.

Corvejón y babilla no pueden extenderse y flexionarse sin que la otra también lo haga, si bien la babilla puede iniciar el movimiento mediante la acción del músculo cuádriceps femoral que debe ser previamente liberado por el mecanismo de bloqueo rotuliano.

3. Anatomía de la cabeza y cuello

La piel que recubre la cara y hocico es mucho más fina que cualquier otra región corporal, de ahí que muchas de las estructuras subcutáneas puedan ser perfectamente identificadas desde el exterior.

Llaman la atención los músculos faciales asociados a los orificios naturales: boca, ollares, orejas y ojos, que se insertan en los huesos de la cara y cráneo. Dichos músculos proporcionan movilidad bajo la piel que los cubren, logrando así una cierta expresividad facial a la vez que capacitan al animal para dilatar ollares, descubrir dientes y mover las orejas.

Los ollares son móviles y están recubiertos de una fina piel y pelos táctiles. La lengua se aloja en el fondo de la boca y está formada por una serie de músculos que apoyan en el hueso hioides y cuerpos mandibulares.

El techo de la boca está formado por el paladar duro en su parte frontal, que se continúa con el paladar blando por su parte posterior. Precisamente, el paladar blando es la estructura que separa la cavidad bucal de la faríngea, contactando su superficie inferior con el cartílago epiglótico. El gran tamaño del paladar blando es la causa, en definitiva, de la dificultad en el caballo para respirar por la boca o para vomitar. De hecho, cuando un caballo vomita, el material regurgitado se expulsa por la nariz.

La fosa temporal es una ligera depresión que se encuentra sobre la órbita ocular. Dicha depresión puede aparecer mucho más profunda en animales viejos o enfermos en los que el acúmulo de grasa se encuentra disminuido o incluso ha desaparecido.

La órbita, inmediatamente por delante de la fosa temporal, contiene el globo ocular. El ojo está recubierto por tres párpados: los párpados superior e inferior y el tercer párpado o membrana nictitante, alojado en el ángulo interno del ojo. Esta membrana pasa por encima del ojo cuando se ejerce una ligera presión a través de los párpados semicerrados, actuando como órgano de protección y defensa.

En el interior de las órbitas además de los globos oculares se encuentre una gran cantidad de grasa sobre la que reposan los globos. Por eso, según lo expuesto anteriormente, en animales emaciados o en aquellos que sufren alguna enfermedad las órbitas aparecen hundidas.

Debido a que los ojos ocupan una posición oblicua y lateral, el animal encuentra dificultades para la visión y es difícil que converja la visión de ambos ojos simultáneamente en objetos muy próximos. De hecho, sólo podrá enfocar uno de los dos ojos en tanto que el otro tendrá una visión muy distinta.

De ahí, que para observar un objeto muy próximo el animal incline la cabeza acercando así uno de sus ojos al mismo. Además, el caballo tiene un hocico muy voluminoso que dificulta aún más la visión de objetos muy cercanos. Los animales de salto deben observar el obstáculo desde el inicio de su acceso y estimar la distancia a que se encuentra e incluso el número de trancos que debe realizar hasta llegar a ellos y una vez próximos, saltarlo a ciegas. En consecuencia, es necesario que la cabeza del animal tenga total libertad de movimientos.

La glándula lacrimal está situada en la parte interna del párpado superior drenando continuamente lágrimas que drenan en los conductos lacrimales. Tales conductos drenan a su vez en la cavidad nasal.

El músculo masetero es la base de la carrillada y es fundamental para el cierre de las mandíbulas. En la parte rostral del cuerpo de la mandíbula, se cruzan la arteria y vena faciales por el conducto parotídeo. En consecuencia, el borde inferior de la mandíbula en el punto donde pasa la arteria facial, es un punto de elección para la toma del pulso.

A través de la superficie del masetero se distribuyen una serie de ramas del nervio facial, visibles como "abultamientos" en razas de piel muy fina. Es el nervio que inerva la musculatura facial y alcanza el masetero en una posición muy superficial a partir del borde posterior de la rama de la mandíbula.

Inmediatamente por detrás de dicha rama de la mandíbula e iniciándose en la base del cartílago del pabellón auricular se sitúa la mayor de las glándulas salivares, la parótida, casi inmediatamente por debajo de la piel.

Dicha glándula rellena el espacio comprendido entre el ala del atlas y la mandíbula y está bordeada por abajo por la rama maxilar externa de la yugular.

Los senos paranasales tienen una trascendencia patológica en el caballo ya que se encuentran comunicados entre sí y a su vez, con la cavidad nasal. Por ello, cualquier inflamación que se origine en la mucosa nasal, puede propagarse hacia ellos y viceversa.

También pueden infectarse como consecuencia de cualquier lesión en los huesos circundantes. En el caso de los senos maxilares, al penetrar en su interior los alvéolos óseos de 2 o 3 molares y al ser la separación de éstos con los senos una fina película ósea, cualquier infección que afecte a los alveolos de estas piezas, puede propagarse al interior del seno.

En caso de infección y al gravitar los exudados inflamatorios hacia abajo en el interior del seno, puede bloquearse éste ante inflamaciones de la mucosa y la presencia de fluidos.

Las bolsas guturales es una dilatación lateral grande del conducto faringo-timpánico (trompa de Eustaquio del canal auditivo). Dicho conducto conecta la cavidad timpánica del oído medio con la cavidad nasofaríngea, extendiéndose la bolsa gutural dorsal, ventral y lateralmente, con respecto a la faringe. Hacia atrás se extiende hasta el ala del atlas y por delante, hasta sobrepasar la abertura nasofaríngea, estableciendo relación con vasos y nervios craneales.

Las infecciones nasales o nasofaríngeas pueden alcanzar la bolsa gutural. También es posible que resulte infectada por infecciones fúngicas o por gérmenes diftéricos, llenándose entonces de pus.

Todas las infecciones que en ella se localicen, constituyen en cualquier caso, un serio problema, ya que el drenaje de la bolsa es muy dificultoso.

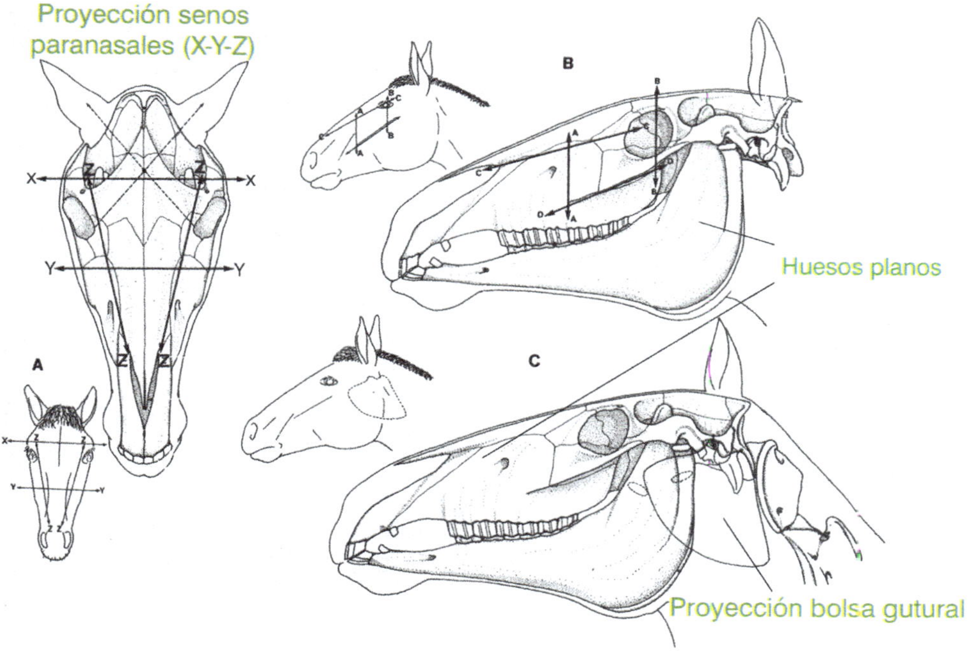

La vena yugular propiamente dicha desciende por el cuello a lo largo de la gotera o surco de la yugular, franqueada por encima por el músculo mastoideo-humeral y por abajo por el esterno-mandibular.

En el margen inferior del cuello a través del delgado músculo esternotiroideo, puede apreciarse la tráquea, extendiéndose hacia atrás desde la laringe, palpable, a su vez, en el centro de la parte más interna del espacio intermandibular.

En cuanto al proceso de deglución de los alimentos sólidos y líquidos, éstos atraviesan la abertura de la laringe para alcanzar el esófago. Al producirse la deglución, la glotis situada en la laringe se cierra desplazándose hacia abajo y adelante, abriéndose así el esófago, al mismo tiempo que el paladar blando, se ve impelido hacia arriba, hacia la cavidad nasofaríngea.

Para que ocurra este proceso de la deglución, la laringe cuenta con una dotación de músculos cuya parálisis, normalmente los del lado izquierdo, determina la obstrucción parcial de la glotis, ya que la membrana mucosa que recubre las cuerdas vocales, se torna flácida. Este mecanismo es por el que se produce el llamado estridor laríngeo.

4. Anatomía de la regiones torácica y abdominal

Eliminando la piel y la musculatura de la pared torácica y abdominal accederemos al interior de ambas cavidades donde se encuentra la mayoría de órganos vitales.

En el interior del tórax, el pulmón alcanza una gran extensión proyectándose hasta la última vértebra torácica (18ª). En su borde inferior se aloja el corazón.

El corazón es un órgano vital cuya anatomía es más comprensible estudiando su fisiología, por lo que la veremos en el tema dedicado a ésta.

La separación entre cavidad torácica y abdominal está constituida por el diafragma, que es un músculo fuerte de forma de cúpula que se inserta periféricamente al esternón y costillas cerca del borde costocondral y a las vértebras lumbares dorsalmente.

La separación es perfecta excepto por tres aberturas: una, próxima a la columna vertebral para dar paso a la arteria aorta, una segunda, a través de la porción tendinosa central, que da paso a la vena cava caudal y la tercera, entre las dos anteriores, para el paso hacia el estómago, del esófago.

El hígado es la mayor glándula del organismo y se sitúa adosado al diafragma adaptándose a su curvatura y protegido por las costillas. Consta de dos grandes lóbulos.

El estómago es una dilatación del intestino. Se interpone entre esófago e intestino delgado. Tiene un tamaño relativamente reducido en relación a la masa corporal del caballo y se sitúa detrás del diafragma e hígado y en su gran mayoría a la izquierda de la línea media.

Adosado medialmente al estómago encontramos el bazo.

El intestino delgado conecta al estómago con el intestino grueso. Tiene una longitud de aproximadamente unos 22 metros y unos 3-4 cm de diámetro. Se divide en tres partes: duodeno, yeyuno e íleon. Solamente su primera porción, el duodeno, ocupa una posición relativamente estable ya que el resto puede tener localizaciones diversas formando numerosas asas que se mezclan con las del colon descendente en la parte superior izquierda del abdomen, entre estómago y pelvis.

El intestino grueso se extiende desde el intestino delgado hasta el ano. Es menos largo pero tiene mayor diámetro y ocupa una posición bastante localizada. El intestino grueso se encuentra dividido en ciego, colon grueso, colon delgado y recto.

El ciego es un saco enorme de fondo cerrado que se sitúa entre intestino delgado y colon y en él se distinguen base, cuerpo y vértice. Se sitúa al lado derecho de la línea media abdominal desde el techo al suelo del abdomen por detrás del esternón. En su mayoría se apoya sobre la pared lateral derecha y ventral del abdomen.

El colon grueso se divide en colon ventral derecho que se inicia en la parte superior del flanco izquierdo desde donde desciende hacia adelante a lo largo del reborde costocondral y suelo del abdomen hasta el esternón. A este nivel, gira a la izquierda y pasando sobre el suelo abdominal da lugar al colon ventral izquierdo. A la entrada de la pelvis gira dorsalmente hacia delante en la llamada flexura pélvica y se convierte en color dorsal izquierdo, por encima del colon ventral del mismo lado, o sea, el izquierdo. Al llegar al diafragma, gira hacia la derecha y atrás como colon dorsal derecho.

A la altura de la base del ciego, el colon dorsal derecho gira hacia la izquierda detrás del estómago, para continuar con el colon delgado por debajo del riñón izquierdo. El colon delgado se continúa con el recto y sus asas se sitúan entre el estómago y la entrada del canal pélvico, por encima del colon dorsal izquierdo y mezclándose con el intestino delgado.

El recto termina en el ano.

Los riñones pueden localizarse, el izquierdo por debajo del bazo con el uréter que conduce a la vejiga de la orina. Desde el cuello de ésta, emerge muy corta en la hembra la uretra que desemboca en el vestíbulo del tracto genital. En el macho se continúa en toda la longitud del pene. El derecho se encuentra en el interior de la cavidad pelviana.

En cuanto al aparato reproductor de la hembra, los ovarios se encuentran suspendidos en cavidad abdominal debajo de la región sublumbar en contacto con la pared abdominal. Los oviductos o trompas de Falopio que transportan los óvulos conectan con el útero. Éste posee dos cuernos que convergen en un cuerpo único y se abre a través de un estrecho cuello a la vagina, conducto dilatable situado por debajo del recto.

Las glándulas mamarias son glándulas cutáneas modificadas situadas en la región inguinal a ambos lados de la línea media terminada en los pezones.

En el extremo posterior del abdomen, en la cavidad pélvica, se sitúan los componentes del sistema urogenital del macho.

Los dos testículos son de unos 5 cm de longitud y pueden pesar unos 300 gr, siendo generalmente un poco mayor el izquierdo. Las gónadas son externas a la cavidad corporal abdominal para mantener una temperatura más baja y están cubierto por la piel o escroto.

Antes del nacimiento los testículos emigran intraabdominalmente a través del canal inguinal hasta el escroto, acompañados del conducto deferente, a través del cual se desplazará el esperma. Dicho conducto abandona el testículo, pasa a través del canal inguinal, penetra en el abdomen y gira hacia atrás para pasar junto a la uretra para desembocar en ésta. Así pues, la uretra sirve para el transporte de orina y esperma.

El semen contiene no solo esperma sino también secreciones de glándulas sexuales accesorias: próstata y glándulas bulbouretrales, situadas en la cavidad pelviana.

El órgano copulador del macho es el pene, formado principalmente por tejido eréctil. Su parte libre es el glande localizado en el interior de una vaina cutánea o prepucio.

5. Anatomía de los miembros torácicos y pelvianos

En relación a las extremidades, interesan muy especialmente los tendones y las bolsas sinoviales así como las inervaciones de cada región con el fin sobre todo de establecer diagnósticos de cojeras mediante la insensibilización de los nervios de cada región.

Los huesos de los miembros anteriores y posteriores son ciertamente, muy parecidos entre sí, como también las regiones de dichos miembros.

El brazo está sustentado por el húmero y el muslo por el fémur, el antebrazo, por el cúbito y radio y la pierna, a su vez, por tibia y peroné.

La rodilla está formada por 8 huesos carpianos en el miembro anterior, que con frecuencia se reducen a 7 que en el pelviano por 6 (excepcionalmente, 7) y conforman el corvejón.

Los huesos del carpo se disponen en dos filas de huesecillos llamados: carpo-cubital, carpiano medio, carpo-radial y accesorio en la fila proximal y segundo, tercero y cuarto huesos carpianos en la fila distal.

El carpo está formado por tres articulaciones: radiocarpiana, mediocarpiana o intercarpiana y carpometacarpiana, que se hallan protegidas por una membrana fibrosa común pero poseen cápsulas sinoviales propias.

Los huesos tarsianos son los que componen la región del corvejón. Estos huesos son: astrágalo, calcáneo, hueso central del tarso proximalmente y tercer y cuarto huesos tarsianos distalmente.

Las articulaciones son: tarsocrural, intertarsiana y tarsometatarsiana.

El caballo tiene la capacidad de permanecer en la estación durante largo tiempo con un mínimo de cansancio gracias al sistema sustentador que posee tanto en los miembros anteriores como posteriores. Dicho sistema está integrado por una serie de ligamentos y tendones que mantienen fijas las articulaciones y que se basa en el mecanismo producido por el ligamento suspensor situado en la parte posterior de la caña.

Complementando a dicho ligamento se sitúan los tendones de los músculos flexores de las falanges, superficial y profundo, que además poseen ligamentos.

Gracias a este sistema sustentador permanecen fijas las articulaciones de los miembros situadas por debajo de la rodilla o del corvejón.

En la rodilla, el gran hueso sesamoideo o rótula interviene en la posición en estación del caballo. La rótula se desliza hacia arriba y abajo dentro de la tróclea del fémur bajo la acción del músculo cuádriceps femoral. Los ligamentos colaterales lateral y medial restringen dicho movimiento, sin embargo, la rótula puede desplazarse de la tróclea y engancharse sobre el extremo superior del labio medial de la misma, dando lugar a la luxación de la babilla.

Mecanismo de bloqueo rotuliano:

El bloqueo rotuliano consiste en una actitud específica encaminada al descanso alternativo de cualquiera de los dos miembros pelvianos. El proceso está conseguido al permanecer fija la rótula hacia el extremo distal de la tróclea del fémur.

La rótula articulada con la tuberosidad tibial a través de los potentes ligamentos rotulianos, se eleva lo suficiente como para contactar con el trocánter interno del fémur. En estas condiciones, no se necesita ningún esfuerzo muscular para mantener la postura: cuanto más peso recaiga sobre el miembro, más se refuerza el bloqueo.

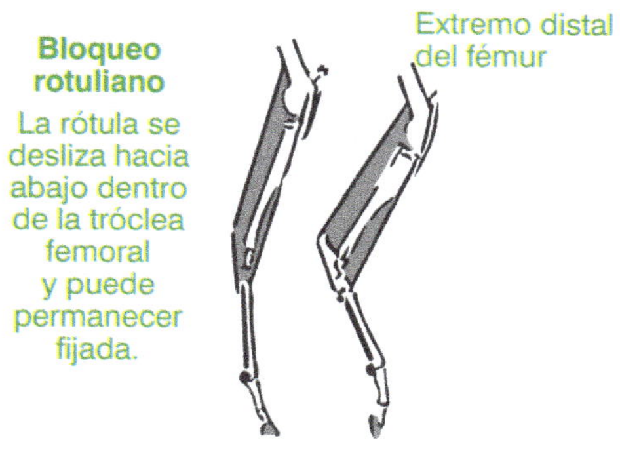

Para desbloquear el sistema, el músculo cuádriceps femoral se contrae, elevando la rótula mientras que los músculos tensor de la fascia lata y bíceps femoral se contraen, desviándola lateralmente.

6. Anatomía del pie del caballo

Todas las articulaciones de la región inferior del miembro actúan como una bisagra moviéndose en un solo plano hacia detrás y hacia delante. De hecho, las articulaciones interfalangianas y la metacarpofalangiana (articulación del menudillo) se caracterizan por la existencia de ligamentos colaterales que contribuyen a que el movimiento articular se realice en un solo plano.

En el menudillo, el peso corporal empuja la articulación hacia el suelo. Esta presión se ve aliviada por el ligamento suspensor del menudillo que se inserta por arriba en la cara posterior de la caña, muy próximo a la rodilla, desciende por detrás del tercer metacarpiano y se divide en dos ramas que van a insertarse en los sesamoideos proximales situados en la parte posterior del menudillo. De estos huesos salen los ligamentos sesamoideos distales que descienden hasta insertarse en la cara posterior de la primera y segunda falanges.

El casco es la cubierta córnea del pie. Se divide en muralla, palma y ranilla. La muralla recubre el frente (lumbres) y los laterales (cuartos) del pie y en los talones se refleja en ángulo agudo para formar las barras.

La superficie interna del casco contiene laminillas insensibles.

La palma tiene su superficie externa arqueada y rugosa y se une a la muralla a través del sauco que es tejido córneo.

La ranilla es una masa de tejido córneo más blanda que los anteriores con forma de cuña.

La tercera falange se mantiene unida y suspendida en el interior del estuche córneo del casco gracias a la existencia de unas laminillas sensibles de corion laminar que se intercalan con las córneas e insensibles de la cara interna de la muralla. La pared del casco va creciendo hacia abajo a partir del corion coronario.

En animales correctamente herrados, el peso corporal recae sobre la muralla del casco y la ranilla de forma, que a ésta última, se le debe permitir que apoye contra el suelo, al mismo nivel que la herradura.

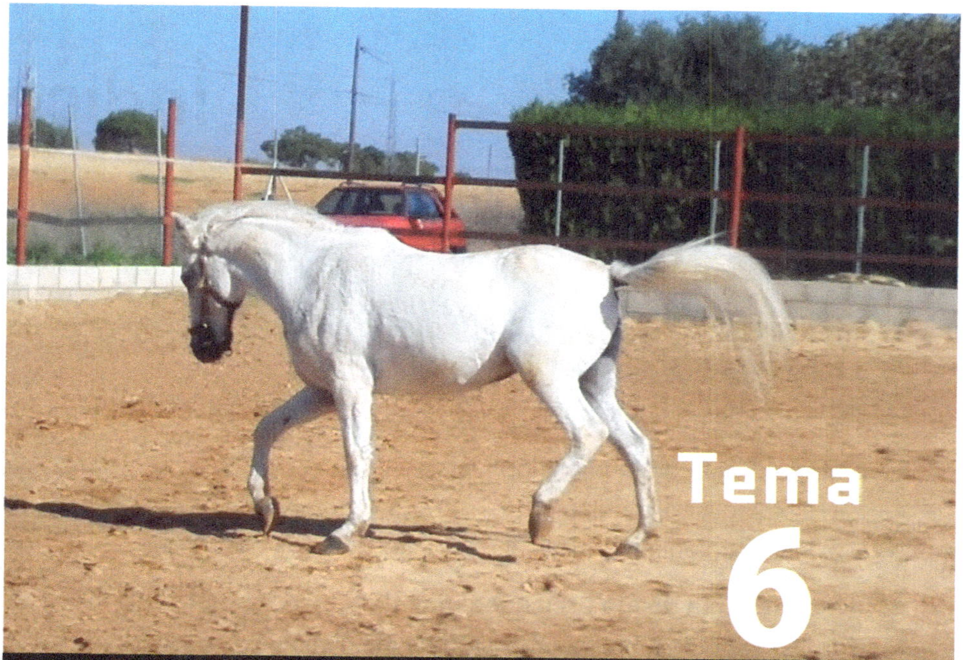

TEMARIOS DE FORMACIÓN

Fisiopatología equina (I)

TFOFICIOS

eRodio ediciones

Índice

Presentación

Mientras que la Fisiología es la ciencia que estudia el funcionamiento de los seres vivos, la Patología estudia las enfermedades de aquellos.

El estudio conjunto de ambas ciencias, considerando la unidad del individuo en su funcionamiento orgánico y en las desviaciones de éste, constituye la Fisiopatología.

1. Introducción

1.1. Principios de fisiología

La fisiología es una ciencia que estudia a los seres vivos en su aspecto dinámico, tratando de conocer todas sus actividades, en qué consisten, cómo se producen y qué significación tienen. En resumen, puede definirse como la ciencia que estudia el funcionamiento de los seres vivos.

Un estado fisiológico es la ausencia de un estado patológico.

Las actividades del caballo como cualquier otro animal se manifiestan como cambios morfológicos, físicos o químicos y su conocimiento, precisa el análisis completo de estos cambios. El desarrollo de la fisiología depende de otras ciencias como la anatomía, la física y la química.

El medio interno y la homeostasis

Un organismo vivo es un sistema abierto que está en continua relación con el medio que le rodea, intercambiando materia y energía.

Las respuestas adaptativas de un ser vivo se dirige a proporcionar a sus células unas condiciones adecuadas.

El concepto de medio interno se aplica al medio líquido del interior del organismo pluricelular que está en inmediato contacto con las células. Las células de los tejidos establecen intercambios con el medio interno.

La homeostasis es la capacidad funcional por la que se consigue mantener la constancia del medio interno y exige la adecuada coordinación de múltiples procesos fisiológicos.

Al tener resueltas sus necesidades primarias gracias a la homeostasis, las células pueden especializarse y desarrollar selectivamente alguna capacidad en detrimento de otras, haciendo así posible la diferenciación y especialización celular y el reparto del trabajo.

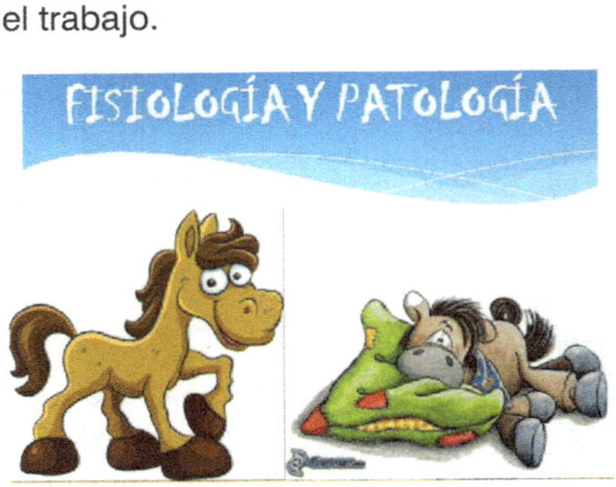

1.2. Principios de patología

El concepto de Patología se refiere al estudio de las enfermedades a partir del estudio de la *nosología* (estudio de las bases comunes de las enfermedades), *etiología* (estudio de las causas), *propedéutica*, que a su vez, contiene a la *semiotecnia y semiología* (recogida e interpretación de signos y síntomas) y *fisiopatología* (estudio de las alteraciones funcionales que ocasionan síntomas, previo conocimiento de la funcionalidad fisiológica de cada órgano, aparato o sistema).

El *diagnóstico, tratamiento y profilaxis* de las enfermedades son aspectos más profundos de la medicina veterinaria por lo que no entraremos en su estudio.

Patología

Nosología: bases comunes a todas las enfermedades.

Etiología: causa de las enfermedades.

Propedéutica = semiotécnica + semiología: recogida e interpretación de signos y síntomas.

Fisiopatología: alteraciones funcionales.

Diagnóstico: identificación de la enfermedad.

Tratamiento: curación o alivio de enfermedades.

Profilaxis: medidas preventivas.

Conceptos básicos en patología veterinaria:

- **Absceso:** Es una acumulación con supuración en cualquier parte del cuerpo que, en la mayoría de los casos, causa hinchazón e inflamación a su alrededor, causada por la penetración a través de una herida de microorganismos.
- **Úlcera**: son pérdidas de sustancias de los tejidos superficiales o mucosas sin tendencia a la cicatrización.
- **Fístulas:** son heridas estrechas y profundas, en general rebeldes a la cicatrización que destilan por un canal líquidos fisiológicos o purulentos.
- **Heridas:** son lesiones que rompen la piel u otros tejidos del cuerpo.
- **Contusión:** son heridas por aplastamiento en las cuales la piel permanece indemne, sin solución de continuidad.
- **Enfisema:** cavidad llena de aire de forma no fisiológica.

- **Empiema:** acumulación de exudado purulento.
- **Neuralgia:** estado doloroso de un nervio por traumatismo o intervención sobre él.
- **Septicemia:** invasión sanguínea por microorganismos patógenos.
- **Piemia:** penetración en la sangre de microorganismos patógenos productores de pus.

Relación con sangre

Bacteriemia: bacterias en la sangre, es un estado pasajero.

Septicemia: diseminación sanguínea.

Toxemia: toxinas en sangre.

Piemia: pus en abscesos múltiples por bacteriemia.

2. Fisiopatología de la nutrición

La nutrición, a través del metabolismo, garantiza el recambio de materia y energía en el organismo. Cuando un animal durante cierto tiempo mantiene su peso corporal, se puede decir que se encuentra en equilibrio metabólico.

2.1. Fisiología de la nutrición

Alimentación, nutrición y metabolismo suelen estudiarse conjuntamente, sin embargo, no corresponden al mismo concepto.

La *alimentación* es el proceso de ingerir alimentos. La *nutrición* es la utilización digestiva y metabólica de los nutrientes. El *metabolismo* comprende los procesos por los que se absorben y utilizan los alimentos y las alteraciones que se producen en el organismo cuando no se ingieren en la dieta.

Una vez el alimento es ingerido comienza la etapa digestiva y cuando esta termina, comienza la absorción de nutrientes, empezando así la etapa metabólica.

El coeficiente de digestibilidad es el porcentaje de nutriente absorbido respecto al ingerido. No es un factor constante pues depende del propio nutriente y de las condiciones digestivas del propio animal.

La digestión comprende varias fases: *ingestión, masticación, insalivación, deglución, digestión gástrica o enzimática, digestión en intestino delgado (también enzimática), digestión en intestino grueso o digestión microbiana y excreción.*

El caballo es un herbívoro de estómago simple y donde el ciego y el intestino grueso están muy desarrollados. Estas características hacen que la actividad microbiana sea muy intensa siendo responsables de:

- La *degradación proteica*, cuyos productos son parcialmente absorbidos por el animal.
- *Síntesis de gran cantidad de proteínas* que son utilizadas por el animal.
- *Síntesis de vitaminas* del complejo B y vitamina K.
- *Degradación de hidratos de carbono* que lleguen hasta esa región.
- *Actividad celulolítica*. La celulosa es digerida gracias a la celulosa microbiana en un 80%, originándose como productos de su degradación ácidos grasos volátiles que son neutralizados por los álcalis del jugo del intestino grueso.

2.1.1. Hipernutrición y engorde

Cuando alimentamos a un caballo en exceso, aumenta patológicamente de peso y de volumen, engordando hasta lo que se conoce con el término de obesidad o cebo.

En la retención de líquidos el aumento de peso es mayor que el de volumen, sin embargo, en la acumulación grasa, el aumento de volumen es mayor que el de peso.

En términos ponderales, el engorde comienza cuando el caballo supera su peso vivo en un 10%. A partir del 20% puede resultar peligroso para su salud.

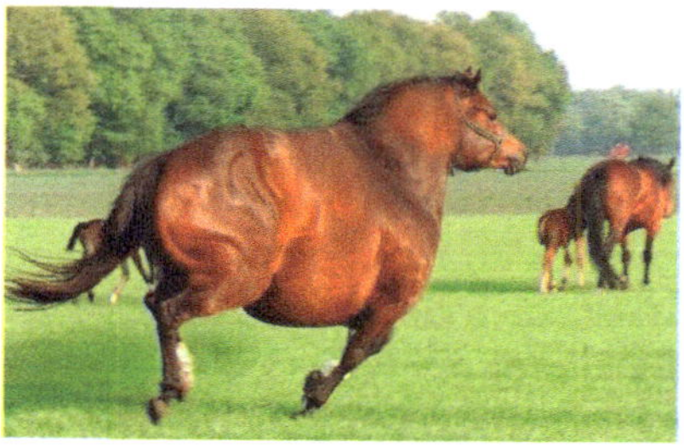

El engorde puede tener su origen en dos tipos de causas: *endógenas* por alteraciones constitucionales hipotalámicas o endocrinas y las *exógenas* por sobreingestión de alimentos.

Para que se produzca una sobreingestión de alimentos de forma continuada es necesario que se mantenga el apetito o la sensación de hambre permanente. Este hecho está relacionado con la actividad de los centros nerviosos del hambre y de la saciedad alojados en el hipotálamo ventral.

Desde el punto de vista patológico, pueden conducir a la obesidad endógena alteraciones como el hipotiroidismo y el hipogonadismo. De ahí, la práctica de la castración cruenta o química para facilitar el cebo en los animales de engorde.

2.1.2. Hiponutrición y delgadez

Más que por la pérdida de peso vivo, la *hiponutrición* se caracteriza por la disminución del panículo adiposo y depósitos grasos del organismo.

Se considera *delgadez* al estado de carnes producido por el consumo insuficiente de calorías y nutrientes. El enflaquecimiento y la *emaciación* son grados donde el organismo llega a consumir también la grasa intersticial, especialmente del tejido muscular.

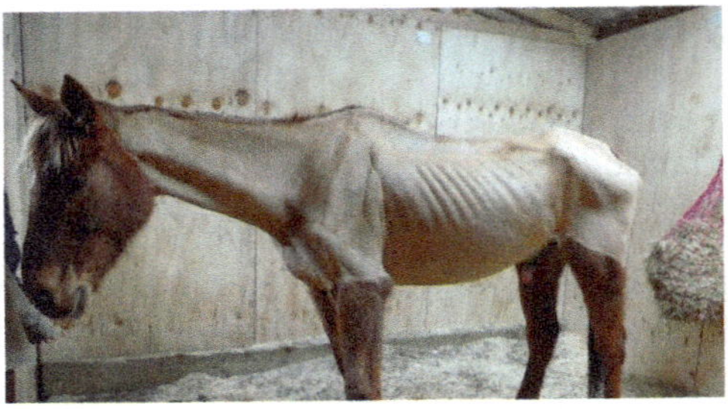

Por último, la desnutrición con *caquexia* se produce por fusión de las fibras musculares ya que el organismo, al no disponer de grasa como fuente de energía, consume las proteínas de constitución muscular hasta llegar a un último grado de atrofia visceral.

La situación más aguda de hambre es el *ayuno*, que es la ausencia absoluta de ingestión de alimentos que cuando se extiende a la falta de agua, conduce a la muerte del animal en menos de una semana por deshidratación global. El caballo nunca debe permanecer en ayunas ya que su aparato digestivo está diseñado para funcionar de manera continuada.

El hambre crónica aparece por aporte insuficiente y duradero de nutrientes (no necesariamente de alimentos) con valor calórico y biológico escaso y se caracteriza fisiopatológicamente por una hiponutrición con enflaquecimiento progresivo, acompañado de astenia, apatía con inapetencia, polidipsia con aparición de edemas por hipoproteinemia (hipoalbuminemia), ascitis, hidrotórax e hidropericardias.

Si a un caballo con estos síntomas le alimentamos bruscamente sin control puede aparecer una muerte súbita por descompensación digestiva, metabólica y circulatoria.

2.2. Fisiopatología hidrosalina

A medida que los animales pesan menos, el recambio hídrico es proporcionalmente más abundante, siendo además más sensibles a la privación de agua.

La ingestión de agua se regula por la sed, determinada por factores como el cese de la secreción salivar.

Patológicamente en afecciones cardíacas y renales, durante el periodo de formaciones de edemas sobreviene una sed intensa.

El aumento de la presión osmótica por una mayor concentración de ClNa del plasma sanguíneo también ocasiona la aparición de la sed.

Clásicamente se distinguen dos grandes síndromes como consecuencia de la alteración del metabolismo acuoso: *la deshidratación y la hiperhidratación.*

2.2.1. Deshidratación

Es una disminución del agua total del organismo. Un animal con suministro insuficiente de agua de bebida puede padecer un agravamiento del estado de deshidratación por complicaciones como pérdidas de agua por riñón o poliuria en diabetes insípida, por la piel (sudoración), por hiperventilación o por el aparato digestivo (diarreas o vómitos).

La alteración fisiopatológica más importante es la hipertonía osmótica, por la cual la concentración de electrolitos se encuentra incrementada (sobre todo Na). Aparece un aumento de hematíes, leucocitos y hemoglobina pero el volumen corpuscular medio está disminuido debido a la plasmólisis.

Existe una oliguria muy marcada (salvo en diabetes insípida) y la concentración de la orina es muy alta. Sequedad de mucosas, salivación escasa y viscosa, difícil deglución y hasta afonía son síntomas característicos. Los globos oculares hundidos, prurito de conjuntivas, piel reseca y aumento de temperatura hasta un estado febril con excitación y delirio.

En otras ocasiones hay abatimiento e inconsciencia. La pérdida de agua hace que la sangre venosa aparezca cianótica y a nivel muscular se producen calambres y mioclonias.

2.2.2. Hiperhidratación

Conocida como intoxicación acuosa por aporte exagerado de agua o por retención excesiva de la misma.

El peso corporal aumenta por la retención de líquidos. En la intoxicación aguda no se producen edemas pero puede existir una crisis hemolítica. La temperatura es muy débil y aumenta el gasto calórico para calentar el agua ingerida.

Cuando la hiperhidratación se debe a retención de agua, los síntomas son astenia, anorexia y náuseas y suele haber ausencia de sed, aunque a veces, persiste a causa de una hipovolemia (hemorragia) o sequedad de mucosas. Después aparecen vértigos, cefaleas, ataxias y convulsiones musculares con ataques epileptiformes acompañados de sialorrea y sudoración profusa.

3. Fisiopatología de los principios inmediatos energéticos

Glúcidos, lípidos y proteínas son los tres principios fundamentales de la alimentación animal. En el organismo sufren una serie de transformaciones, por síntesis o descomposición, mediante las cuales la energía química de los alimentos es aprovechada por el organismo.

Los tres metabolismos coinciden finalmente en el Ciclo de Krebs, el cual es un proceso repetitivo durante el que, en organismos aeróbicos, se realiza la oxidación de glúcidos, ácidos grasos y aminoácidos hasta producir CO_2, liberando energía en forma utilizable.

3.1. Fisiopatología del metabolismo de los glúcidos

Los hidratos de carbono son almacenados por el organismo en el hígado y músculo en forma de glucógeno. El glucógeno puede también formarse en el propio hígado a partir de azúcares absorbidos mediante el proceso llamado glucogenogénesis. A partir de aquí, puede desdoblarse para satisfacer las necesidades de glucosa en virtud del mecanismo conocido como glucogenólisis.

Las secreciones de la hipófisis anterior, médula y corteza suprarrenal y muy especialmente del páncreas endocrino, son las que regulan el metabolismo de los hidratos de carbono.

De las hormonas pancreáticas, la insulina es liberada como sistema de autorregulación cuando se eleva la glucemia. Su efecto es hipoglucemiante acelerando la oxidación de la glucosa y facilitando la utilización de la glucosa sanguínea por aquellas células que han de consumirla en los tejidos muscular y graso principalmente y convirtiéndola en grasa. Inhibe la neoglucogénesis y frena la glucogenólisis hepática. Cuando falta insulina el resultado es la hiperglucemia con tendencia a la cetosis.

La otra hormona pancreática es el glucagón que es hiperglucemiante. Facilita la producción de glucosa por glucogenólisis hepática.

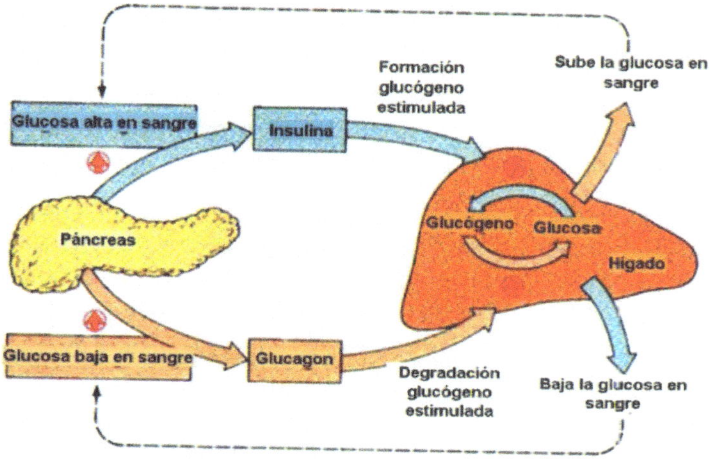

Metabolismo

La llamada diabetes mellitus no es frecuente en caballos como en perros y gatos. Es un ejemplo de hiperglucemia debida a una falta absoluta o relativa de insulina necesaria para que las células musculares y adiposas puedan utilizar la glucosa sanguínea.

Los síntomas son poliuria, polidipsia, polifagia y pérdida de peso.

3.2. Fisiopatología del metabolismo de los lípidos

Los glicéridos son los lípidos más abundantes en los seres vivos. Los lípidos sirven de vehículo a las vitaminas liposolubles y proveen al organismo de ácidos grasos esenciales.

En la mayoría de las especies, la digestión de las grasas comienza en el duodeno por detrás de la desembocadura del conducto pancreático.

Fisiopatológicamente, la aparición de lipemias en muchas enfermedades se dividen en *hiper e hipolipemias*, éstas menos frecuentes que las primeras.

Depósitos patológicos de lípidos en vasos como es la *ateromatosis* no es frecuente en los équidos. Aunque los lípidos son necesarios en el animal herbívoro joven, no se ha demostrado su necesidad en los adultos. En el caballo el sebo o grasa de depósito es blanda.

3.3. Fisiopatología del metabolismo proteico

El estómago del caballo hidroliza las moléculas proteicas en cadenas de aminoácidos gracias a la acción de la pepsina. En el intestino, las proteínas son degradadas por los fermentos proteolíticos pancreáticos y de las glándulas intestinales que tienen una gran especificidad de acción.

La absorción de aminoácidos libres se produce a lo largo del intestino delgado, liberando una cierta cantidad de nitrógeno fecal, no absorbible, como resultado de la proteína bruta no digerible.

Las *disproteinemias* representan un reflejo de múltiples trastornos del metabolismo proteico. Los aminoácidos procedentes de la alimentación llegan a hígado y son utilizados en parte para la síntesis de las propias proteínas celulares que constituyen una reserva proteica en casos de emergencia.

Otra porción de aminoácidos se utilizan directamente en la producción de energía mediante la desaminación, aunque un catabolismo proteico exagerado puede conducir a uremia por sobreproducción hepática, no por retención como ocurriría en el caso de insuficiencia renal para eliminar urea.

La *aminoacidemia* o presencia de aminoácidos en sangre puede estar aumentada o disminuida.

3.4. Fisiopatología de las vitaminas

Son biocatalizadores y generalmente al no poder ser sintetizados por los organismos deben ser consumidos con los alimentos.

Los trastornos fisiopatológicos subsiguientes a una alteración del metabolismo de las vitaminas se resume en un aumento o disminución de las cantidades adecuadas.

3.4.1. Vitaminas liposolubles

3.4.1.1. Vitamina A

- **Hipovitaminosis A**: se manifiestan alteraciones oculares como:
  - *hemeralopía* o ceguera nocturna no permitiendo la visión crepuscular.
  - *xeroftalmia* o desecación de la conjuntiva por atrofia de glándulas lacrimales.
  - *queratomalacia* con opacificación del cristalino, etc y lesiones epiteliales en mucosas. También se manifiestan retraso en crecimiento y perturbaciones nerviosas y digestivas y tendencia a formación de cálculos.

- **Hipervitaminosis A**: el exceso de vitamina A suele ser eliminado vía fecal. Si no es así, aparecen vómitos, vértigo, caída del pelo, prurito, osteoporosis, etc.

3.4.1.2. Vitamina D

- **Carencia de Vit D**: en animales jóvenes se produce *raquitismo* con deformaciones óseas con aumento de las epífisis y curvamiento de las diáfisis de los huesos largos.

  En adultos se caracteriza por la aparición de osteomalacia, especialmente en hembras gestantes, hasta llegar a *osteoporois*.
- **Hipervitaminosis D**: produce intolerancia digestiva. El exceso de vitamina D es tóxico para el caballo y esa toxicidad se manifiesta agravando lesiones oseas o desplazando el calcio hacia lugares no deseados, como el aparato circulatorio o los riñones.

3.4.1.3. Vitamina E

- **Carencia de Vit E**: en rumiantes produce la *"enfermedad del músculo blanco"* por degeneración cérea de fibras musculares y lesiones degenerativas de miocardio.
- **No se conoce hipervitaminosis E**.

3.4.1.4. Vitamina K

- **Una carencia absoluta o relativa de vitamina K** conduce a un retraso en la coagulación sanguínea. Contusiones leves pueden producir hematomas subcutáneos.

  Hay que tener cuidado con los venenos para ratas que se colocan en algunos picaderos, pues contienen derivados de la cumarina que bloquean la acción de la vitamina K, impidiendo la formación de protrombina y dando lugar a hemorragias. Algunas especies de tréboles también contienen dicumaroles producidos a partir de cumarinas por la acción de ciertos hongos o por el calor.
- **No se conoce hipervitaminosis K** por lo que en casos de intoxicación se puede administrar en grandes dosis como antídoto.

3.4.2. Vitaminas hidrosolubles

3.4.2.1. Vitamina B1

- **Hipovitaminosis de Tiamina (B1)**:
  - ▹ Sobre sistema nervioso: cuadro polineurítico.

   - Sobre aparato circulatorio: fatiga y disnea de esfuerzo, edemas.
   - Sobre aparato digestivo: atonía intestinal, estreñimiento y anorexia.
- **No se conocen trastornos por hipervitaminosis B1**.

3.4.2.2. Vitamina B2

- **Carencia de Riboflavina (B2)**: dermatitis, manifestaciones oculares como fotofobia.
- **No se conoce hipervitaminosis B2**.

3.4.2.3. Nicotinamida, niacina o factor P.P.

- **Carencia de Niacina**: gastroenteritis, glositis y "lengua negra" en cerdos y carnívoros.
- **No se conocen hipervitaminosis de este tipo**.

3.4.2.4. Vitamina B6

- **Carencia de Piridoxina (B6)**: anemia, trastornos nerviosos más frecuentes en cerdos y pollos.
- **No se conocen síndromes de hipervitaminosis B6**.

En general, los caballos tienden a satisfacer sus necesidades mediante la sintesis intestinal, y el aporte de la dieta, pero en aquellos equinos sometidos a un trabajo intenso o en los deportivos suele ser necesaria la suplementación en la ración o mediante la aplicación de un producto inyectable.

3.4.2.5. Vitamina H

- **Carencia de biotina (vit H)**: es muy rara. Sulfamidas y antibióticos pueden destruir la flora intestinal que la sintetiza. Produce parálisis espástica.
- **No se conocen síndromes de hipervitaminosis H**.

3.4.2.6. Vitamina B12

- **Hipovitaminosis de cobalamina (B12)**: a excepción de rumiantes los síntomas son inespecíficos como falta de crecimiento o disminución de la producción.
- **No se conoce hipervitaminosis B12**.

3.4.2.7. Vitamina C

- **Hipovitaminosis C**: hemorragias superficiales de mucosas, petequias y equimosis.
- **No se conocen hipervitaminosis C**.

Fisiopatología de las vitaminas	
Vitaminas Liposolubles	**Vitaminas Hidrosolubles**
- **HipoVitA**: hemeralopatía, xeroftalmia, queratomalacia - **HiperVitA**: vómitos, vértigos, alopecia - **HipoVitD**: raquitismo, osteomalacia, osteoporosis - **HiperVitD**: intolerancia digestiva, desplazamiento indeseados de Ca+2 - **HipoVitE**: enfermedad del músculo blanco - **HiperVitE**: no se conoce - **HipoVitK**: retraso coagulación sangre - **HiperVitE**: no se conoce	- **HipoVitB_1**: polineuritis, fatiga, atonía intestinal - **HiperVitB_1**: no se conoce - **HipoVitB_2**: dermatitis, fotofobia - **HiperVitB_1**: no se conoce - **Hipo factorPP**: glositis, gastroenteritis - **Hiper factorPP**: no se conoce - **HipoVitB_6**: anemia - **HiperVitB_1**: no se conoce - **HipoVitH**: parálisis espástica - **HiperVitH**: no se conoce - **HipoVitB_{12}**: menor crecimiento o producción - **HiperVitB_{12}**: no se conoce - **HipoVitC**: hemorragias, petequias, equimosis - **HiperVitB_1**: no se conoce

4. Fisiopatología de la termorregulación

El caballo es un animal homeotermo, es decir, capaz de mantener su temperatura corporal dentro de unos límites, con oscilaciones moderadas y con independencia del medio ambiente. La termorregulación se consigue mediante el equilibrio entre termogénesis y termólisis.

4.1. Hipertermia y fiebre

Cuando el caballo sobrepasa su capacidad de autorregular su temperatura se produce la hipertermia. Cuando la temperatura del organismo se incrementa un grado por encima de los valores normales, el metabolismo energético aumenta en un 10-15%.

La humedad relativa del aire juega un importante papel en los équidos, animales que sudan mucho y que se adaptan bien al calor. Si la humedad es alta, la evaporación en la superficie cutánea disminuye. La producción de sudor sobrepasa la capacidad de evaporación y la superficie del cuerpo se cubre de él, con lo cual, el sudor fluye sin que la evaporación actúe en la mecánica de la termólisis.

En caso de que el aporte de agua sea insuficiente, la supervivencia del animal estará en relación inversa con el grado de temperatura ambiente.

Las hipertermias pueden producirse tras ejercicio, estrés, transportes prolongados, etc.

Hay que distinguir *tres tipos de hipertermias:*

- **Hipertermia por retención:** el aumento de temperatura del organismo se debe a que se reducen las pérdidas de calor por vasoconstricción periférica o ante la imposibilidad de irradiar calor. Ocurre por ejemplo, cuando la temperatura ambiente es muy alta y también lo es la humedad relativa del aire. Sin embargo, ante altas temperaturas y ambiente seco, el organismo soporta mejor el calor por que es posible la evaporación percutánea.
  - ▹ En estas circunstancias el calor endógeno no se elimina adecuadamente y se produce un golpe de calor que conlleva a fracaso circulatorio y trastornos metabólicos y nerviosos a veces irreversibles.
- **Hipertermias por hipertermogénesis:** ocurren tras violentos esfuerzos corporales porque la producción de calor aumenta sin que los mecanismos de termorregulación actúen.
- **Hipertermias mixtas:** se trata de la fiebre. La fiebre es un conjunto de síntomas (síndrome febril) que surge como reacción del organismo frente a la actividad o penetración de determinados agentes o sustancias piretógenas, la mayoría de origen microbiano.

Síndrome febril

El síndrome febril pasa por dos periodos: el primero con restricción de pérdidas calóricas con palidez de piel y escalofríos, y el segundo, con incremento de la termogénesis al intensificarse las combustiones orgánicas.

Síntomas del síndrome febril

- Aumento de los procesos de desintegración tisular.
- Variaciones cuanti-cualitativas de latidos cardíacos y pulso.
- Alteraciones en los movimientos respiratorios.
- Disminución del apetito.
- Aumento de la sed.

- Disminución de secreciones, sobre todo urinaria.
- Aumento del consumo de oxígeno.
- Disminución del cociente respiratorio.
- Obnubilación del sensorio.

La fiebre puede ser:

- **Séptica**: es la más frecuente. Se produce a consecuencia de enfermedades infecciosas. Los agentes pirógenos son los microorganismos (bacterias y virus), productos derivados de la destrucción de tejidos, etc.
- **Aséptica**: son trastornos de los centros termorreguladores ocasionados por agentes mecánicos (traumas craneales), físicos (variaciones en sentido calor o frío), sustancia piretógenas no bacterianas (inyecciones medicamentosas). No existe infección.
- **Neurógena**: tienen dependencia con el sistema nervioso central.

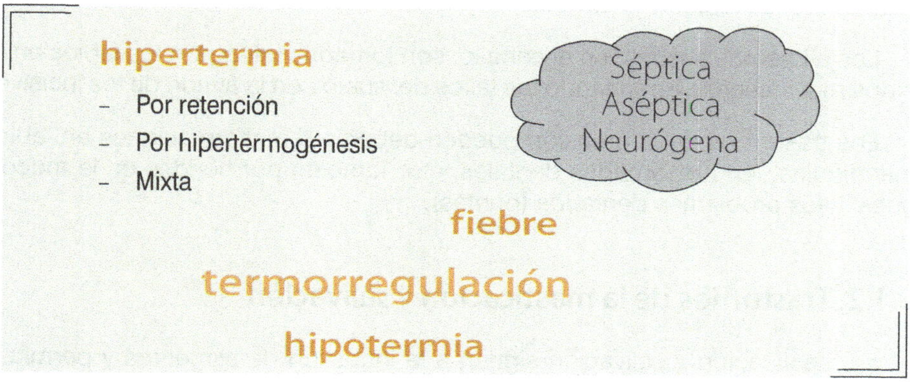

4.2. Hipotermia

Es el descenso de la temperatura orgánica por debajo de las cifras normales para cada especie. En el caballo, por debajo de 37,5-38,5 °C.

Existe también una hipotermia senil en enfermedades conjuntivas crónicas y en el decaimiento senil.

En terapéutica se ha logrado la hipotermia general con ausencia de las fases de agotamiento y lucha, previo bloqueo de la termorregulación, que se logra parcial o totalmente con el empleo de narcóticos. Se alcanza así el llamado estado de hibernación.

5. Fisiopatología del aparato digestivo

El aparato digestivo se encuentra constantemente en relación con el medio interno. La fisiopatología del digestivo no sólo se configura a base de indigestiones, sino que también implica el preludio de otros trastornos carenciales y/o metabólicos.

En el tema de nutrición, estudiamos las distintas fases del proceso digestivo. Aquí vamos a ver los distintos trastornos que pueden manifestarse en cada una de las partes en las que se realiza la digestión.

5.1. Fisiopatología de la digestión bucal

5.1.1. Trastornos de la prensión

La toma de líquidos se lleva a cabo mediante una operación de succión, adaptando los labios y la lengua.

Los alimentos sólidos, en el caballo, son tomados utilizando los labios en rápidos movimientos, arrancando los tallos del suelo con la ayuda de los incisivos.

Los trastornos de la prensión pueden deberse a malformaciones en labios, mandíbulas, lengua, arcadas dentales, etc. También por heridas en la mucosa bucal y los problemas dentarios (puntas).

5.1.2. Trastornos de la masticación y salivación

La masticación y salivación siguen a la ingestión de alimentos y permite la trituración y reblandecimiento de los alimentos.

Los équidos necesitan para masticar un bocado, antes de la deglución, de 30 a 50 golpes de mandíbula (los rumiantes menos porque luego habrá de terminarse con la rumia).

La saliva es segregada durante la masticación por las glándulas salivales: parótida, mandibular y sublingual. Su contenido en mucina facilita la deglución del bolo.

5.1.2.1. Ptialismo

El aumento de secreción salivar se denomina ptialismo, término que no debe confundirse con la **sialorrea**, que es la salida al exterior de la saliva sin ser deglutida. Puede ocurrir en asfixia, vómitos, erupción dentaria, estomatitis, etc.

5.1.2.2. Hiposialia

Es el descenso de la secreción salivar y se reconoce casi siempre un origen farmacológico tóxico (intoxicación con atropina) por parálisis de las terminaciones nerviosas parasimpáticas (parasimpaticolíticas). También como mecanismo de ahorro en grandes pérdidas de líquidos (poliurias, diarreas profusas, etc).

5.1.2.3. Estomatitis y úlceras orales

- **Estomatitis bacterianas**. Se suelen apreciar en animales inmunodeprimidos. Así, los caballos con hiperadrenocorticismo o síndrome de Cushing suelen mostrar úlceras en la cavidad oral
- **Estomatitis vírica**, posiblemente relacionada con un herpesvirus.
- **Estomatitis fúngica**, por candidiasis. Se ha observado de forma secundaria al tratamiento antibiótico prolongado en potros.
- **Estomatitis parasitarias**, asociadas a Habronema y Gasterophilus. La mosca deposita los huevos alrededor del hocico y en las heridas (heridas de verano). Los adultos se localizan en la mucosa escamosa gástrica.

5.1.2.4. Neoplasias orales

La neoplasia maligna más importante es el carcinoma de células escamosas, que produce masas granulosas ulceradas en paladar duro, lengua, encía y laringe. El melanoma maligno puede aparecer en cavidad oral como extensión del tumor primario en la glándula parótida.

5.1.2.5. Estomatitis por fármacos

Sobre todo por AINEs (antiinflamatorios no esteroideos) y dentro de este grupo, se asocian con más frecuencia a la administración de fenilbutazona.

5.1.2.6. Lampas

Se trata de un edema del paladar duro, propio de los potros. Actualmente se le considera una respuesta normal de la erupción de los dientes incisivos y molares. No suele ser necesario el tratamiento, ya que se suele producir una regresión espontánea. También se ha apreciado en caballos adultos, tras la ingestión de grano, sustancias irritantes o alimentos groseros.

5.1.2.7. Épulis

Hiperplasia inflamatoria no específica y benigna de la encía, a pesar de su apariencia tumoral. Suele aparecer en la base del diente canino. Deriva de procesos inflamatorios crónicos y raramente requiere tratamiento.

En casos severos, el tratamiento es quirúrgico, si bien las recidivas son bastante frecuentes.

5.1.2.8. Neuropatía del nervio trigémino

Los procesos unilaterales raramente afectan a la fase oral de la deglución, pero sí los bilaterales. Se produce una atrofia de los músculos maseteros y temporales, dando lugar posteriormente a una artropatía temporomandibular. Se suele asociar a un proceso central o a la polineuritis equi (síndrome de la cauda equina).

Por otro lado, existe una *miopatía de maseteros* derivada del déficit de Se y vitamina E, que se produce en caballos estabulados, que no consumen alimento verde o heno de buena calidad.

Se produce inflamación aguda de los músculos maseteros, como dolor severo a la manipulación de la mandíbula. Puede ser otra causa de masticación defectuosa.

5.1.2.9. Parálisis del nervio facial

Generalmente unilateral. Esta lesión puede deberse a:

- Traumatismos del nervio a pasar por la región masetera, ya que su trayecto es muy superficial y puede verse dañado por patadas, mordiscos, presión por la cabeza durante el decúbito...
- Patologías de las bolsas guturales, debido a su localización anatómica en el interior del compartimento medial de las citadas estructuras.
- En algunos casos de polineuritis equi.

Los síntomas están supeditados al lugar de la lesión:

Si el traumatismo se produce cerca del origen del nervio, se ven afectados los músculos de las orejas (orejas caídas, con pérdida de tono muscular) y el ojo (ptosis palpebral y queratoconjuntivitis seca).

Si el origen es más distal, se perderá la simetría facial, el hocico aparecerá desviado hacia el lado sano, el labio aparecerá caído y parte de la comida ingerida quedará temporalmente en la parte lateral oral de la zona afectada.

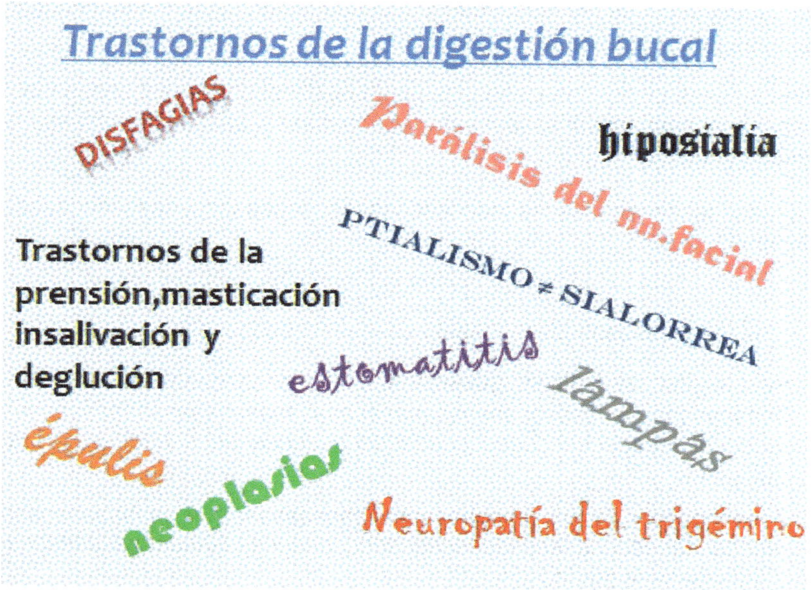

5.1.3. Trastornos de la deglución

En la deglución del bolo alimenticio se distinguen tres fases:

- **Fase bucal**: es voluntaria. El bolo masticado e insalivado se comprime con la lengua hasta alcanzar el istmo de las fauces.
- **Fase faríngea**: Incomunicación naso-laríngea para evitar el paso a las vías respiratorias. Se logra por elevación del paladar (muy largo en caballos) y cierre de la epiglotis
- **Fase esofágica**: conlleva la intervención de movimientos peristálticos.

La disfagia expresa una dificultad o perturbación en la mecánica deglutoria. Puede haber disfagia en un proceso doloroso (inflamaciones, úlceras), por obstáculos, estenosis cicatriciales, etc. La saliva refluye a la cavidad bucal.

La disfagia puede ser bucofaríngea producida por falta de salivación o aptialismo y el bolo no puede deslizarse hasta el esófago o bien disfagia esofágica por obstrucciones generalmente.

5.1.3.1. Alteraciones congénitas

Palatosquisis o paladar hendido

La presentación más común es un defecto en la parte caudal del paladar blando, como resultado de un fallo en la fusión completa de los procesos palatinos. Aunque no se ha confirmado que sea hereditario, no es recomendable cruzar a los potros afectados.

Clínicamente cursa con descarga nasal bilateral con leche o con comida, inmediatamente tras ingerir el alimento. La neumonía por aspiración es una complicación frecuente.

Además, si los potros no pueden ingerir el calostro, pueden mostrar una transferencia pasiva.

5.1.3.2. Patologías por causas anatómicas

- **Patologías de bolsas guturales**, como el empiema o timpanismo. La disfagia puede derivar de la compresión externa de la faringe o bien de la afectación de los pares craneales situados en el interior de las bolsas guturales.
- **Adenopatías de los ganglios retrofaríngeos**, que se asocian a infecciones bacterianas (Streptococcus spp.) o víricas (influenza, rinoneumonitis y arteritis viral equina).

5.2. Fisiopatología gástrica

Los équidos son monogástricos, su estómago es muy reducido por lo que la digestión de los alimentos se realiza en gran parte en el intestino grueso.

El estómago posee una actividad secretora y otra motora, que junto con las secreciones gástricas contribuyen a la digestión. La células de las glándulas fúndicas segregan pepsina que es un fermento proteolítico También segregan ClH.

5.2.1. Hiperquilia

Se denomina al aumento de la cantidad de jugo gástrico secretado.

5.2.2. Hipoquilia

Es la disminución de la cantidad de jugo gástrico.

5.2.3. Aquilia

Es la falta de secreción de jugo gástrico.

5.2.4. Síndrome de hipersecreción gástrica

Es paralelo por lo general a la hipercloridia que en el caballo no suele ser de mayor importancia, ya que tienen poco ClH en su jugo gástrico.

5.2.5. Trastornos de hipermotilidad gástrica

- *Hiperquinesia* (aumento motilidad).
- *Hipoquinesia* (disminución).
- *Aquinesia* (ausencia).
- *Disquinesia* (movimientos anómalos).

- **hiperquilia**
- **hipoquilia**
- **aquilia**
- **hipersecreción gástrica**
- **hipermotilidad gástrica**
  - hiperquinesia
  - hipoquinesia
  - aquinesia
  - disquinesia
- **vómitos**
- **úlceras gástricas**
- **dilatación gástrica**

5.2.6. Fisiopatología del vómito

Se denomina vómito a la expulsión violenta del contenido gástrico por la boca y a veces por las fosas nasales. Este último caso ocurre en caballos, ya que la longitud del paladar impide que se haga por la boca.

El caballo no tiene capacidad para vomitar debido a una serie de consideraciones anatomofuncionales que se lo impiden.

Los **factores antieméticos** en el caballo son:

- un desarrollo rudimentario del centro emético a nivel bulbar,
- un estómago pequeño situado en posición medial de la cavidad abdominal, alejado de las masas musculares que puedan realizar constricción sobre la víscera,
- una angulación pronunciada del esófago a nivel del cardias en su unión con el estómago,

- un esfínter cardial potente y
- un velo del paladar blando muy desarrollado, lo que impide la expulsión del contenido gástrico por la boca, desviándolo hacia las fosas nasales.

Por todas estas consideraciones, el vómito en el caballo se encuentra muy dificultado y en caso de producirse, debe ser considerado con un síntoma de extrema gravedad.

Debe distinguirse de *regurgitaciones esofágicas y de hemoptisis* (hemorragias procedentes de aparato respiratorio).

5.2.7. Úlceras gástricas

Cuando el animal se alimenta a partir de concentrados, el tiempo de masticación es mucho inferior (menor salivación) al que utilizaría si consume heno o paja. Por ello, estos animales tienen una prevalencia más elevada de úlceras.

En los potros se puede producir afectación duodenal (éstas son más graves), mientras que esta circunstancia es rara en el adulto.

En el potro, las úlceras son un diagnóstico diferencial la diarrea. En el caballo adulto, raramente cursan con diarrea.

En el caballo, no se suele encontrar sangre oculta en heces, ya que el grupo hemo es degradado por las bacterias intestinales. En el potro, sí se puede hallar sangre oculta en heces.

Los síntomas son muy inespecíficos, tales como cólico leve a moderado, con mayor tendencia a permanecer más tiempo en decúbito, pérdida de apetito (suele dejarse comida), cambios comportamentales (difícil monta, pérdida de rendimiento físico, comportamiento agresivo, depresión a veces).

Úlceras silenciosas: ausencia de sintomatología. Suelen ser gástricas (no afectación de esófago ni de duodeno).

Ulceras duodenales: como se ha comentado antes, solo se describen en potros. Aparece bruxismo (rechinar de dientes) y ptialismo (salivación excesiva), indicativos de esofagitis por reflujo, ya que las úlceras duodenales suelen asociarse a alteraciones en el vaciamiento gástrico y por tanto, a esofagitis secundaria. También existe dolor cólico de intensidad moderada a severa.

5.2.8. Dilatación gástrica

Las dilataciones gástricas pueden ser primarias en animales que han consumido grandes volúmenes de alimento, cuando éste es muy fermentable (gas) o agua.

5.3. Fisiopatología intestinal

Es de primordial importancia en el caballo, ya que es aquí donde se realiza la mayor parte del proceso digestivo.

Los jugos intestinal, pancreático y bilis desempeñan un papel de capital importancia en la digestión en intestino delgado, mientras que en el grueso, quedan en segundo plano la acción de los fermentos y enzimas digestiva para dar paso a la trascendental actuación microbiana de las bacterias intestinales, que intervienen en la fermentación de la celulosa, así como en algunos casos la síntesis de vitaminas (K y B).

5.3.1 Dispepsias

Situación fisiopatológica derivada de trastornos de la función secretora y química por predominio de las fermentaciones o putrefacciones en la digestión intestinal.

Podemos distinguir:

- **Dispepsias de putrefacción**: cursan con emisión de heces alcalinas por el alto contenido en amoniaco y bases amínicas que desprenden un marcado olor pútrido.
- **Dispepsias de fermentación**: las heces son ácidas, de olor agrio y a veces espumosas con diarrea/aumento en cantidad y disminución de consistencia).

5.3.2. Síndrome cólico

El cólico constituye quizás la patología más típica del caballo. El concepto de dolor cólico tiene una íntima relación con los trastornos motores y tónicos del intestino.

Se trata de una sensación álgida, de dolor desencadenada por una contractura intestinal asociada a una isquemia local consiguiente. El intestino en sí, no duele; la sensibilidad dolorosa la presenta el peritoneo parietal y el tejido conectivo subyacente.

Según Lennander, el dolor cólico se presenta cuando un asa intestinal se contrae, se torna rígida y choca o contacta con el peritoneo parietal.

Desde un punto de vista fisiopatológico, el cólico se puede presentar de las siguientes maneras:

- Endotoxemia.
- Obstrucción simple.

- Obstrucción estrangulante.
- Infartos no estrangulantes.
- Enteritis (endotoxemia).
- Peritonitis.
- Adherencias fibrosas.

Si realizamos un examen de las constantes vitales, observaremos algunas alteraciones de los valores fisiológicos:

- **Temperatura**: se debe tomar antes de hacer la exploración rectal (inducción de neumorrecto). Puede haber hipertermia asociada a ansiedad-excitación por el dolor o bien por afección infecciosa (ejemplo, colitis, enteritis, pleuritis, peritonitis).

  Si existe hipotermia (junto con taquicardia), ambos signos son indicadores de un compromiso cardiovascular severo (shock hipovolémico).
- **Frecuencia cardíaca**: una taquicardia indica ansiedad-excitación por el dolor e incluso hipovolemia. El grado de taquicardia es un buen indicador de la intensidad del dolor.

  Así, los caballos con una taquicardia de 80 a 90 pm, sostenida, tienen un mal pronóstico, posiblemente se trate de un cólico quirúrgico.
- **Pulso periférico**: se trata de un indicador de la función cardiovascular y de la perfusión tisular periférica. La palpación se llevará a cabo en la arteria maxilar o facial. La ausencia o reducción del pulso son indicativas de hipovolemia.

  También podrá tomarse el pulso en las arterias digitales. En un caballo con cólico siempre se debe tomar el pulso digital, debido a la posible complicación con laminitis.
- **Membranas mucosas**: presentan alteraciones en el color. Una coloración pálida indica anemia e hipovolemia. Pueden presentar una coloración oscura con línea tóxica en casos de shock endotóxico. Si están secas existe deshidratación.

  El tiempo de relleno capilar es otro signo a observar en el diagnóstico de los cólicos. Un aumento del mismo indica alteración en circulación periférica.
- **Frecuencia respiratoria**: la taquipnea es representativa de dolor o de acidosis metabólica por hipoperfusión.

El examen del aparato digestivo permite encontrar los siguientes hallazgos:

- Los caballos timpanizados muestran distensión en los flancos y en la fosa paralumbar. En los caballos adultos, el timpanismo se debe a la acumulación de gas en el colon mayor o en el ciego. En potros, el timpanismo también puede derivar de la acumulación de gas en intestino delgado. La progresión del timpanismo es importante. Una evolución rápida sugiere un cólico quirúrgico, como torsión o desplazamiento, mientras que una evolución lenta lleva a pensar en una impactación.

- Un abdomen péndulo puede deberse a gestación, hipoproteinemia con ascitis (poco frecuente), peritonitis, parasitismo o consumo de grandes cantidades de un alimento de mala calidad.
- El edema ventral subcutáneo se relaciona con hipoproteinemia, trauma abdominal o tras una laparatomía en la línea media ventral.

Se hará una valoración de la motilidad intestinal mediante auscultación en los cuatro cuadrantes. La categorización seguida es la siguiente:

- Normal: +
- Aumentada: ++
- Reducida: –

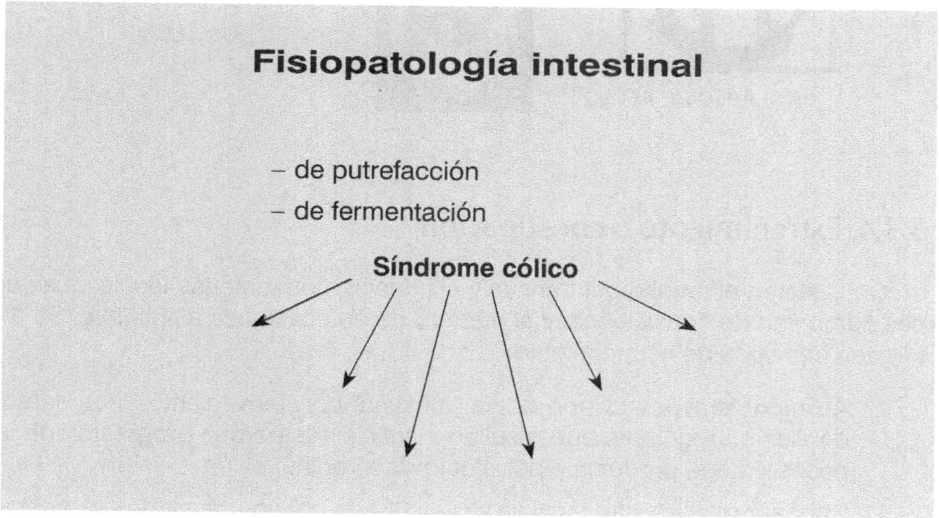

5.3.3. Síndrome diarreico

Son varios síntomas los que constituyen este síndrome: aumento en número de deposiciones y disminución de la consistencia de las heces, pérdida de líquidos, son los principales. Podemos distinguir dos tipos de diarreas:

- **Diarreas exógenas**: la causa es un factor extraenteral.
- **Diarreas orgánicas**: por lesiones anatomopatológicas del intestino.
- **Diarreas endógenas**: por trastornos fuera del intestino (estómago, páncreas, hígado, etc).

La diarrea es una manifestación externa de un trastorno funcional del colon con un aumento de peristaltismo.

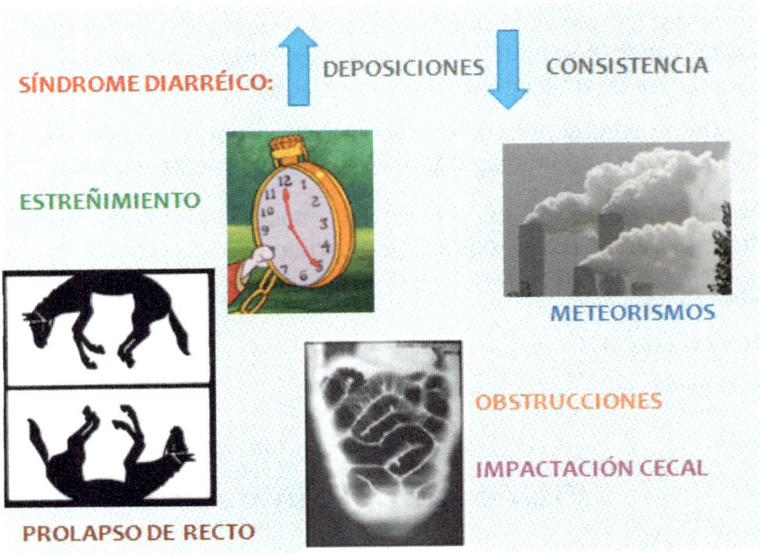

5.3.4. Estreñimiento o constipación

Consiste en el retraso del tránsito y eliminación de materias fecales. Las heces aumentan de consistencia y el número de defecaciones disminuye. Se distinguen tres tipos de estreñimiento:

- **Atónico**: provocado por atonía intestinal con movimientos muy lentos, débiles e irregulares que resultan insuficientes para la progresión de las heces. Puede producirse por efecto de atropina.
- **Espástico**: el tránsito fecal se ve dificultado por contracciones segmentarias intestinales, de carácter desordenado y enérgico. Puede producirse por efecto de la pilocarpina.
- **Mixto**: Se mezclan los factores de los dos anteriores.

5.3.5. Meteorismos

Son muy frecuentes en équidos. También se conoce como timpanismo. Los gases que se producen en la desintegración de los alimentos que caminan por el tubo entérico, han de ser eliminados vía rectal. Cuando esto no se produce, por obstáculos mecánicos o por sobrecarga intestinal puede poner en peligro la vida del animal.

5.3.6. Obstrucciones físicas no estrangulantes en intestino delgado

Parasitosis intestinales

- **Impactación por Ascaris.**

  Suele parasitar a potros con edades comprendidas entre los 3 y 24 meses, con una mayor prevalencia hasta los 12 meses de edad. Puede existir una enfermedad respiratoria asociada a la migración larvaria a través del pulmón. Las manifestaciones gastrointestinales consisten en falta de crecimiento, pérdida de peso, mala calidad del pelo, dolor cólico, diarrea.

  Sintomatológicamente se pueden encontrar síntomas de aparato respiratorio (tos, descarga nasal bilateral mucopurulenta), junto con los síntomas digestivos.

  En algunos casos puede existir hipoproteinemia e hipoalbuminemia. En casos muy severos, se produce la impactación por Ascaris, que puede resultar en una rotura intestinal, peritonitis severa y muerte en pocas horas. Dichas impactaciones pueden estar asociadas a desparasitaciones.

- **Estrongilosis.**

  Los caballos pueden resultar infestados por pequeños vermes que pueden hallarse en grandes cantidades en el intestino grueso. Contraen el parásito al ingerir las larvas con el pasto. También existen estróngilos de mayor tamaño (vulgais, equinus y edentatus) cuyas larvas migran hacia la arteria mesentérica, hígado o peritoneo, causando infartos por obstrucción de la arteria con la consecuente necrosis de esta área intestinal. También producen úlceras al alimentarse de la mucosa del intestino grueso. Requieren un tratamiento antihelmíntico.

5.3.7. Impactación de ciego

Aunque la impactación de ciego es la patología más importante de este órgano, sólo representa el 5% de todas las impactaciones intestinales. Las causas principales son: edad avanzada, con mala dentición, debilidad (animales afectados por otras patologías), parásitos (alteración del flujo sanguíneo, con infartaciones no estrangulantes o cambios en la motilidad del ciego), cambios bruscos en la dieta.

Se trata de un cólico con dolor abdominal leve a moderado, de curso prolongado (de 2 a 7 días). Durante los días iniciales, el animal puede aparecer deprimido y anoréxico. Existe una reducción de la producción de heces. La motilidad estará reducida en la parte derecha del abdomen. Al principio, los signos vitales estarán normales, excepto en los momentos de episodios de dolor.

Accidentes intestinales (vólvulos, intusucepciones, invaginaciones, torsiones, encarcelamientos, etc.):

- El **vólvulo instestinal**: se produce por rotación del eje mesentérico sobre su inserción.
- La **intusucepción o invaginación intestinal**: se produce cuando existe espasmo en un segmento anterior a una zona dilatada, la cual admite en su interior la porción contraída.
- **Impactación**: disminución de la motilidad y acumulación de contenido desecado y fibroso, incompletamente digerido.

5.3.8. Prolapso de recto

Se caracteriza por la salida de una parte de este órgano por el ano.

5.4. Fisiopatología del hígado

En la etiología de los trastornos hepáticos o hepatopatías hay que incluir numerosos factores tales como tóxicos, víricos, bacterianos, infestaciones por protozoos, parasitosis, anomalías metabólicas, carencias vitamínicas y/o de principios energéticos, insuficiencia circulatoria, etc.

5.4.1. Ictericia

Es el proceso caracterizado por el aumento en la cifra normal de pigmentos biliares en el plasma sanguíneo y su depósito en determinados tejidos que se pone de manifiesto por la coloración amarilla de los tegumentos. Pueden ser:

- **Ictericias prehepáticas**: propiciada por exceso de pigmentos hemáticos con rotura masiva de glóbulos rojos y paso de hemoglobina al torrente circulatorio (hemólisis). Las heces aparecen fuertemente pigmentadas y no son significativos los valores hepáticos.
- **Ictericias hepáticas**: dependientes de una lesión primaria en las células hepáticas (hepatitis o hepatosis). Hay insuficiencia hepática, a veces prurito en piel y positividad en pruebas hepáticas. Hay bilirrubinuria y heces más claras sin llegar a ser acólicas.
- **Ictericias obstructivas**, motivadas por un obstáculo a la excreción biliar (colangitis). La falta de secreción de bilis hacen que las heces sean acólicas. También se perturba la digestión de las grasas con la consiguiente repercusión en la absorción de las vitaminas liposolubles, particularmente la K, con la aparición de hemorragias. Las heces son esteatorreícas.

La coloración amarilla de mucosas se hace patente en las conjuntivas oculares y mucosas genitales.

5.4.2. Cirrosis hepática

Puede presentarse como colofón de una hepatitis, estasis biliar, hipertensión portal y gastritis. Como reacción, el hígado sufre un proceso de fibrosis.

Puede presentar anomalías como anemias, adelgazamiento, tendencia al meteorismo, hipertensión portal con sus secuelas, etc.

5.4.3. Insuficiencia hepática

El hígado no está en condiciones de realizar sus funciones y fracasa fisiológicamente a consecuencia, generalmente, de una intoxicación grave o infección general.

5.4.4. Coma hepático

Es un síndrome que expresa la máxima gravedad en la insuficiencia hepática, en la que principalmente se afecta por alteración del metabolismo y permeabilidad de los vasos.

Las diversas teorías para explicar la patogenia del coma hepático, parecen apuntar a un aumento del amoniaco hemático entre otros factores. Se produce simultáneamente una anoxia encefálica y la falta de utilización de la glucosa por el encéfalo.

Hay pérdida de consciencia, ictericia, olor hepático en el aire espirado (ajo), oliguria, abolición de reflejo corneal, convulsiones, etc.

5.5. Fisiopatología del páncreas exocrino

El páncreas es una glándula anexa al sistema digestivo que segrega jugo pancreático.

La falta de estas secreciones al tubo digestivo se denomina *aquilia.*

La consecuencia de esta alteración es un mayor volumen de heces, esteatorrea entre otros.

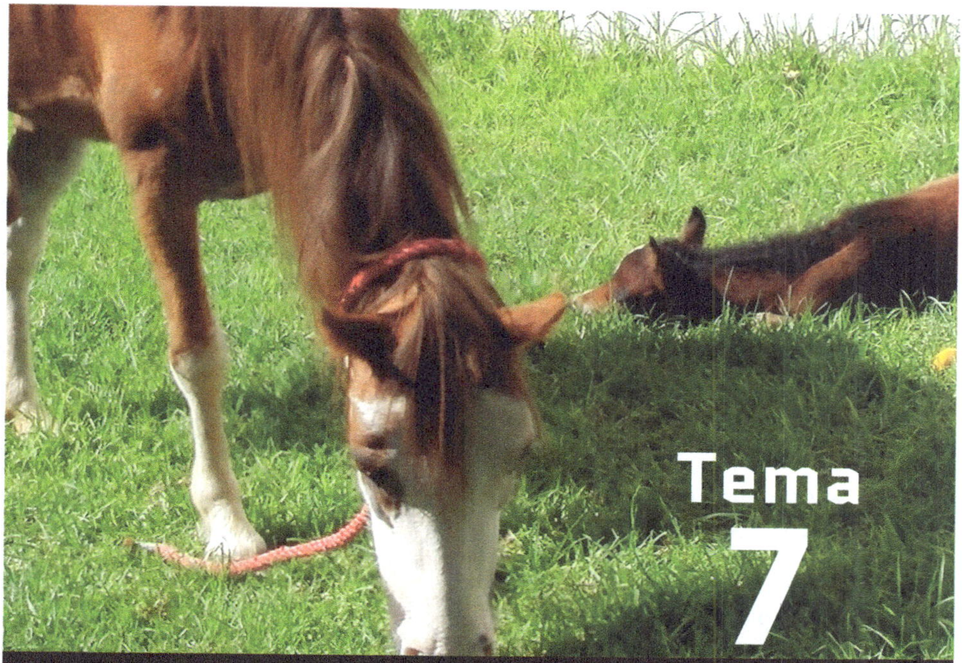

TEMARIOS DE FORMACIÓN

Fisiopatología equina (II)

TF OFICIOS

eRodio ediciones

Índice

6.1. Fisiopatología ósea
6.2. Fisiopatología articular
6.3. Fisiopatología muscular

7. Enfermedades del casco

7.1. Hormiguillo
7.2. Reblandecimiento/putrefacción de ranilla
7.3. Escarza
7.4. Clavo halladizo
7.5. Infosura
7.6. Enfermedad del hueso navicular

8. Enfermedades infecciosas

8.1. Papera
8.2. Influenza o gripe equina
8.3. Tétanos
8.5. Peste equina

Presentación

Aparato respiratorio, Aparato circulatorio, Aparato urinario, Sistema nervioso, Aparato reproductor, Aparato locomotor y Casco.

Mientras que la Fisiología es la ciencia que estudia el funcionamiento de los seres vivos, la Patología estudia las enfermedades de aquellos.

El estudio conjunto de ambas ciencias, considerando la unidad del individuo en su funcionamiento orgánico y en las desviaciones de éste, constituye la Fisiopatología.

1. Fisiopatología del aparato respiratorio

1.1. Fisiología de la respiración

La respiración es la función fisiológica destinada a proporcionar oxígeno a las células con el fin de producir la oxidación de los compuestos energéticos de los alimentos.

Los mecanismos de la respiración son fundamentalmente la ventilación, el intercambio gaseoso y el transporte de gases por la sangre.

Fases de la respiración

1. **La ventilación**

   Es un mecanismo alternante entre la captación de aire (inspiración) y la expulsión (espiración).

2. **Transporte de oxígeno**

   El oxígeno es transportado por las moléculas de hemoglobina que se encuentran en el interior de los glóbulos rojos. Cuando va cargada de oxígeno se convierte en oxihemoglobina. La sangre cargada con oxígeno procedente del pulmón circula por las arterias.

3. **Transporte de dióxido de carbono**

   El transporte del dióxido de carbono se realiza a través de la circulación venosa o circulación de retorno que llega hasta el pulmón.

4. **Regulación de la función respiratoria**

   Para asegurar una adecuada oxigenación a los tejidos dependiendo de la demanda del mismo y en función del grado de actividad, se precisa una acción conjunta de los sistemas respiratorio y circulatorio.

   Esta acción se manifiesta mediante una serie de cambios anatómicos, como el aumento de la red capilar o la alteración de las estructuras bronquiales o alveolares, o bien, mediante cambios de tipo bioquímico, como el aumento de concentración de hemoglobina.

Mecanismos defensivos

El aparato respiratorio se halla en parte en comunicación con el exterior, sometido a influjos de agentes externos. Como defensa, actúan una serie de mecanismos:

- **Tos**:

  Es una acto constituido por una inspiración corta seguida de uno o más golpes espiratorios bruscos.

A veces la inspiración posee un matiz estenótico por encontrarse disminuida la luz de las vías respiratorias altas por la presencia de exudados o cuerpos extraños, produciéndose entonces un silbido característico como ocurre en el *estridor laríngeo.*

- **Estornudo**:

  Es un reflejo defensivo de las vías respiratorias. Consiste en inspiración lenta y honda seguida de un violento movimiento espiratorio.

- **Resoplido**:

  Es un acto defensivo de los caballos de carácter voluntario con objeto de expulsar materiales extraños.

1.2. Rinitis

Es una inflamación de la mucosa nasal, de etiología variada: por cuerpos extraños, agentes irritantes como gases, humo, agentes infecciosos víricos (influenza, herpesvirus, arteritis viral equina), bacterianos (Streptococcus spp) y micóticos.

Sintomatológicamente se caracteriza por resoplidos continuos, sobre todo en casos de cuerpos extraños o cuando existe una secreción nasal abundante, ruidos respiratorios (disnea inspiratoria), deformación facial en algunas ocasiones (cuando son proliferativas). En ciertos casos, podemos encontrar epistaxis, conjuntivitis, sinusitis o faringitis asociadas.

1.3. Sinusitis

Las sinusitis o inflamaciones de los senos paranasales al estar directamente comunicadas con las fosas nasales. Pueden ser primarias o secundarias.

Las sinusitis primarias reflejan una acumulación de exudado dentro de la cavidad sinusal y son una secuela de infecciones víricas o bacterianas de las vías respiratorias superiores. La bacteria aislada con más frecuencia es Streptococcus spp.

Las sinusitis secundarias en los senos maxilares se deben a enfermedades dentales, tales como fractura de dientes, alteraciones del infundíbulo o periostitis alveolar. El diente más afectado es M1.

1.4. Empiema de bolsas guturales

El empiema es la acumulación de exudado en el interior de las bolsas guturales y generalmente es una secuela de las infecciones víricas o bacterianas de las vías respiratorias superiores.

También puede ser secundario a la rotura de los nódulos retrofaríngeos abcesificados en el interior de las bolsas o bien puede acompañar a algunos casos de timpanismo de bolsas guturales. Puede ser unilateral o bilateral.

Se observa una descarga nasal, uni o bilateral, adenopatía mandibular y/o retrofaríngea, distensión dolorosa en la región parotídea, dificultad en la respiración, disfagia y ocasionalmente epistaxis. En casos crónicos, se encuentran aglomeraciones duras de pus, formando masas denominadas condroides.

1.5. Neumonías bacterianas

Las neumonías bacterianas en adultos pueden deberse a:

- Tras un proceso estresante, como una anestesia general, una competición deportiva, un transporte estresante, otra patología, una mala nutrición o tras la exposición a condiciones ambientales adversas.
- A consecuencia de una patología vírica previa, como una influenza, una rinoneumonitis por herpesvirus 1 y 4 o una arteritis viral equina. Los virus propician las infecciones bacterianas secundarias.

1.6. Neumonías víricas

Las tres patologías víricas respiratorias más importantes de los équidos son la *influenza, la rinoneumonitis y la arteritis viral equina*. Ambos producen síntomas en vías respiratorias superiores y en algunos casos, aunque con menor extensión, en vías respiratorias inferiores.

ENFERMEDADES RESPIRATORIAS

- **Rinitis:** inflamación de la mucosa nasal
- **SInusitis:** inflamación de senos paranasales
- **Empiema de bolsas guturales:**
  Acúmulo de exudado
- **Neumonías: bacterianas o víricas.**
- **Insuficiencia respiratoria:**
  Trastornos ventilatorios
    - obstructivos
    - restrictivos

1.7. Insuficiencia respiratoria

Consiste en el fracaso que experimentan los diferentes dispositivos encargados de realizar el intercambio gaseoso y la utilización del oxígeno en los tejidos.

Los trastornos ventilatorios pueden ser:

- **Obstructivos**: el aire no llega a los alvéolos y se produce una hipoventilación global. Ocurre en bronquitis y bronquiolitis.
- **Restrictivos**: cuando está disminuida la capacidad de expansión pulmonar o su elasticidad espiratoria, a veces por anomalías en la constricción de los músculos respiratorios.

1.7.1. Disneas

Es una respiración dificultosa, opuesta a la respiración fisiológica. La sensación de disnea se producirá cuando disminuya la eficacia de los músculos respiratorios o aumente la resistencia respiratoria.

Puede ser disnea inspiratoria (estenosis laríngea, traqueal o bronquial) o espiratoria (pólipos laríngeos, asma bronquial, enfisema pulmonar).

1.7.2. Síndrome circulatorio del aparato respiratorio

Pueden producirse embolias con infarto pulmonar, congestiones pulmonares (edema agudo de pulmón) y hemorragias.

La **hemoptisis**: hemorragia que aunque sale por vía nasal, su origen es pulmonar; mientras que si su origen es nasal, se denomina **epistaxis**. No confundir tampoco con las *hematoémesis* que es vómito con sangre.

1.7.3. Enfisema pulmonar

Se trata de un acúmulo anómalo de aire en los pulmones. Se debe a una dilatación de los alvéolos pulmonares cuyas fibras elásticas, al desaparecer, impiden la expulsión del aire inspirado. Como consecuencia permanece mayor cantidad de aire retenida en el interior del pulmón.

El animal enfermo jadea angustiosamente en el trabajo y tiene una contracción característica del ijar, la espiración se realiza en dos tiempos.

La tos es característica quintosa. A la auscultación hay murmullo respiratorio que a veces, es desplazado por estertores sibilantes.

El huélfago se asocia con el enfisema pulmonar si bien este procede de lesiones asentadas en el pulmón. Aquí aparece además, flujo nasal y la tos es más enérgica y continua.

1.7.4. Edema pulmonar

El edema pulmonar se asocia a numerosas patologías, tanto sépticas como no sépticas, tales como anafilaxia, inhalación de gases tóxicos, neumonía por aspiración, neumonías víricas graves, fallo cardíaco congestivo, patologías cardíacas, septicemia, endotoxemia y fluidoterapia excesiva, sobre todo cuando existe una hipertensión pulmonar, como en una endotoxemia.

Los animales aparecen con una disnea intensa y a veces, con tos. La existencia de un material espumoso, blanquecino o ligeramente teñido con sangre, es muy indicativo de esta patología.

A la auscultación se detecta el líquido en la tráquea, así como ruidos inspiratorios y espiratorios incrementados en la zona pulmonar afectada, y existencia de ruidos adventicios.

Cuando la hipertensión pulmonar es secundaria a una patología cardíaca, hallaremos síntomas cardíacos. Por otro lado, una hipertensión pulmonar grave puede originar síntomas de fallo cardíaco derecho.

1.7.5. EPOC

Se denomina así a la Enfermedad Pulmonar Obstructiva Crónica.

Es una patología respiratoria crónica caracterizada por períodos de agudización seguidos de momentos de remisión.

Es una bronquiolitis-bronquitis crónica, que cursa con acumulación de moco en vías respiratorias inferiores, engrosamiento de la mucosa bronquial con edema y constricción de la musculatura lisa bronquial.

ENFERMEDADES RESPIRATORIAS

- **Disneas:** dificultad respiratoria
- **Síndrome circulatorio:** fallo circulatorio
- **Enfisema pulmonar:**
  Acúmulo anómalo de aire en pulmón
- **Edema pulmonar:**
  Líquido en vías respiratorias
- **EPOC:**
  Obstrucción Crónica de Vías Respiratorias

2. Fisiopatología del aparato circulatorio

A pesar de ser el corazón el elemento fundamental de este sistema, no debemos olvidar el sistema de circulación periférica formado por los vasos sanguíneos y linfáticos.

Fisiología del sistema circulatorio

En los vertebrados la circulación corresponde siempre a un sistema cerrado formado por una red de vasos que según su calibre y características se denominan venas, arterias, arteriolas, vénulas y capilares.

El corazón constituye una bomba destinada a impulsar la sangre al interior de las arterias. En los mamíferos posee cuatro cavidades: dos aurículas y dos ventrículos. El órgano está rodeado por la membrana pericárdica. El miocardio es el músculo cardíaco.

Mecanismos de excitación-contracción

El miocardio presenta capacidad para contraerse y excitarse además posee propiedades de tonicidad, automatismo y conductibilidad.

La frecuencia cardíaca es raramente constante, modificándose con la actividad física. Existen dos fases de actividad cardíaca: la sístoles, durante la cual tiene lugar la contracción del músculo cardíaco para facilitar la salida de la sangre y la diástoles, durante la cual se verifica la relajación del músculo permitiendo el llenado ventricular.

2.1. Fisiopatología cardíaca

2.1.1. Bradicardia

Los latidos cardíacos son más lentos. Es fisiológica en el sueño, tras la aplicación de tranquilizantes, al presionar globo ocular, cólicos, etc.

Algunos caballos muestran también bradicardia al serles colocados el acial.

2.1.2. Taquicardia

Es el aumento del número de contracciones por minuto. En el equino adulto en estado fisiológico, suele oscilar entre 28-40 contracciones por minuto, en potros durante los primeros 15 días de vida, oscila entre 80-120 y de 3 a 12 meses, entre 45-75 contracciones por minuto.

Aparece en estados de shock, pericarditis, fases avanzadas de gestación, ejercicio físico, excitación emocional, etc.

2.1.3. Arritmias

Se deben a anomalías en la conducción del ritmo cardíaco y suelen ser consecuencia de lesiones del miocardio.

2.2. Fisiopatología de la circulación

2.2.1. Insuficiencia circulatoria

Alteraciones del sistema cardiovascular cuando no responde a las necesidades del organismo:

- **Insuficiencia cardíaca**: en caballos de deporte cuando tras un largo periodo de reposo son sometidos a violentos esfuerzos, puede producirse este síndrome.
- **Síncope**: es un fallo cardiovascular brusco con pérdida de consciencia.
- **Shock o colapso**: es un desfallecimiento circulatorio periférico con anoxia tisular.

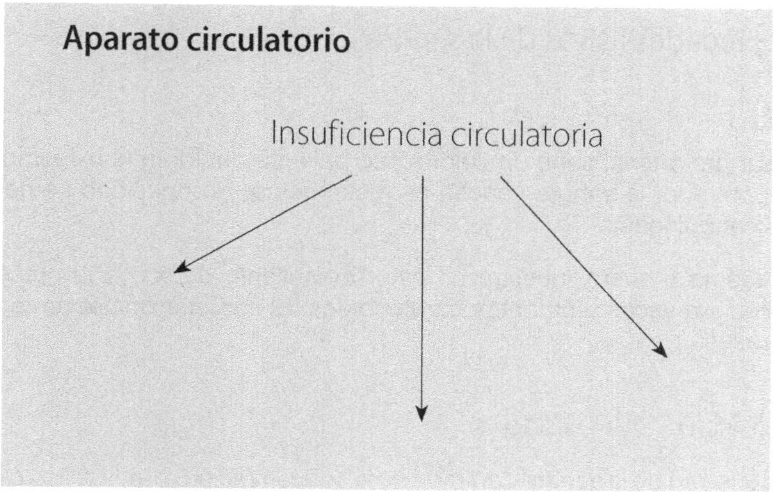

2.3. Fisiopatología hemática

Fisiología del medio interno. La sangre

La sangre constituye un sistema formado por un liquido llamado plasma que lleva en suspensión elementos celulares. Esta suspensión de elementos es facilitada por la densidad del plasma, debida a las proteínas plasmáticas y mantenida por la circulación.

Los glóbulos rojos, eritrocitos o hematíes son las células rojas de la sangre. Está compuesto por agua en un 65% y por hemoglobina que representa un 95% se su peso seco. En los mamíferos son anucleadas.

La rotura del glóbulo rojo con liberación de hemoglobina se denomina hemólisis y se produce fisiológicamente por envejecimiento celular o por causas patológicas.

Los glóbulos blancos o leucocitos son células sanguíneas carentes de hemoglobina. Se distinguen tres grupos: granulocitos, monocitos y linfocitos.

Las plaquetas son elementos celulares de pequeña talla anucleados. Las oscilaciones en número de leucocitos se denominan leucocitosis (más) o leucopenia (menos). La proporción en la que aparecen las subfracciones se llama fórmula leucocitaria y es orientativa para detectar patologías.

La disminución de los glóbulos rojos constituye la anemia y el incremento, policitemia.

Propiedades físicas de la sangre

a) Color

La sangre arterial tiene un color rojizo brillante debido a la oxihemoglobina. Por el contrario, la sangre venosa es más oscura. Su opacidad se debe a las células sanguíneas.

El plasma o suero muestra un color amarillento debido a la presencia de bilirrubina y a veces pigmentos carotenoides. El carácter opalescente se debe a las grasas.

b) Densidad y viscosidad

La densidad de la sangre depende de la concentración de eritrocitos o glóbulos rojos, mientras que la densidad del plasma depende únicamente de la concentración de proteínas. La viscosidad puede deberse a las mismas causas y suele ser 3 veces mayor que la del agua en el caso de la sangre y 1,5 veces para el plasma.

El aumento real de eritrocitos en un animal se debe a una mayor demanda de oxígeno, de ahí que constituya una adaptación en casos de altura, buceo y en metabolismos altos de animales homeotermos de talla pequeña.

El número de glóbulos rojos se regula así como el volumen de sangre mediante la acción de los órganos hematopoyéticos o productores de glóbulos rojos (eritropoyesis).

Sistema linfático

El sistema de conductores linfáticos, actuando como medio complementario de drenaje del fluido intersticial es un sistema cerrado de circulación sanguínea.

El sistema de transferencia de sustancias desde el capilar sanguíneo al líquido intersticial permite drenar sustancias de desecho. Consta de una serie de vasos conductores de tipo capilar provistos de válvulas en su trayectoria y tienden a confluir en los ganglios linfáticos, de los que a su vez parten nuevos vasos conductores hasta llegar de nuevo al torrente sanguíneo.

El fluido que conducen es la linfa procedente del drenaje del espacio intersticial que se va reincorporando a la sangre por vía linfática.

A veces puede producirse una inflamación de la red linfática sobre todo en miembros posteriores, dando lugar a la linfangitis.

Hemostasia

La coagulación del plasma constituye el mecanismo esencial de la hemostasia y el fibrinógeno es el agente responsable de tal fenómeno, que se transforma en fibrina por la acción de una enzima, la trombina que se encuentra en el plasma en forma inactiva (protrombina).

2.3.1. Anemias hemolíticas

Las anemias hemolíticas pueden ser intravasculares (menos frecuentes) y extravasculares (las más comunes).

Anemia hemolítica parasitaria

Piroplasmosis:

Los parásitos intraeritrocitarios de los équidos, como los protozoos Babesia y Theileria, son transmitidos por garrapatas. Los dos agentes implicados son Theileria equi (B. equi) y B. caballi, siendo la enfermedad producida por B equi mucho más severa. Los síntomas consisten en fiebre(40°-41 °C), anorexia, depresión, ataxia, lacrimación, descarga nasal mucoide, quemosis, ictericia y hemoglobinuria.

2.3.2. Neoplasias linfoides en équidos

Son las más frecuentes, más que las neoplasias de origen mieloide. El tumor más importante es el linfosarcoma, que se suele diagnosticar en caballos adultos jóvenes, con edades de 5 a 10 años, si bien se ha descrito en potros recién nacidos y en caballos geriátricos.

2.3.3. CID

La coagulación intravascular diseminada es una coagulopatía por consumo. Se trata de la disfunción hemostática más importante de los équidos.

Siempre es un proceso secundario.

3. Fisiopatología del aparato urinario

Los animales sanos pueden eliminar orina durante todo el día en cantidades relativamente constante, unos 4-10 litros en el caballo. Existen alteraciones en cuanto a la cantidad de orina excretada. Así encontramos:

- **Poliuria**: cantidades superiores a las normales.
- **Oliguria**: disminución de la cantidad.
- **Anuria**: falta de eliminación de orina.

Trastornos urinarios

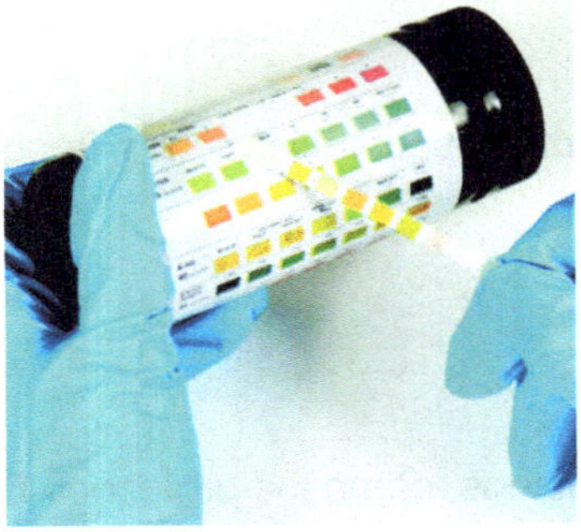

3.1. Trastornos de la micción

- **Polaquiuria**: se trata de micciones muy frecuentes y en cantidades pequeñas cada vez.
- **Disuria**: se llama así cuando la micción es dolorosa y estranguria cuando el dolor es al final.
- **Tenesmo vesical**: existe dolor y clara dificultad para iniciar la micción. El animal adopta postura para miccionar pero abandonan al sentir molestias.
- **Incontinencia urinaria**: es la imposibilidad para retener la orina y eliminarla a voluntad.

3.2. Insuficiencia renal

Se habla de insuficiencia renal cuando el riñón no es capaz de realizar sus funciones, en especial, su actividad depuradora. En definitiva, al fallar esta función, se retendrán en la sangre productos como urea, ácido úrico, fenoles, sulfatos, etc procedentes del catabolismo.

Se observan también alteraciones en el equilibrio hidrosalino.

La uremia se refiere a la presencia de orina en sangre, aunque según Widal y Javal, el término azoemia indica la retención de compuestos nitrogenados en sangre.

Las alteraciones del equilibrio hidrosalino son comunes en diarreas, vómitos pertinaces y sudoración profusas. En estas circunstancias, el aporte sanguíneo a los riñones se ve comprometido con la consiguiente repercusión sobre el filtrado glomerular.

3.3. Litiasis o calculosis urinaria

La cristalización de determinadas sustancias que se encuentran disueltas en la orina, es el origen de la formación de cálculos, pudiéndose localizar en riñón, uréteres, vejiga y uretra.

En los équidos cuando el pH de la orina es ácido pueden aparecer cálculos de silicatos, mientras que si es alcalina, pueden ser de carbonato cálcico, fosfato magnésico o cálcico, etc.

La litiasis puede verse favorecida por la avitaminosis A.

4. Fisiopatología del sistema nervioso de relación

4.1. Funciones generales del sistema nervioso

Transmisión de impulsos nerviosos

Actúan como señales que se originan en los centros receptores y desencadenan la respuesta en los centros efectores. La transmisión de señales se realiza a alta velocidad. Para ello, las células del sistema nervioso han desarrollado dos tipos de diferenciación:

a) Morfológica

Algunas células han pasado de medir micras a varios metros de longitud con un soma o cuerpo y unas prolongaciones llamadas dendritas y axones.

b) Funcional

Las neuronas nunca están inactivas pero pueden mantener un estado de transmisión o de no-transmisión de impulsos. Ésto es posible gracias al estado eléctrico de la membrana neuronal que se mantiene polarizada con un exceso de cargas positivas en el exterior y un exceso de cargas negativas en el interior (diferencia de potencial en condiciones de reposo es aproximadamente de unos 70 mV).

Recogida, procesado y almacenamiento de la información

El organismo recoge información procedente del medio externo o de su propio soma o vísceras. Cualquier tipo de cambio de energía en el medio externo o interno, es traducido por los receptores a un tipo de señal única que es el impulso nervioso.

El procesado de la información puede desaparecer sin dejar huella o ser almacenado en forma de memoria y ser recuperado posteriormente.

Funciones tróficas

La neurona puede regenerar alguna de sus prolongaciones dañadas pero el tejido neuronal carece de poder de regeneración en los animales superiores y si se lesiona completamente el soma neuronal, se produce la pérdida completa de la célula y de sus prolongaciones.

Por medio del sistema nervioso, el caballo se relaciona con el medio exterior a través de sensaciones que recoge a través de los órganos de los sentidos y que son enviadas al encéfalo, donde mediante estímulos motores se envían hasta los músculos de esqueleto para conformar una determinada respuesta.

La vía motora está integrada por neuronas que conectan la corteza cerebral con terminaciones nerviosas localizadas en los músculos. La vía sensible recoge la sensibilidad cutánea por medio de receptores específicos especialmente en la membrana queratógena del casco del caballo y belfo superior. Ésta última también recoge la sensibilidad gustativa, olfativa, auditiva y visual.

4.2. Fisiopatología de la vía motora

4.2.1. Parálisis

Se interrumpe la vía motora en algún punto entre la corteza cerebral y el músculo. Pueden ser debidas a lesiones nerviosas, inflamatorias, degenerativas, tumorales, por trastornos de déficit muscular, como ocurre en la mioglobinuria paralítica del caballo, etc.

En estas enfermedades hay contracciones musculares al principio y luego marcha envarada y parálisis. Los reflejos están abolidos.

4.2.2. Convulsiones

Son contracciones violentas e involuntarias de los músculos. Cuando el fenómeno convulsivo no es generalizado sino que se localiza en un solo músculo, se denomina espasmo, por ejemplo: espasmo del músculo orbicular del ojo con blefaroespasmo o parpadeo espasmódico, espasmo del masetero mediante trismus o movimientos masticatorios ininterrumpidos.

La etiopatogenia es la misma que las convulsiones: mecánicas (traumatismos craneales, lesiones cicatriciales, tumoraciones y abscesos endocraneales, edema cerebral, congestión cerebral); infecciosas (meningitis, encefalitis); tóxicas (toxina tetánica, estricnina, eclampsia puerperal); shock anafiláctico, etc.

4.3. Fisiopatología de la vía sensible

- **Anestesia**: Es la falta de sensibilidad por interrupción de la vía sensible en algún punto del trayecto.
- **Hipoestesia**: Disminución parcial de la sensibilidad.
- **Hiperestesia**: Aumento de la sensibilidad.

4.3.1. Ataxia

Se denomina ataxia a la falta de armonía y coordinación de movimientos o sea a la incoordinación motora.

Un caballo que padezca una ataxia, presentará un paso largo, desviado, vacilante e inseguro y violento al apoyar. En la estación se sostiene mal, especialmente cuando se le tapan los ojos.

Sistema nervioso

Vía motora:

- Parálisis.
- Convulsiones.

Vía sensitiva:

- Anestesia.
- Hipoestesia.
- Hiperestesia.

Ataxia.

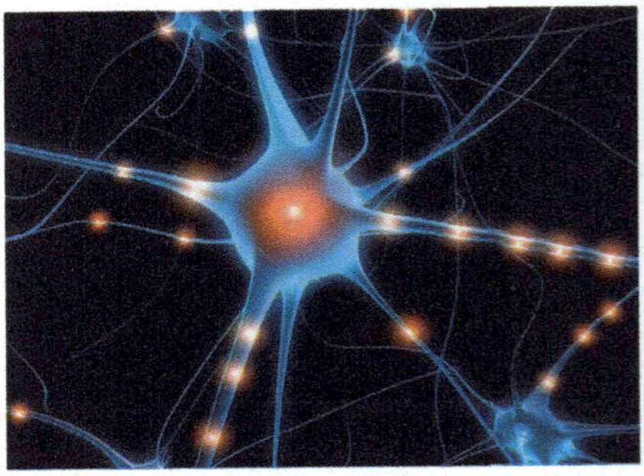

4.4. Fisiopatología de los nervios

La enfermedad conocida como ***"cauda equina"*** es una parálisis esfintereocaudal del caballo debida a una neuritis de los últimos pares sacros en su trayecto intrarraquídeo.

Está producida generalmente por traumatismos u otros factores como strongilosis larvaria, influenza, etc.

Presenta la siguiente sintomatología: parálisis de la cola (flacidez), parálisis del recto y esfínter anal (salida pasiva de heces), parálisis de vejiga y esfínter vesical (retención de orina y rebosamiento) y anestesia cutánea perineal (cola, periné, ano y vulva).

5. Fisiopatología de las gónadas y aparato reproductor

Las gónadas o glándulas genitales, testículos y ovarios, determinan el sexo en los equinos, al igual que en las demás especies y tienen a su cargo la misión reproductora.

Se trata de glándulas mixtas con doble secreción: una la producción de gametos mediante la espermatogénesis y ovogénesis y otra, interna de naturaleza hormonal que condiciona la sexualidad mediante el desarrollo del aparato genital.

Evolución de la vida genital en los caballos

La aparición de la pubertad depende de la hipófisis, cuyas gonadotropinas actúan sobre las gónadas y la hacen madurar para que inicien su secreción interna (estrógenos y andrógenos) y externa (espermatogénesis y ovogénesis).

En la yegua, la pubertad llega alrededor de los 16-18 meses. A esta edad, maduran las gónadas y el aparato genital, aparece la líbido y comienza la capacidad reproductora.

La hormona FSH actúa sobre ovarios e inicia el crecimiento y maduración de los folículos con la consiguiente producción de estrógenos (foliculina). La foliculina aumenta en sangre con el crecimiento del folículo. Fase de ***PROESTRO***, durante la cual, prolifera la mucosa uterina.

Cuando se alcanzan en sangre ciertos niveles de estrógenos se inhibe la secreción de FSH y se estimula la producción de LH. Ésta actúa sobre el folículo maduro y provoca su ruptura. Es la ovulación, que se produce 1-2 días antes de la finalización del estro. Con ella aparece la líbido fase de ***ESTRO*** o celo. El celo en la yegua dura de 6 a 9 días.

En el folículo roto se forma el cuerpo lúteo por acción de la LH fase de ***METAESTRO***, que tiene por misión segregar gestágenos (luteina o progesterona) para preparar al endometrio para recibir y anidar el óvulo.

Si el óvulo no es fecundado, el cuerpo lúteo se degenera y el aparato genital vuelve al reposo fase de ***DIESTRO***.

*El **ANESTRO*** es la fase de inactividad ovárica.

La duración del ciclo estral en la yegua es de 21 días (16-30). Suele ser estacional con 1-4 ciclos durante la primavera. Es poliestral y estacional.

Cuando el óvulo es fecundado, anida en la mucosa uterina y el cuerpo lúteo persiste parte o toda la gestación. La gestación en la yegua tiene una duración de 11,5 meses.

Cuando la gestación llega a su término, la hipófisis segrega oxitocina, que actúa contrayendo el útero y dilatando el cuello del útero hasta la expulsión del feto (parto) y placenta (alumbramiento).

Al expulsarse la placenta, la yegua queda privada de estrógenos, cesando su acción frenadora sobre la prolactina. Entonces, ésta ya puede actuar sobre la glándula mamaria para desencadenar la secreción láctea.

La aparición del siguiente celo tras el parto ocurre en la yegua a los 9 días aproximadamente.

Aparato reproductor

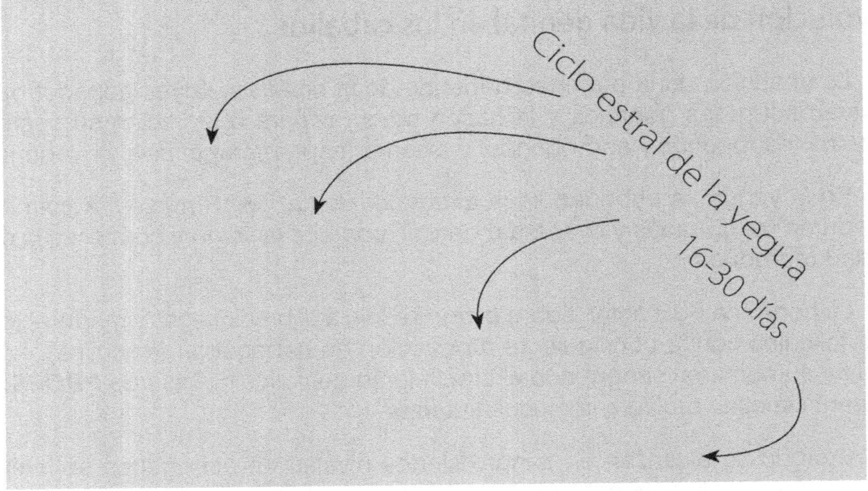

Los órganos reproductores del macho comprenden testículos, epidídimo, conductos deferentes, glándulas accesorias y pene. Los testículos tienen la función de producir los espermatozoides y la de segregar hormonas sexuales masculinas o andrógenos, principalmente testosterona.

En la especie equina, los testículos no descienden en la vida fetal como en otras especies y lo hacen antes de la pubertad.

Valores medios del semen en el macho adulto equino

Volumen de semen (ml)	20-300
Espermatozoides ($\times 10^6$/ml)	25-350
pH semen	6,2-7,8
Densidad	1013

5.1. Fiopatología de los ovarios, útero y vagina

5.1.1. Hiperestronismo

Es la exaltación de la fase estrogénica por una mayor producción de estrógenos a nivel del folículo ovárico. Se caracteriza porque los celos se hacen cada vez más intensos y duraderos, llegando a durar el celo en yeguas, incluso el doble o triple de lo normal (15 ó 20 días). La ovulación se produce al final del celo o no se produce y las posibilidades de fecundación están disminuidas.

El hiperestronismo se explica por un aumento de FSH que hace crecer los folículos pero que no se acompaña de LH, por lo que no se forma el cuerpo lúteo. Al no eclosionar el folículo, éste crece y se convierte en quiste folicular. Los quistes crecen comportándose a veces como hiperfuncionales, provocando como consecuencia del mismo ninfomanías e incluso tumoraciones ováricas o mamarias.

5.1.2. Ninfomanía

En la mayor parte de los casos (un 95% de yeguas) la ninfomanía resulta de la aparición de quistes ováricos hiperfuncionales. Existe una exaltación del periodo de celo, que no va seguido de ovulación y que en cada ciclo se alarga más.

Hay tumefacción edematosa en los genitales y la yegua emite con frecuencia pequeñas cantidades de orina, está excitable y agresiva y puede haber adelgazamiento.

5.1.3. Hipoestronismo

Puede ser congénito y adquirido.

- **Congénito**: se debe a lesiones ováricas con las que nace el animal, en las que el ovario está atrofiado o se presenta hipoplásico.

  Si la agenesia es total no llega a aparecer la pubertad. Si en el ovario hipoplásico hay alguna actividad, se retrasarán los signos de la pubertad, habrá tendencia al engorde y los ciclos serán anovulares.
- **Adquirido**: el hipoestronismo adquirido se presenta en hembras que han rebasado la pubertad, a consecuencia de lesiones de carácter inflamatorio (infecciones) o tumorales del tejido ovárico. No hay celo, hay reposo sexual y esterilidad.

5.1.4. Metritis

Se produce con bastante frecuencia en la yegua cuyo útero es muy sensible a las infecciones. Las intervenciones en partos, la retención de secundinas, pueden ser causa de metritis.

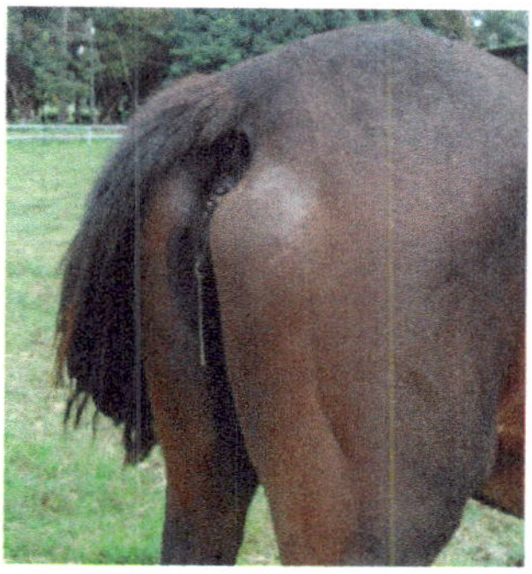

Puede complicarse rápidamente con una peritonitis alcanzando 40-41 °C de fiebre. El vientre está sensible y aparece un flujo rosáceo por la vulva.

Si el cuello del útero se cierra ante la inflamación, el exudado purulento puede no evacuarse con la consiguiente complicación. El abdomen se expande dando sensación de ascitis.

5.1.5. Neumovagina

Se trata de la aparición de aire en el interior de la vagina. Suele ocurrir en yeguas viejas por distensión de tejidos o desgarros en el parto. Toda neumovagina provoca la aparición de vaginitis y endometritis.

Durante la anamnesis de la yegua, se observa como en los movimientos de trote o galope y en la micción y defecación se escucha la salida del aire de la vagina.

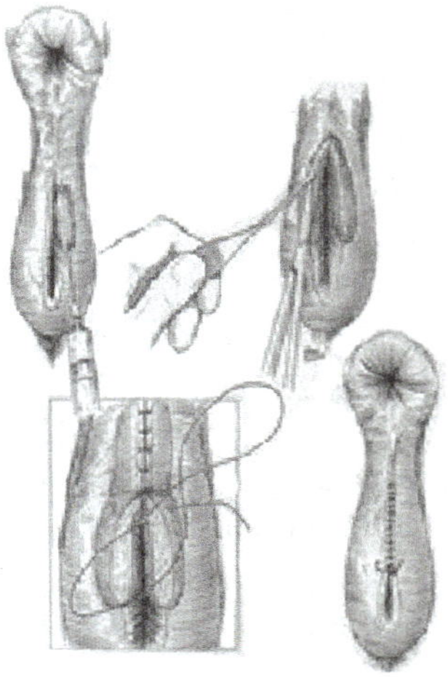

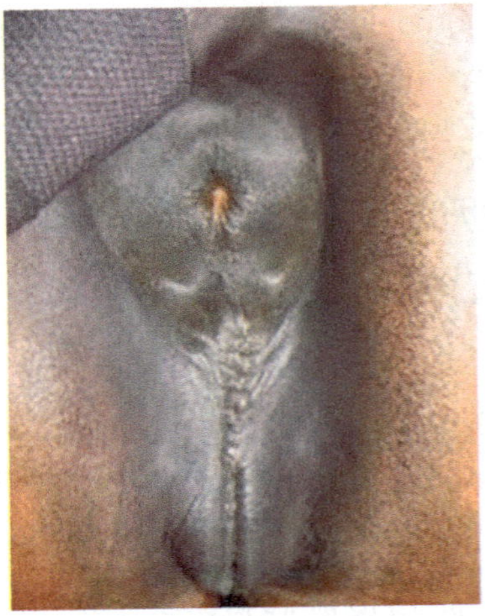

Vulvoplastia o cirugía de Caslick para corregir un defecto de conformación en la vulva que facilita la contaminación bacteriana y la propagación de gérmenes hacia el interior del útero.

5.2. Fisiopatología de los testículos y pene

5.2.1. Hipogonadismo

Es la insuficiencia testicular global o parcial.

- **Prepuberal**: se produce antes de la pubertad y se caracteriza por la ausencia de testículos (*anorquia congénita*).

  La extirpación de los testículos o castración en el caballo es una **anorquia adquirida.**

- **Postpuberal**: aparece en caballos adultos a consecuencia de inflamaciones testiculares (orquitis de origen infeccioso o de lesiones degenerativas determinadas por medicamentos).

5.2.2. Criptorquidia

Es una forma congénita de hipogonadismo masculino que consiste en la falta de descenso de uno o los dos testículos hasta la bolsa escrotal, quedando retenidos en la cavidad abdominal o conducto inguinal. En el primer caso se trata de caballos monórquidos.

Puede ser abdominal o inguinal.

5.2.3. Orquitis

Hace referencia a la inflamación de los testículos. Puede ser debida a heridas, contusiones o proceder de complicaciones de alguna enfermedad infecciosa, sobre todo papera.

El testículo está caliente doloroso y aumentado de volumen. La marcha es dificultosa.

5.2.4. Balanitis

Como resultantes de acciones bacterianas o de irritaciones producidas por la orina, puede producirse inflamación del prepucio y glande.

6. Fisiopatología del aparato locomotor

El aparato locomotor es el encargado del movimiento y desplazamiento del organismo. Se compone de estructuras pasivas, representadas por los huesos y articulaciones y otras activas, los músculos, cuya capacidad motora depende del sistema nervioso de relación.

Cuando se produce una fractura y los extremos rotos se han dispuesto en contacto íntimo, los fragmentos se rodean rápidamente de sangre procedente de los vasos dañados. Posteriormente, esta masa se reorganiza y se absorbe al menos parcialmente por la acción celular desplegada por el tejido óseo neoformado, que acaba por refundir los fragmentos fracturados.

Por supuesto, esta unión inicial es bastante irregular y en ocasiones el tejido neoformado prolifera en exceso dando lugar al llamado callo óseo.

Sin embargo y tras un periodo de varios meses este callo se va reduciendo y el nuevo tejido sufre una remodelación gradual hasta recobrar su forma originaria. El resultado final es de hecho prácticamente indistinguible del hueso antes de la fractura.

Por otra parte, si inmediatamente tras la fractura no se alinean correctamente los fragmentos rotos el hueso puede soldarse incorrectamente y el callo óseo pasa a ser una estructura permanente capaz de interferir la acción muscular de aquellos músculos cuyos orígenes o inserciones dependen de los huesos en cuestión incluso pudiendo incidir sobre un nervio, impidiendo el movimiento y con el consiguiente dolor.

6.1. Fisiopatología ósea

6.1.1. Osteopatias por defectos de osificación

6.1.1.1. Osteoporosis

Se caracteriza por un fallo en la formación o renovación de la matriz proteica del hueso. Es un fracaso de la osteogénesis. Puede producirse por insuficiente aporte de proteínas, por inmovilidad, por causas seniles o endocrinas.

6.1.1.2. Raquitismo

Es una osteopatía juvenil con engrosamiento de las articulaciones por insuficiente mineralización ósea y que se presenta hasta el primer año y medio de vida en équidos.

Está originado por un aporte insuficiente de calcio y/o fósforo.

Esta patología puede derivar en una menor alzada del animal y alteraciones en los aplomos: hueco de rodillas, junto de rodillas, hueco de corvejones, cerrado de corvejones. También aparecen exóstosis, sobrecañas, esparaván, etc.

La menor solidez de los huesos hace que puedan aparecer deformaciones en el dorso como lordosis o dorso ensillado.

6.1.1.3. Osteomalacia

Se debe a un fallo en la remineralización del hueso que aparece en edad adulta.

6.1.2. Osteopatías por exceso de osificación

Hay hiperosificación que confiere a los huesos un aspecto marmóreo.

6.1.2.1. Fluorosis

Es una intoxicación por flúor, por agua de bebida o pastos y forrajes ricos en flúor.

Presentan alteraciones dentarias en aquellas piezas formadas durante el periodo de intoxicación.

6.1.3. Luxación de rodilla

Es una dislocación hacia fuera que manifiesta una semiflexión de la extremidad con desviación hacia afuera y apoyo exclusivo por las lumbres. Si la luxación es hacia afuera, no se consigue ni flexión ni extensión y el apoyo es imposible.

A la palpación de la rótula se aprecia el desplazamiento de los ligamentos. Muy dolorosa.

6.1.4. Esparaván

Es una inflamación crónica del corvejón con periostitis y osteo-periostitis, es decir, que afecta al periostio y a la sustancia ósea del hueso.

Los ligamentos próximos se inflaman y osifican. Se manifiesta por una deformación de la cara interna del corvejón.

Cojera en frío que desaparece con el ejercicio. Al levantar extremidad para flexionar el corvejón y soltar bruscamente el animal no pone el pie en tierra, apoyando el casco lentamente, como indeciso y si en ese momento se le pone a trote y se hace volver bruscamente sobre el lado enfermo, el desplome del anca es característico.

Se llama esparaván seco o arpeo a la flexión brusca de los miembros anteriores o posteriores. Se presenta más en la marcha y está producido generalmente por lesiones articulares del corvejón o del carpo en las anteriores.

6.2. Fisiopatología articular

Un traumatismo articular puede afectar a la cápsula, ligamentos e incluso ver comprometida la bolsa sinovial en función de la gravedad del mismo. En casos más graves puede incluso dañarse el cartílago articular y el propio hueso.

Es más, cuando una articulación se somete a un esfuerzo mayor al que sus ligamentos pueden resistir, se produce un esguince.

Específicamente un **ESGUINCE** es una alteración articular que no supone luxación pero que implica desgarro de ligamentos.

La **LUXACIÓN** en cambio consiste en el desplazamiento de las partes móviles de la articulación, con lo que ésta queda inmovilizada o en situación de bloqueo permanente.

6.2.1. Artrosis

Es un proceso degenerativo articular debido a microtraumatismos ocurridos a lo largo de la vida del caballo, tales como saltos, carreras, exceso de carga, aplomos defectuosos, etc.

Las articulaciones están sobrecargadas y el cartílago articular puede lesionarse, facilitando la desintegración de sus fibras, perdiendo su resistencia y quedando agrietado y plano.

El peso del animal recae directamente sobre los extremos de los huesos irritando el periostio.

Las artrosis se caracterizan pues, por lesiones evolutivas crónicas sin tendencia a la anquilosis como ocurre en la artritis y poco dolorosas al principio.

La insuficiencia funcional de la articulación aumenta lenta pero progresivamente y es más acusada al inicio de la marcha (cojera en frío).

6.2.2. Artritis

Son inflamaciones articulares. Al contrario que la artrosis, comienza por los tejidos blandos articulares, sinovial y cápsula, para extenderse luego a cartílago y huesos.

En las artritis sépticas, los gérmenes que inflaman la bolsa sinovial producen un exudado serofibrinoso o purulento que se acumula y distiende la cápsula, destruyendo el cartílago articular.

6.2.3. Anquilosis

Se conoce como anquilosis a la soldadura de los extremos óseos que componen una articulación, con la consiguiente pérdida de movilidad. Suele ser la fase final de artritis no curadas.

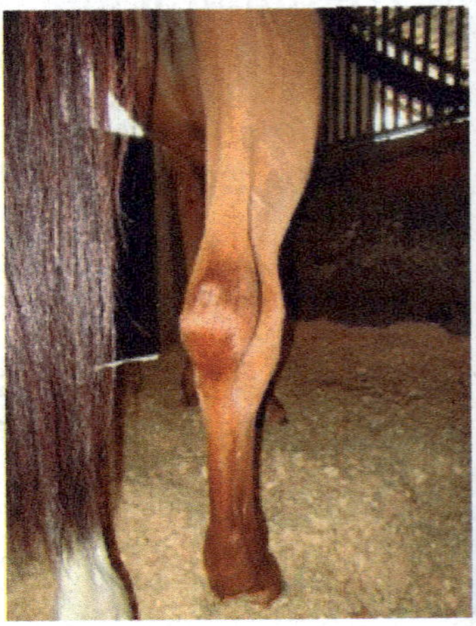

6.2.4. Higroma

Es la inflamación de la bolsa serosa debido a contusiones repetidas. Da la sensación de tener líquido en el interior. Puede evolucionar a flemonosa (absceso) o fibrosa.

Puede producirse en codo, carpo y región anterior rotuliana.

6.3. Fisiopatología muscular

6.3.1. Miopatías inflamatorias

En el caballo pueden desarrollarse mialgias consistentes en induraciones musculares dolorosas de rápida aparición, posiblemente relacionadas con el frio. Su localización es variable: cuello dorso-lumbar, intercostal, etc.

6.3.2. Miopatías degenerativas

Son lesiones degenerativas de la fibra muscular. Parece ser que la causa primaria está en un proceso de anaerobiosis muscular con abundante producción de ácido láctico. Éste, acumulado en las fibras musculares produce una acidosis local que lesiona la propia fibra y desemboca en una degeneración cérea (músculos blanquecinos, decolorados, sin estriaciones y fragmentados).

6.3.3. Mal de la nuca

Es una inflamación del ligamento cervical a nivel de la nuca con necrosis y supuración, con poca tendencia a la cicatrización al estar poco vascularizado. Pueden abrirse fístulas con abundante supuración.

El *mal de la cruz* ocurre en ésta zona anatómica.

7. Enfermedades del casco

7.1. Hormiguillo

Desprendimiento de la tapa córnea del casco en la región de las lumbres y algo en hombros, formando cavidad entre la pared y los tejidos del pie.

Hay deformación del casco y abombamiento en las lumbres.

La percusión indica que existe una cavidad.

7.2. Reblandecimiento/putrefacción de ranilla

La causa es la maceración de la tapa córnea por agua u orina. Es aspecto es negruzco y el olor muy desagradable.

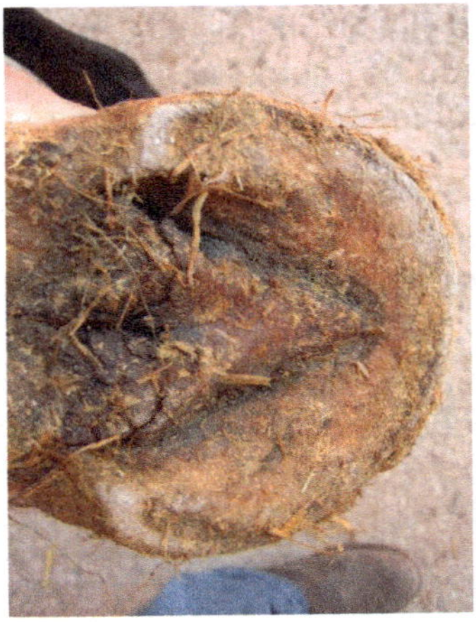

7.3. Escarza

Son consecuencia de contusiones en la membrana queratógena a nivel del talón. Se empiezan a manifestar como una mancha hemorrágica, después los tejidos se inflaman y pueden llegar a formar infiltraciones serosas o purulentas.

Se observan más en extremidades anteriores, en el talón interno. El caballo enfermo lleva el pie hacia adelante.

7.4. Clavo halladizo

Reciben este nombre genérico todas las heridas punzantes.

7.5. Infosura

Es una congestión de la parte membranosa del pie que tiene por función formar la tapa córnea. Tiene como causas la fatiga, sobrealimentación e incluso retención de secundinas postparto.

El trigo es más peligroso que la avena y en horas, se presenta el cuadro clínico. Puede ocurrir también por sobrecarga y exceso de fatiga en un miembro.

En enfermedades infecciosas como la papera, influenza, enteritis, etc, puede complicarse el cuadro con una infosura.

Los síntomas son variables, hay fiebre, sensación de angustia y dolor, pulso acelerado y adelanta los miembros anteriores o remete los posteriores. Los enfermos se acuestan con facilidad pero es muy difícil levantarse.

Si la infosura se hace crónica, el tejido queratógeno prolifera y el casco se deforma y se alarga, haciéndose las lumbres cada vez más oblicua. La falange bascula hacia adelante y es capaz de perforar la palma, la cual se abomba y se llena de líquido purulento.

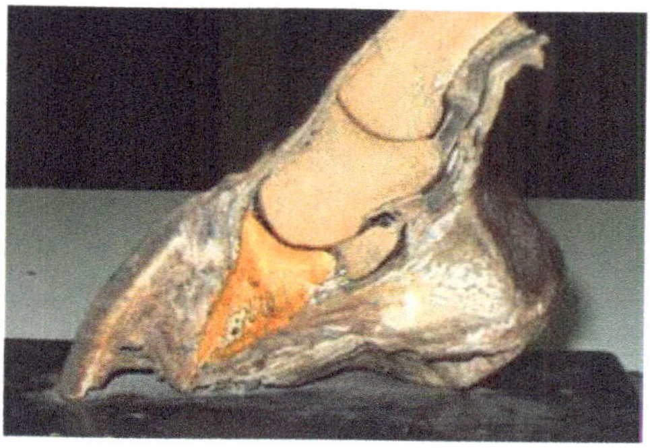

7.6. Enfermedad del hueso navicular

Casi siempre es anterior y afecta a caballos de coche o silla. El caballo no apoya o "puntea" la mano afectada.

8. Enfermedades infecciosas

Haremos unas breves referencias a las principales enfermedades específicas del caballo.

8.1. Papera

Es una enfermedad que afecta sobre todo a animales jóvenes. Se localiza en vías respiratorias altas con abscesos en los ganglios de la región. Es muy contagiosa.

La aparición de la enfermedad no crea inmunidad por lo que puede haber recidivas. El organismo causante de la enfermedad es el Streptococcus equi.

La enfermedad se caracteriza por la inflamación severa de la mucosa de la cabeza y la garganta, con una gran hinchazón y muchas veces la ruptura de los ganglios linfáticos, lo que produce grandes cantidades de pus espesa y cremosa.

La transmisión es por contacto directo o indirecto de los animales susceptibles con un caballo enfermo. El contacto directo incluye el contacto con un caballo que se está incubando o acabe de recuperarse de la infección, o con un portador clínicamente no afectado. El contagio indirecto ocurre cuando un animal entra en contacto con un establo contaminado (baldas, comida, paredes, puertas) o el pasto (césped, vallas, pero casi siempre los canales de agua), o a través de las moscas.

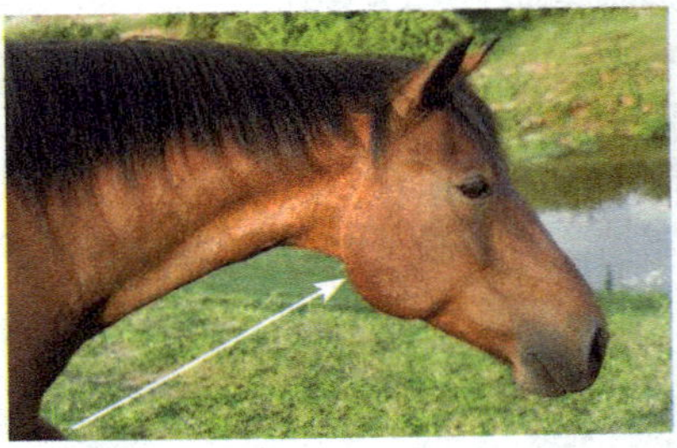

Los caballos susceptibles desarrollan la enfermedad a los 3-14 días de exposición. Los animales muestran signos típicos de un proceso infeccioso generalizado (depresión, inapetencia y fiebre de 39 °C y 39,5°. Más típicamente de paperas, los caballos desarrollan una secreción nasal (inicialmente mucosa, posteriormente más densa y purulenta), tos suave y ligera hinchazón dolorosa entre las mandíbulas, con hinchazón de los ganglios linfáticos submandibulares. Los caballos a menudo sitúan su cabeza inclinada y extendida para aliviar el dolor de garganta y de los ganglios linfáticos.

Con la progresión de la enfermedad, se desarrollan abscesos en los ganglios linfáticos submandibulares (entre los huesos de la mandíbula) y/o retrofaríngeos (en la parte posterior de la garganta).

Los ganglios linfáticos se vuelven duros y muy dolorosos, y pueden obstruir la respiración. Los abscesos en los ganglios linfáticos se abren (o se puede efectuar un corte) en 7-14 días, liberando pus espesa altamente contaminada con S. equi. El caballo se suele recuperar rápidamente una vez que los abscesos se han abierto.

Es una infección grave que puede ser mortal, por lo general debido a una serie de complicaciones que se producen.

8.2. Influenza o gripe equina

La influenza equina, es producida por el virus A de la influenza, A1 y A2. Aunque afecta con más frecuencia a potros menores de 3 años, también se aparece en animales adultos. Su periodo de incubación es de 1-3 días.

Sintomatológicamente aparece con fiebre, descarga nasal serosa, anorexia, depresión y tos seca. Algunos animales muestran complicaciones, tales como mialgia, miositis, edema en los miembros, azoturia mioglobinuria, linfoadenopatía intermandibular, etc.

La vacunación sistémica reduce el riesgo de brotes, si bien se requiere que más de 70% de la población se encuentre vacunada, incluyendo los asnos y cebras.

Es una enfermedad respiratoria específica de los équidos caracterizada por fiebre alta, abatimiento; presenta mucosas rojo-violáceas. Las extremidades están frías y edematosas y el resto del cuerpo caliente. Pulsaciones muy frecuentes pero débiles.

Los movimientos respiratorios no están acelerados, hay lagrimeo, ribete violáceo en encías. Aumento de tamaño de ganglios linfáticos mandibulares.

Al mismo tiempo se presenta estreñimiento que da paso a una diarrea serosa. La orina es oscura. La sangre es negruzca y coagula mal y el suero está hemolizado.

Es muy contagiosa y su presentación es súbita.

8.3. Tétanos

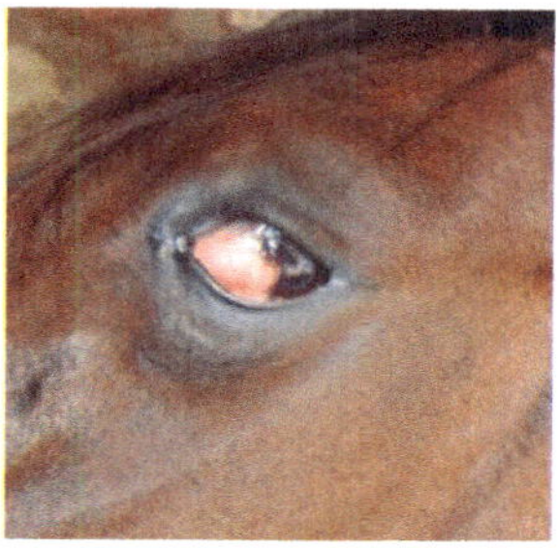

El tétanos está causado por la bacteria Clostridium tetanii que se puede encontrar en el suelo y excremento, sobreviviendo en el ambiente durante largos períodos de tiempo. Entra en el cuerpo a través de heridas, particularmente heridas punzantes siendo a través de la palma o planta del casco un sitio común de infección.

La infección también se puede producir vía oral, después de comer tierra o excrementos contaminados, a través de las úlceras gástricas o intestinales. En los potros, la infección puede ocurrir a través del ombligo. La bacteria del tétanos no necesita oxígeno para su supervivencia y se multiplica rápidamente en los tejidos dañados. Produce una toxina (toxina tetánica) que es un potente neurotóxico y que causa los signos clásicos de tétanos.

Síntomas: la toxina tetánica ataca a los nervios que controlan los músculos del cuerpo. Esto provoca un progresivo deterioro con rigidez y espasmos musculares. El caballo afectado tiene dificultad para moverse y comer; el tercer párpado (membrana nictitante, una membrana visible en el ángulo interno del ojo) comienza a sobresalir particularmente en situaciones de estrés. El caballo presenta una expresión de ansiedad a causa de un espasmo muscular facial (risa sardónica). Cualquier estímulo como un sonido fuerte o la luz intensa pueden exacerbar los síntomas. El caballo puede sudar. En casos avanzados el caballo caerá al suelo con espasmos, convulsiones y muerte por insuficiencia respiratoria.

8.5. Peste equina

Enfermedad muy grave que cursa con la muerte en un alto grado. Se produce por la transmisión a través de vectores artrópodos de un reovirus.

Presenta una forma pulmonar hiperaguda que se manifiesta durante unos 3-5 días, una forma cardíaca que es de presentación subaguda y con aparición de edemas, que dura de 7-14 días y por último, una forma aguda mixta que suele durar una semana.

La fiebre no es muy alta y suele remitir durante la mañana para exacerbarse al atardecer. Suele existir edemas en fosas supraorbitales, patognomónicos de esta enfermedad, congestión de mucosas y aumento de frecuencia cardíaca.

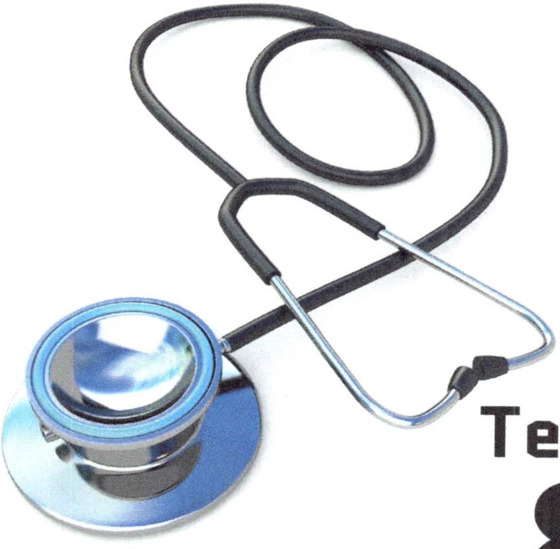

Tema
8

TEMARIOS DE FORMACIÓN

Principios de enfermería equina

TFOFICIOS

eRodio ediciones

Índice

Presentación

Primeros auxilios y procedimientos quirúrgicos.

La función del personal Auxiliar Veterinario consiste en ofrecer asistencia al Veterinario en intervenciones médicas y quirúrgicas.

1. Introducción

Son diversas las circunstancias en las que el Auxiliar Veterinario debe intervenir ya sea en apoyo al Veterinario o en ausencia temporal de éste y bajo sus indicaciones.

Es fundamental tener un conocimiento básico de la *preparación del paciente* antes de una intervención quirúrgica o de las medidas de urgencias a realizar antes de la intervención veterinaria.

Valoración del paciente

Cuando el propietario avisa al clínico de que su caballo presenta alguna anomalía, puede que sea el Auxiliar Veterinario la primera persona que se presente en el lugar, por lo que deberá aplicar sus conocimientos en veterinaria para estabilizar al animal en caso de urgencia antes de la llegada del Veterinario.

Igualmente ocurre en casos en que sin considerarse urgencias, deba prestar al paciente cuidados de enfermería. En el momento de intervenir, deberá valorar el estado general del paciente así como la lesión o síntomas locales que manifieste. El cuidado del paciente dependerá del trastorno que se trate y de las necesidades de cada uno.

El Auxiliar Veterinario realizará una valoración tanto subjetiva como objetiva del paciente. Las primeras serán derivadas de una observación de aspectos no mesurables como el comportamiento y la conducta del caballo, según lo interprete la persona observadora. Las segundas, requieren un instrumental o equipo y se refieren a valores que se pueden medir como temperatura, frecuencia cardíaca o respiratoria entre otras.

Tras reunir estas observaciones, se procederá a la valoración del estado del paciente y a partir de ahí, se elaborará una planificación, que incluirá un protocolo de actuación según el proceso patológico que presente.

Constantes vitales

Las constantes vitales valoradas inicialmente son temperatura y frecuencias cardíaca y respiratoria. Además se incluirán estado de mucosas, producción de orina y heces, tiempo de repleción capilar, entre otras.

Valoración inicial de parámetros

- **Temperatura**: aumentada (pirexia, hipertermia) o disminuida (hipotermia).
- **Frecuencia cardíaca**: aumentada (taquicardia), disminuida (bradicardia), soplos.

- **Frecuencia respiratoria**: aumentada (taquipnea), disminuida (bradipnea), dificultosa (disnea), periodos sin respiración (apnea). También ruidos pleurales, estridores, etc.
- **Pulso**: fuerte, débil, filiforme, etc.
- **Tiempo de repleción capilar**: normal o aumentado.
- **Coloración de mucosas**: normales, amarillas, cianóticas, etc.
- **Micción**: aumentada (poliuria), disminuida (oliguria), inexistente (anuria), dolorosa (estranguria) o emisión difícil (disuria).
- **Defecación**: aumento en consistencia y número de deposiciones (diarrea), disminución en evacuaciones (estreñimiento), esfuerzo (tenesmo), dolor (disquecia), oscuras (melena), sangre clara (hematoquecia), ingestión de heces (coprofagia), grasientas (esteatorrea).
- **Vómitos**: expulsión activa de contenido gastrointestinal por la nariz del caballo. Implica generalmente rotura de estómago. Pronóstico muy malo.
- **Tos**: seca, húmeda, productiva, cardíaca.
- **Estado nutricional:** anorexia, inapetencia, pica, coprofagia, obesidad.

Es fundamental conocer el peso del animal para proceder a la aplicación de fluidoterapia y medicamentos.

Estimación del peso

Índice de Crevat:

$$Pv = Pt^3 \times k$$

k = 70 caballos de silla.
75 caballos sementales de silla.
80 caballos de tiro ligeros.
85 caballos de tiro pesados.

Pt = perímetro torácico (metros).

2. Primeros auxilios

Como norma general los primeros auxilios son la acción inicial cuando un animal sufre algún tipo de accidente.

Existen **5 normas básicas**:

- Mantener la calma ante el propietario y el propio paciente.
- Asegurarse de que el animal no tiene obstruidas las vías respiratorias.
- Controlar las posibles hemorragias que pudiera haber.

- Comprobar el estado circulatorio del organismo.
- Llamar al Veterinario cuanto antes.

Control de la respiración

Comprobar si existen movimientos torácicos y si espira aire por los ollares. En caso de vías aéreas obstruidas, si el animal está en decúbito, extender el cuello. A ser posible retirar el motivo de la obstrucción con sumo cuidado pues podríamos ocasionar algún desgarro en tejidos blandos.

Si la respiración es superficial, probablemente estemos ante un cuadro de shock.

Si el animal está consciente y percibe estímulos del entorno, quizás la situación no sea letal y podamos enfocar nuestra prioridad a otras lesiones.

Hemorragias

Se trata de una urgencia y como tal debemos controlarla. Puede hacerse mediante **presión directa** para contribuir a la coagulación por sí misma. No es aconsejable en grandes heridas o múltiples.

Las gasas empleadas en las torundas no deben ser afelpadas, puesto que se adherirán a la herida.

La **presión indirecta** consiste en utilizar puntos de presión por todo el cuerpo, para comprimir la arteria que produce la hemorragia. No es muy práctico en grandes animales y puede resultar difícil localizar el punto de presión. En caso de hemorragias en maslo si se puede hacer presión indirecta sobre la arteria coccígea.

El *vendaje compresivo* es fácil de aplicar siempre que la herida esté en partes del cuerpo que permitan su aplicación.

Los *torniquetes* cortan la circulación de la extremidad pero no se pueden dejar demasiado tiempo por riesgo de muerte tisular. Nunca más de 15 minutos.

Heridas

El tratamiento de las heridas dependerá del tipo que sea. Podemos diferencias varios tipos de heridas:

- Las **heridas abiertas** son las que presentan la superficie cutánea rota. Pueden ser a su vez:
  - ▹ *Heridas incisas*: márgenes limpios, causadas por objetos afilados. Producen poco tejido cicatricial y curan rápidamente.

- ▹ *Heridas punzantes*: producidas por la penetración de algún objeto punzante, como estacas, mordeduras, etc. La profundidad de la herida determinará el tiempo de curación. Suelen infectarse.

- **Desgarros**: se producen por rotura y desgarramientos de tejido. Son lentas de curar.

  Las heridas abiertas tienen un tratamiento específico inicial que consiste en *controlar la hemorragia*, eliminando previamente los vendajes que quizás le hayan colocado los cuidadores. Una vez expuesta la herida hay que comprobar si existe algún cuerpo extraño.

  Seguidamente hay que rasurar la zona circundante a la herida y limpiarla empezando desde el centro hacia la periferia.

  Por último se aplicarán gasas no adhesivas y vendajes. La medicación local y parenteral si fuese necesaria será valorada y prescrita por un veterinario.

- Las **heridas cerradas** son las que no han producido rotura de la superficie cutánea pero que han producido hematomas, contusiones o magulladuras e incluso lesiones en órganos internos.

  El tratamiento consiste en aplicar frío local para producir vasoconstricción y reducir el flujo sanguíneo. Se vendará la zona si es posible para evitar rozaduras.

Quemaduras

Pueden ser causadas por la aplicación directa de calor o fuego, por frío, en caso de congelación o criocirugía o bien, quemaduras sufridas por descargas eléctricas, sustancias químicas corrosivas, etc.

El tratamiento sea aplicará según la causa y la zona lesionada.

En **quemaduras o escaldaduras** con agua u otra sustancia hirviendo, lo primero será enfriar la zona con agua fría para reducir el calor de los tejidos y el dolor y lesiones en los tejidos. El animal no debe sufrir hipotermia debido a este enfriamiento rápido.

A continuación se realizará un vendaje para impedir que siga habiendo pérdida de líquidos. Las gasas y apósitos deberán estar empapados en solución salina tibia para mantener la zona húmeda y fría.

Es necesario aplicar *fluidoterapia* si la quemadura es extensa ya que habrá supuesto una pérdida de líquidos a nivel tisular. Se administrarán analgésicos bajo prescripción veterinaria.

En **quemaduras eléctricas**, muy a tener en cuenta es *no tocar al animal hasta haber cortado el suministro eléctrico*. Utilizar un palo de madera para retirar la fuente de la corriente eléctrica.

Las **quemaduras químicas** deben ser lavadas con solución salina o agua para eliminar restos del producto corrosivo. Si se conoce que la sustancia es ácida, preparar una solución alcalina que la neutralice, por ejemplo, bicarbonato sódico y agua. En caso de ser alcalina, preparar una solución de agua y vinagre.

Intoxicaciones

Pesticidas, fungicidas, rodenticidas, plantas, medicamentos, etc pueden accidentalmente producir una intoxicación e el caballo. Es preciso conocer *cuánto tiempo ha transcurrido desde la exposición* al agente causal y observar la sintomatología que presenta (signos nerviosos, diarreas, temblores, salivación profusa, etc).

Si se conoce el agente causante debe contactarse con el servicio de información toxicológica para conseguir datos sobre los posibles antídotos.

Hay que impedir en lo posible su absorción en mucosa digestiva. La inducción al vómito es factible en otras especies pequeñas pero no en el caballo por su *imposibilidad de vomitar*. Se realizará un lavado gástrico mediante sonda nasogástrica.

2.1. Manejo del estado de shock

Un shock puede conllevar a la muerte rápida del animal. Se entiende por shock el *síndrome clínico en el que la circulación se ve comprometida* por un deterioro progresivo y termina privando de irrigación a los órganos vitales, lo cual conlleva a una insuficiencia orgánica irreversible y generalizada.

Se desarrolla de la siguiente forma:

- **Shock hipovolémico**:

  Se produce por una *disminución del volumen sanguíneo*, bien por pérdida de sangre o por deshidratación.

- **Shock endotóxico**:

  Es causado por la *liberación de endotoxinas* de bacterias Gram (–) y conlleva a la vasodilatación y reducción del riego sanguíneo por todo el organismo.

- **Shock neurógeno**:

  Es similar a la vasodilatación inadecuada pero es causado por *impulsos parasimpáticos* procedentes del encéfalo.

- **Shock cardiógeno**:

  Se debe a la *incapacidad del corazón* para mantener la circulación.

2.1.1. Signos clínicos

- Palidez de mucosas.
- Aumento del tiempo de llenado capilar.
- Taquicardia.
- Pulso débil y filiforme.
- Oliguria que avanza a anuria.
- Pérdida progresiva de conciencia.
- Hipotermia.
- Hemorragias petequiales en mucosas en últimas fases a consecuencia de CID (coagulación intravascular diseminada).

Esto último se debe a que empiezan a agotarse los sistemas de coagulación y las plaquetas y las roturas de los vasos no son reparadas apareciendo hemorragias puntiformes.

2.1.2. Tratamiento

Aporte de fluidoterapia i.v. con líquidos a temperatura corporal para impedir pérdidas de calor.

2.1.3. Seguimiento

Pueden deteriorarse rápidamente de tal modo que inicialmente deben realizarse comprobaciones cada cinco minutos: pulso, respiración, tiempo de llenado capilar y color de mucosas.

Es recomendable sondar la vejiga y controlar la cantidad de orina.

2.2. Sondaje vesical

Existen sondas vesicales de distintos tipos y tamaños que se venden en paquetes estériles.

Debe tenerse la precaución de no introducir una sonda contaminada, por eso lo ideal es introducirla desde la misma bolsa estéril.

Debe *eliminarse toda secreción prepucial o vaginal* mediante agua y desinfectante suave.

Es preciso tener un recipiente para recoger la orina.

2.3. Fluidoterapia

Puede producirse **deshidratación** en un organismo cuando la pérdida de líquidos supera la entrada. Aunque la concentración de orina puede modificarse para conservar agua en situaciones de dificultad, hay veces que no pueden controlarse como en pérdidas fecales o respiratorias.

La deshidratación implica hipovolemia y conduce al shock.

Los déficit de líquidos se clasifican en:

- **Primarios**: se pierde agua pero no electrolitos, por ejemplo en un golpe de calor.
- **Mixtos**: se pierden agua y electrolitos como ocurre en la diarrea y vómitos agudos.

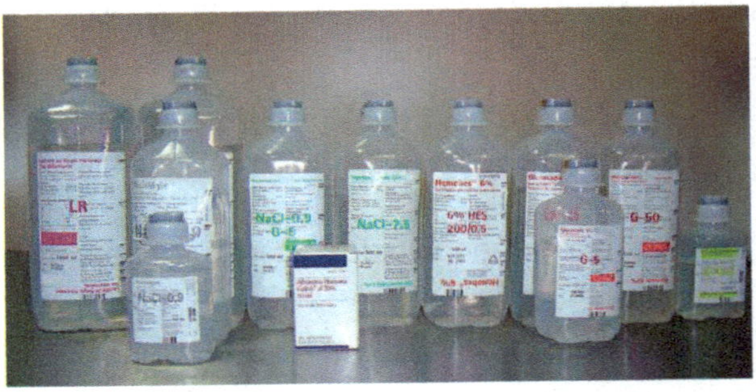

Valoración de la deshidratación

Grado de deshidratación respecto al % de p.v.	**Signos clínicos**
<4	no detectable
5-6	Mucosas secas. Sutil pérdida de elasticidad cutánea
7-8	Pérdida clara de elasticidad cutánea. TRC aumentado. Extremidades frías. Ojos hundidos. Inicio de shock.
10-11	Extremidades y boca frías. Debilidad. Decúbito. Pellizco piel se mantiene.
12	Moribundo. Shock grave.
14	Muerte.

Ejemplo: *un caballo de 500 kg presenta una deshidratación del 8%. Calcular su déficit de líquidos.*

1. *Cálculo de la pérdida de peso: 8/100 × 500 = 40 kg*
2. *Corresponde a 40 litros de líquidos.*

Hay que tener en cuenta que también se pierden líquidos en forma de vapor de agua durante la respiración y defecación.

Terapia de rehidratación

Pueden administrarse líquidos por varias vías.

a) **Oral**: es la más rápida pero a veces el animal no la tolera o no quiere beber. El intestino absorbe selectivamente el líquido y el exceso se excreta.

b) **Subcutánea**: es sencilla. Se toma un pellizco de piel y se introduce la aguja paralela al músculo sin llegar a él. La absorción es lenta sobre todo si está deshidratado. Solo se pueden administrar pequeños volúmenes cada vez.

c) **Intraperitoneal**: No es demasiado difícil y aporta una gran zona de absorción. Existe riesgo de perforación de algún órgano y es necesaria una estricta asepsia.

d) **Intravenosa**: los líquidos pueden administrarse rápidamente. Es buena cuando existe colapso circulatorio. Se precisa asepsia estricta de la zona, pues puede producir tromboflebitis y septicemia. En el caballo el punto de elección es la vena yugular que discurre por la gotera de la yugular.

   Se presiona levemente con los dedos para poder observar los golpes de sangre y saber por donde discurre.

   Precisa de la colocación de un gotero.

   Colocación del gotero:

   - Escoger el equipo adecuado teniendo en cuenta la longitud ya que tratamos a un animal grande,
   - Utilizar guantes.
   - Comprobar que el equipo no esté caducado ni dañado.
   - Calentar el líquido a temperatura corporal.
   - Abrir el envoltorio estéril que contiene el líquido. Colocar la bolsa en posición alta, colgado.
   - Abrir el envoltorio del gotero.
   - Extender el tubo del gotero sin que tenga dobleces.
   - Cerrar interruptor de salida de líquidos.

- Quitar el tapón protector e introducir el extremo en la toma de la bolsa de líquidos.
- Apretar la ampolla para que se llene a un tercio aproximadamente.
- Abrir el interruptor y permitir el paso del líquido de forma lenta y constante. No permitir el paso de burbujas de aire.
- La aguja una vez introducida en vena debe fijarse al cuello.

La piel debe ser *rasurada y limpiada* con alguna solución aséptica como clorhexidina o povidona yodada. También se utiliza alcohol 90°.

Para cada tipo de inyección habrá que tener en cuenta las *recomendaciones del producto* según prospecto, teniendo especial precaución con las intravenosas, sobre todo por la rapidez del efecto. También se utiliza la vena yugular para extracción de sangre en el caballo. Una vez la sangre en la jeringa, la repartiremos en dos tubos, con y sin anticoagulante. Existen tubos que ya lo llevan incorporado.

e) **Intraarticular**: requiere precisión y gran conocimiento anatómico de la zona. Se utiliza para extracción de líquidos en cápsulas sinoviales o para inyecciones medicametosas.

Requiere gran asepsia.

2.4. Manejo de heridas

2.4.1. Principios sobre el manejo de heridas

La causa de la herida puede tener una gran influencia en la susceptibilidad a las infecciones. La heridas producidas por objetos incisos como metales, vidrios, etc. son bastantes resistentes a la infección. Las producidas con desgarro por alambres, palos, mordeduras, producen mayor daño en los tejidos.

Las heridas por atrapamiento causan gran daño en tejidos blandos y compromiso vascular, son difíciles de tratar debido a la alteración del flujo sanguíneo.

La preparación de la herida previa a la sutura requiere a veces sedación del caballo, anestesia perineural regional e incluso infiltración directa en la herida previa limpieza de la misma.

Se procederá a mojar la zona con *solución jabonosa* (clorhexidina o povidona yodada) y rasurar la zona a ser posible con hoja de afeitar curvada para evitar daños a los folículos pilosos, lo cual sería una vía de entrada a infecciones.

A continuación la herida se lavará *con solución fisiológica estéril* (1-2 ml povidona yodada en 1 litro de solución salina).

Después de lavar la herida y retirar los restos contaminantes y tejidos desvitalizados, se realiza un desbridamiento para observar los planos internos de la herida.

Se decidirá si se lleva a cabo el cierre de la misma. En cualquier caso se administrarán antibióticos y suero antitetánico. Éste en el caballo se inyectará s.c en cantidad muy pequeña y esperaremos unos diez minutos para comprobar que no existe reacción adversa. En este caso se procederá a inocular el resto del suero.

2.4.1.1. Cierre por primera intención

Es lo ideal en aquellas heridas recientes y poco contaminadas y en las que los colgajos presentan buena irrigación.

Las heridas por arrancamiento en la caña deben suturarse por primera para evitar un secuestro óseo o la degeneración del tendón.

La aplicación de antibióticos localmente antes de la sutura puede disminuir el riesgo de infección.

Los puntos deben afrontar los bordes de la herida con la *mínima tensión posible* y deben darse en el menor número posible para disminuir la incidencia de infección.

Cuando quedan espacios muertos considerables, se utilizan *drenajes*. Se deben suturar proximal a los bordes de la herida y salir por el extremo distal de la lesión. También se los debe fijar en el punto de salida en una incisión transversal adyacente a los bordes pero no en contacto con ellas.

2.4.1.2. Cierre por primera demorado

Es la sutura de una herida previa a la formación de tejido de granulación. Por lo regular 4-5 días tras la injuria. Mientras, se mantiene la herida cubierta con vendaje compresivo estéril y se evalúa cada día o día y medio.

Es la elección para heridas muy contaminadas, edematosas o contusas.

En este periodo previo a la sutura se administran antibióticos y antiinflamatorios no esteroideos. El tratamiento de la herida se hará igualmente a las de primera intención, con rasurado, limpieza, desbridamiento y aproximación de bordes mediante puntos.

2.4.1.3. Cierre secundario

Se realiza en heridas muy contaminadas por ejemplo las laceraciones en los bulbos de los talones. Antes hay que eliminar el tejido de granulación que se ha formado para permitir el afrontamiento de los bordes cutáneos. Cuando quedan espacios muertos se debe poner un drenaje.

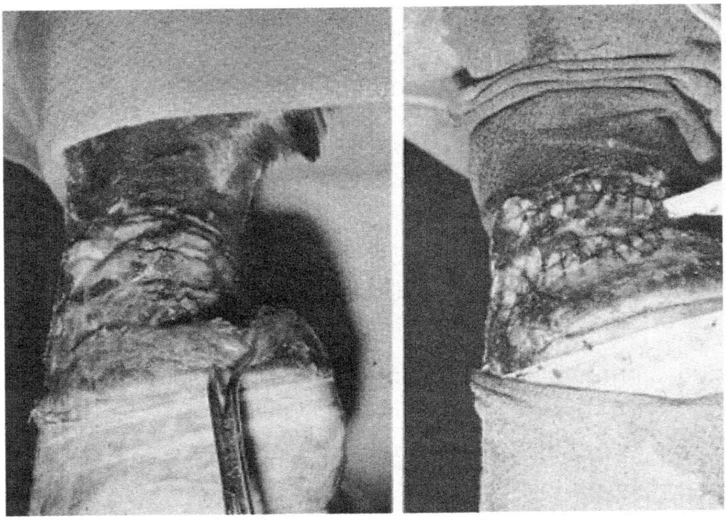

Cierre secundario de una laceración en cuartilla. Antes de realizar la sutura debe eliminarse el tejido de granulación.

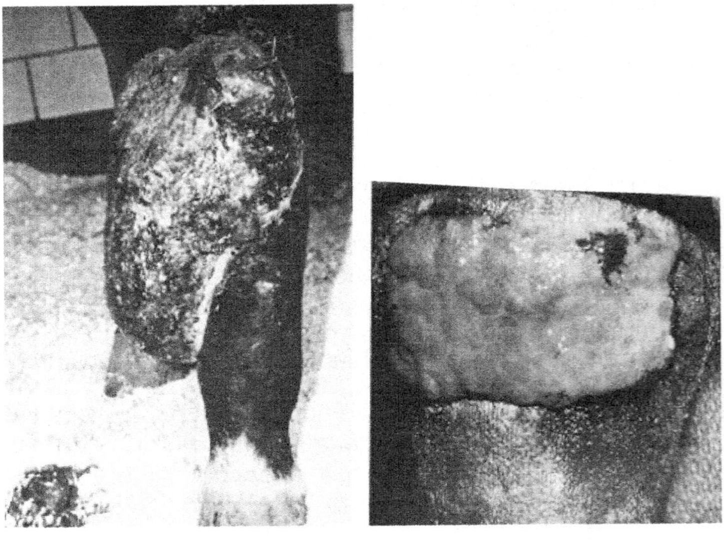

Exceso de tejido de granulación

2.4.1.4. Cierre por segunda intención

Hace que el defecto se cierre por *proliferación de tejido de epitelización* y por contracción de la herida. Está indicada cuando la pérdida de tejido es significativa. Estas heridas se preparan como si fueran a ser sometidas a sutura inmediata o demorada. Las heridas al descubierto se higienizan a diario para eliminar exudados.

La piel que queda por debajo de las heridas, se limpia y cubre con vaselina para evitar una dermatitis producida por el exudado de la herida que cae sobre esa región de piel.

Si se observa colgajo cutáneo, aún habiendo pérdida de sustancia, pueden darse puntos de aproximación para dejar colocado el trozo que cuelga en su posición normal, pero con cuidado de no estar dejando contaminación en el interior.

Las heridas que se encuentran en las regiones distales de las extremidades como tarso o carpo y que han sufrido pérdida de sustancia, tienen el problema de crear excesivamente rápido un tejido de granulación.

El caballo tiene la capacidad de crear con relativa rapidez este tejido en comparación con otros animales. Se debe a que existe gran movimiento en esa zona, que se contamina con facilidad y que existe reducida irrigación en esas porciones distales de las extremidades.

La prevención de que se forme ese excesivo tejido de granulación mediante vendajes y yesos se contrapone con otros autores que opinan que es mejor dejarlas sin cubrir.

Los caballos pequeños y ponies no tienen tanta tendencia a formar este tejido tan rápidamente.

Los cáusticos y astringentes remueven y previenen la formación de este tejido pero a su vez, también dañan las células epiteliales que van a regenerar el tejido.

2.4.2. Elección de material y patrones de sutura para la síntesis de heridas en caballos

2.4.2.1. Tipos de suturas

Los materiales se clasifican en *absorbibles y no absorbibles*, naturales y sintéticos, monofilamentos o multifilamentos, ágrafes, etc. en diversas marcas comerciales.

- **Suturas absorbibles naturales**:

  El catgut quirúrgico se obtiene de la submucosa de intestino delgado ovino o de la serosa de intestino delgado en bovinos. Su velocidad de absorción varía y se elimina por fagocitosis, haciéndolo más reactivo y por tanto, la tensión de la herida se hace más débil.

- **Suturas absorbibles sintéticas**:

  Son menos reactivos y más fuertes y se absorben a velocidad más constante.

- **Suturas no absorbibles**:

  La seda es fácil de manejar, pero es reactiva y absorbe líquidos. Además pierde la resistencia a la tensión relativamente precoz.

  El nylon es fuerte, no reactivo y tiene seguridad en el nudo. No absorbe líquidos.

2.4.2.2. Patrones de sutura

Se clasifican en: simple en U, de tensión, "pull-out", etc

- *El punto simple* acerca los dos bordes de la herida a cada lado y anuda.
- *Los puntos en "U"*: Se dan dos pases de aguja a cada lado de la incisión. Se utilizan en heridas donde existe tensión y se colocan alejados de los bordes.
- *Los "pull-out"*: se usan cuando no se quieren dejar puntos en los tejidos más profundos. Dependiendo de los bordes de la herida se habla de eversión, afrontamiento o inversión.

Las suturas además pueden ser *simples o ininterrumpidas*. Las primeras se ajustan, anudan y cortan y las segundas se continúan a lo largo de la herida, cuidando de mantener la tensión de la sutura desde el principio hasta el final, donde se anudan.

2.4.2.3. Colocación de los puntos

Los bordes de la herida se debilitan por la lisis del colágeno que ocurre tras la síntesis, por eso, los puntos deben colocarse a medio cm de los bordes de la herida, lugar que parece que no está afectado por la colagenolisis. También se hace así por la reacción inflamatoria de los bordes de la herida.

En cuanto al número de puntos, a mayor cantidad, menor es la fuerza que deben soportar cada uno de ellos. Cuando esta distancia es menor, la cicatrización se demora. Lo ideal es colocarlos a medio cm entre ellos.

2.4.2.4. Elección del patrón de sutura

- **Suturas continuas**:

  Suponen mayor soporte pero una ruptura del material hará que la herida por completo se abra. Además puede reducir la microcirculación de los bordes y si esto ocurre, se producirá un edema con prolongación de la fase inflamatoria y de cicatrización. Se justifica su uso en línea alba del equino.

  - ▹ *Puntos interrumpidos simples*:

    Se siguen recomendando suturas discontinuas cuando se requieren fuerza, movilidad y distensibilidad tisular.

Se realiza como ya se ha explicado para puntos simples. El nudo no debe quedar sobre la línea de sutura.

Los cabos de las suturas se dejan cortos en el interior y largos cuando se sutura piel.

Las ventajas son que se ajusta la tensión en cada punto de forma independiente, y existe mínima alteración de la irrigación. Las desventajas son que se utiliza más material de sutura y se emplea más tiempo. Los nudos interiores pueden causar reacción y pueden ser acúmulo de microorganismos.

Los pliegues de la piel suelen revertirse y dar mal aspecto a la cicatriz. Se puede evitar alternándolos con puntos en U.

- ▹ *Puntos en "U"*:

  La primera pasada de la aguja se hace a más de medio cm del borde y la segunda, hacia el interior se saca a la misma distancia al lado opuesto de la herida. Se vuelve a introducir a 1 mm del borde para realizar la salida de la aguja a la misma distancia en el lado opuesto donde se anuda.

  La ventaja es que no compromete la irrigación pero producen más inflamación por las cuatro perforaciones de la aguja.

  Se pueden hacer en vertical implicando dos planos en profundidad o en horizontal, colocando ambos puntos en el mismo plano horizontal.

Otros patrones de sutura son: en cruz, en 8, lejos-cerca-cerca-lejos, nudo escondido, etc.

- **Suturas discontinuas**:

  El hilo de sutura no se anuda ni corta después de cada lazada, es rápida y de fácil extracción pero si se deshace el nudo, se pierde toda la sutura.

  - ▹ *Sutura simple*: se anudan solo al principio y al final de la línea de sutura. Es útil para subcutáneo y planos fasciales.
  - ▹ *Sutura de Reverdin*: Cada pasaje de la sutura se entrelaza con el anterior ofreciendo mayor estabilidad.
  - ▹ *Sutura intradérmica*: pasa a través de la dermis perpendicular al eje longitudinal de la herida.

Formación de la cicatriz

Durante el crecimiento epidérmico se deposita colágeno nuevo. Las heridas abiertas pueden tardar incluso meses en cerrar.

La reacción del tejido frente a la lesión produce una respuesta mediante la cual se produce la liberación de histaminas y prostaglandinas que estimulan la respuesta inflamatoria. Se produce dilatación de los vasos y llegan glóbulos blancos y proteínas, todo necesario para la curación.

Por eso la administración de antiinflamatorios en las primeras fases retrasa la curación. Sin embargo, la inflamación prolongada puede causar problemas por lo que se administran antiinflamatorios no esteroideos.

Resolución de las heridas

- *Resolución*: reparación o regeneración.
- *Supuración*: formación de un absceso.
- *Degeneración*: de las células dañadas.
- *Mineralización* y depósito de calcio.
- *Necrosis*: destrucción de tejidos muertos.
- *Gangrena*: tejido muerto debido a la pérdida de irrigación local, con o sin invasión bacteriana.

Factores que afectan a la curación de las heridas

- Movimiento.
- Infección.
- Tensión, como en suturas demasiado apretadas que ocasionan falta de riego y muerte tisular.
- Interferencia con la irrigación local, como vendajes demasiado compresivos.
- Irritación o autotraumatismo persistente.
- Células tumorales que invaden la herida.
- Presencia de material extraño.
- Edad.
- La zona del cuerpo.
- Malnutrición o deficiencia de Vitaminas A, B o C.
- Administración de corticoides, que pueden retrasar la cicatrización.

2.5. Drenajes

Los drenajes son dispositivos que *permiten la salida de líquidos* de la herida o cavidad corporal hasta el exterior.

Deben comprobarse periódicamente para garantizar que permanecen en su sitio. No deben desprender olores y la herida debe estar limpia. El líquido debe ser claro o sanguinolento.

Los drenajes pueden ser:

- **Activos**: para extraer el líquido hay que ayudar con un dispositivo de extracción que puede ser una jeringa.
- **Pasivos**: deben colocarse de forma que el orificio de salida quede en posición por debajo de la zona que se va a drenar.

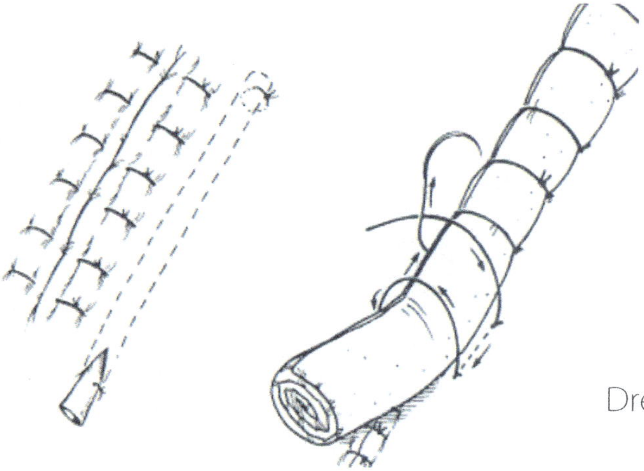

Drenajes

2.6. Técnica de vendajes en equinos

2.6.1. Vendajes de la cabeza

Se usan para sostener un apósito sobre alguna herida y se suelen aplicar vendas elásticas sobre las que se colocará un *estoquinete ortopédico* de unos 15 cm. Se evalúa la longitud que debe tener y se corta, se enrolla y se mete por la cabeza hasta el cuello desde donde se desenrolla rostralmente y se cortan los orificios para los ojos.

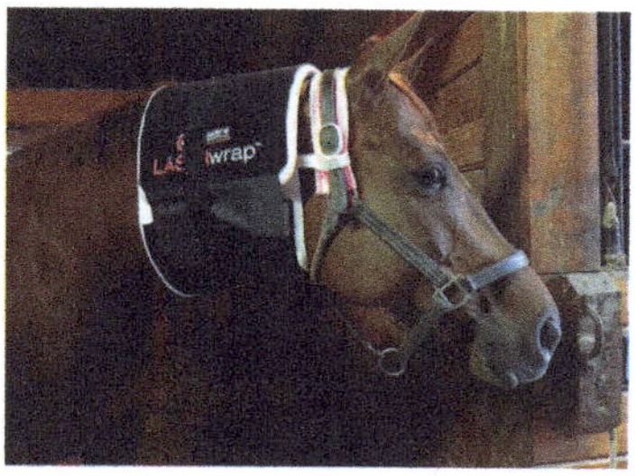

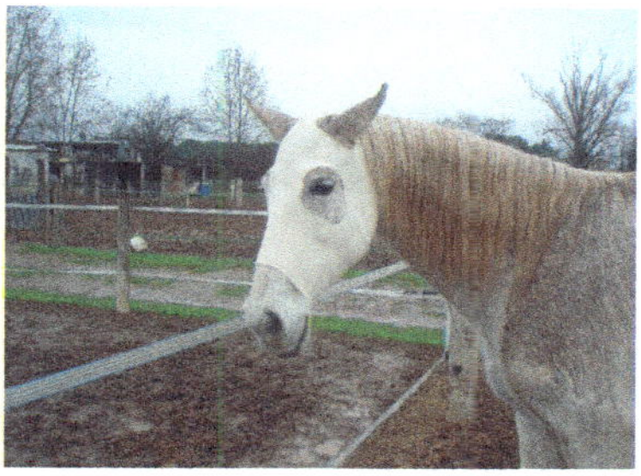

Vendajes para la cabeza

2.6.2. Vendajes para extremidades

Se utilizan coberturas estériles no adherentes, incluso para heridas grandes que se dejan sin suturar se puede emplear un pañal de bebé como cobertura, la cual se mantiene fija mediante una venda elástica.

2.6.3. Vendajes del pie

Se puede vendar por protección de heridas punzantes, desprendimiento de muralla, etc. Antes de colocar el vendaje, se rellena la herida con una cobertura embebida en antibiótico o antiséptico. El algodón se pliega sobre si mismo y luego se coloca la cobertura. Luego se coloca un vendaje tubular.

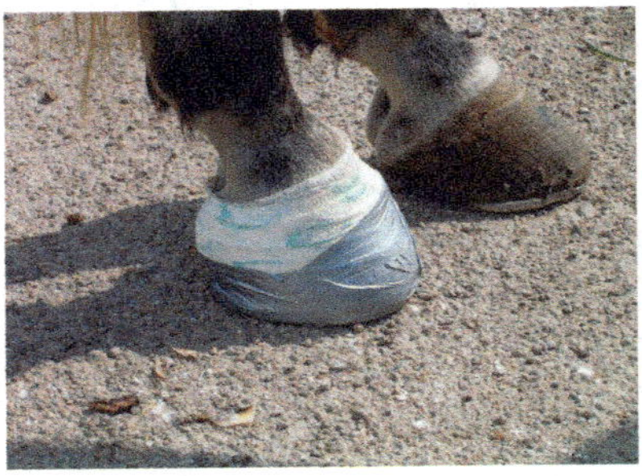

El surco del pie se rellena con gasa embebida en solución de povidona o yodada. Algodón fijado con cinta adhesiva

2.6.4. Vendajes ferulados

En fracturas que requieren inmovilización del miembro o en heridas para reducir la flexión se colocan férulas de inmovilización. Pueden emplearse tuberías de PVC cortadas longitudinalmente por la mitad. Hay que tener precaución y forrar los bordes de la misma para evitar erosiones sobre la piel al movimiento. Se cubren con vendajes.

3. Procedimientos quirúrgicos

El quirófano

El ayudante técnico veterinario de equinos debe saber preparar el material para las operaciones quirúrgicas, ya sea en quirófano de grandes animales como en cirugía de campo.

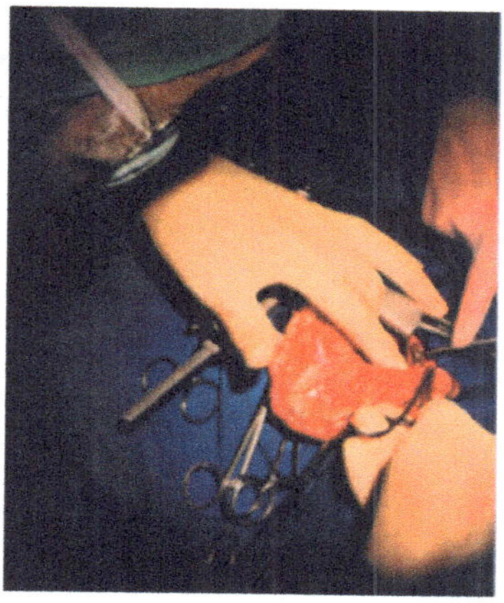

En cualquier caso el mantenimiento de la asepsia debe ser lo más riguroso posible.

Debe conocer además el instrumental para servir de apoyo al veterinario durante la intervención.

El quirófano debe ser una sala situada en el extremo de las instalaciones clínicas, no en medio de otras dependencias Su tamaño dependerá del uso al que se vaya a destinar, pero con la suficiente amplitud como para albergar, al animal, mesa de operaciones, equipo de anestesia, carros de instrumentales, personal, etc. Debe ser fácil de limpiar y desinfectar, con paredes y suelos de material liso e impermeable, pintados con pintura plástica de color claro. Las esquinas entre paredes-techo-suelos deben ser curvas para evitar la acumulación de suciedad en las aristas.

Una buena iluminación es fundamental ya sea natural o artificial y los puntos de luz deben estar integrados en techos y paredes y estar protegidos en caso de rotura.

Debe existir una zona independiente donde se realice la preparación del paciente y la inducción a la anestesia. En otra sala contigua se colocarán dispositivos de almacenaje para el material estéril. Debe disponerse de una zona de lavado de material quirúrgico con esterilizadores y lavadora secadora para la ropa del personal clínico.

La sala de reanimación, aneja a l quirófano debe ser silenciosa, cálida y tener algún sistema de vigilancia. Estará provista de equipo de urgencias, oxígeno, botiquín, etc.

Mantenimiento del quirófano

En el quirófano, el nivel de asepsia debe ser muy alto. Para la limpieza diaria debe utilizarse una solución desinfectante ; no es recomendable quitar el polvo en seco.

Acto seguido a la intervención quirúrgica, todo el material debe ser lavado y desinfectado previamente a la esterilización del mismo, el suelo si es preciso también se limpiará con solución desinfectante.

Los productos desechables deberán eliminarse en contenedores específicos, las agujas deben ser quemadas antes de tirarlas al contenedor de agujas.

3.1. Preparación para la cirugía

- Comprobar y poner en marcha equipo de anestesia y establecer las conexiones.
- Preparar las soluciones de lavado, cepillos, compresas estériles, batas y guantes del equipo veterinario.

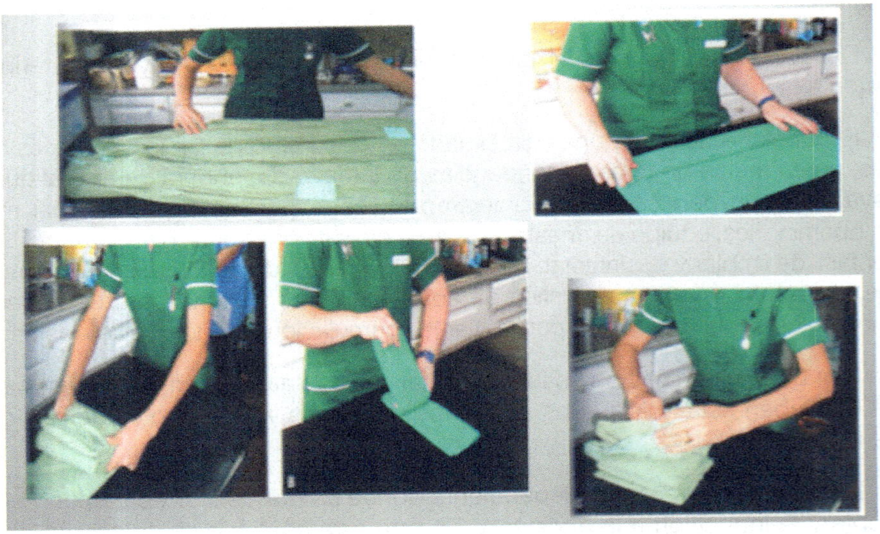

- Preparar el material de rasurado.
- Preparar material de sutura e instrumental quirúrgico.
- Preparar medicamentos, sueros, etc.
- Preparar el lugar del postoperatorio.

Dejar el quirófano al finalizar la intervención preparado para la siguiente.

El carro del instrumental debe disponerse con una capa de material estéril sobre el que se colocará el instrumental en un orden lógico según el uso. Se cubrirá con otra capa estéril hasta el momento de la intervención.

Para cada intervención quirúrgica se necesita un material determinado, según el tipo de cirugía que se vaya a realizar. El instrumental debe estar en perfecto estado y adecuadamente desinfectados y esterilizados.

Los instrumentos de uso corriente son: tijeras rectas y curvas, bisturíes, pinzas de diente de ratón, pinzas hemostáticas, separadores, portaagujas, suturas, jeringas, agujas, etc. Además contaremos con paños de campo estériles, gasas, sondas, vendas equipos de infusión, cuchillas, afeitadoras etc

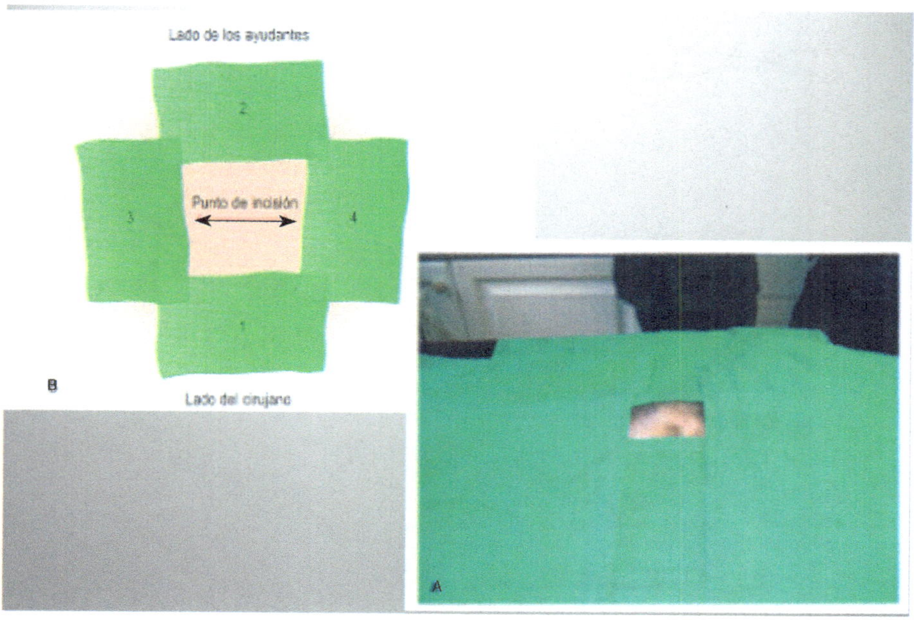

Tras la cirugía, el material debe ser lavado y desinfectado inmediatamente y debe quedar esterilizado para la siguiente intervención. Todo el instrumental y *equipo debe ser esterilizado antes del siguiente uso.*

Puede esterilizarse por gas o por calor seco en horno de aire caliente o por vapor bajo presión o autoclave. Existe material para empaquetado del material tras la esterilización.

El vestuario debe ser exclusivamente de uso en el quirófano e incluye un pijama de dos piezas, una bata si es necesaria, gorro, calzado guantes y mascarillas. El objetivo de la bata y guantes es servir de barrera que impida la transmisión de gérmenes entre el cirujano y los tejidos expuestos del animal.

El proceso del lavado de manos previo a la colocación de guantes estériles precisa de una rutina.

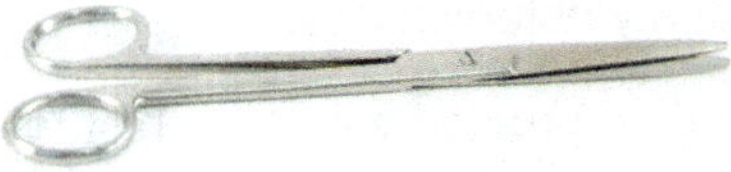

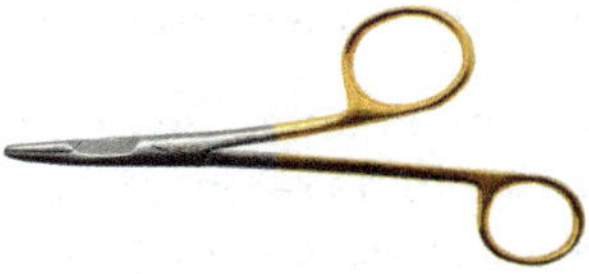

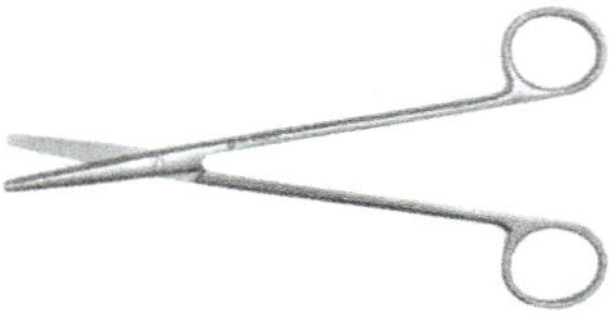

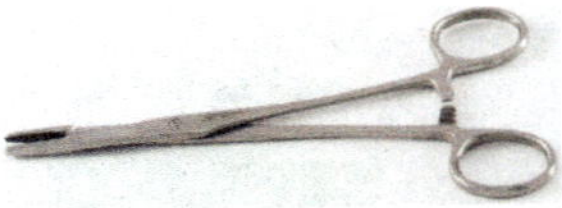

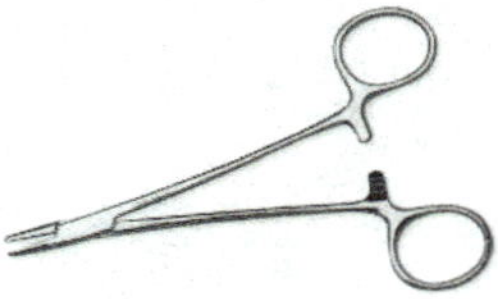

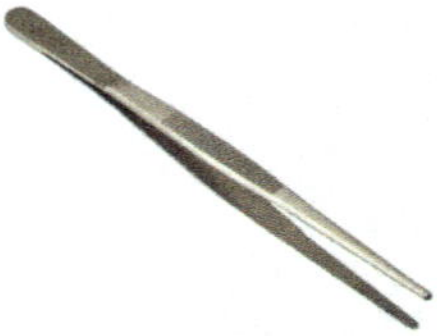

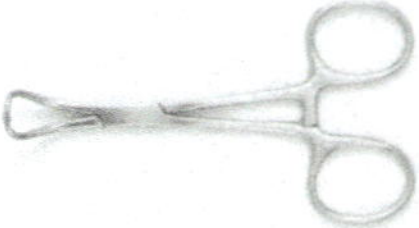

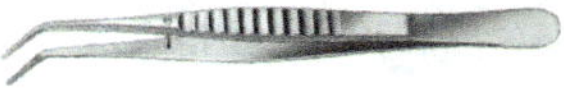

Pinzas de disección con
dientes de ratón

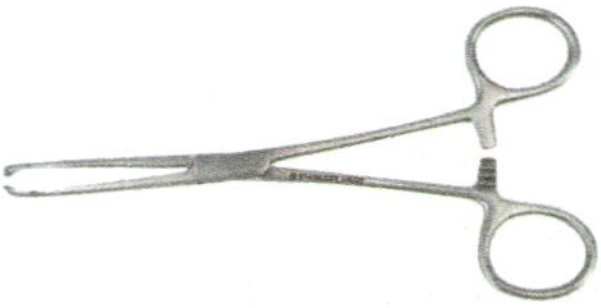

Función del ATV en el quirófano

- En cualquier momento deberá estar preparado para ayudar al cirujano e incluso anticiparse a la maniobras que éste vaya a realizar.
- Proporcionará en cada momento el material correcto y en la posición adecuada.

- Cuidará de que en el campo quirúrgico no queden elementos como apósitos, gasas, instrumental y otros que puedan caer en el interior la cavidad abierta.
- Se ocupará de secar la sangre en el campo quirúrgico, mediante la aplicación de gasas estériles sin frotar sobre la hemorragia, ya que podría romper los coágulos que hubiese formados, sino haciendo fuerte presión sobre ella.
- Deberá irrigar los tejidos expuestos con solución salina tibia para impedir la desecación.
- Deberá controlar en todo momento el número de instrumental y gasas y cuidar de que no quede nada en el interior del paciente.
- Retirar el material desechable, lavar el instrumental y esterilizarlo. Lavar vestuario de quirófano y disponer otro para la siguiente intervención.
- Limpiar quirófano y dejarlo listo para la siguiente intervención.

En cuanto al animal, la cirugía requiere una serie de condiciones, aparte de las pruebas analíticas, anestésicas, etc, que el veterinario considere oportuno realizar antes de la intervención. El animal deberá permanecer en *ayuno* de al menos 12 horas, siendo el agua retirada unas horas antes. El día anterior se tomará la temperatura dos veces para descartar cualquier síntoma de enfermedad, así como las constantes vitales, visualización del estado de mucosas, etc

Las técnicas quirúrgicas son el último recurso tras las técnicas médicas. Ya sean traumatismos, heridas o intervenciones quirúrgicas, lo primero será inocular al animal *suero antitetánico* en prevención y si no está vacunado. Seguiremos la indicaciones del prospecto pero se inoculará vía s.c. una mínima cantidad y esperaremos unos 5-10'.

Transcurridos éstos si no se observa reacción adversa se inoculará el resto de la dosis.

Se dispondrá de cepillo, solución jabonosa y desinfectante para *limpiar la zona quirúrgica* antes de la operación y si es necesario se rasurará la zona eliminando cualquier resto de suciedad y pelos.

La *sujeción* del animal es un punto importantísimo pues hay que asegurar que el veterinario podrá trabajar sin riesgo. El caballo que se interviene en estación, o sea, de pie, puede estar sedado y con anestesia local, pero debe estar trabado y bien sujeto por ayudantes para evitar que se caiga ni que ponga en peligro a ninguno de los que realizan o ayudan a la cirugía. También existe el llamado *potro de contención.*

Si hay que tumbar al caballo, hay que tener en cuenta que debe estar correctamente trabado pues una mala caída puede ser fatal. Un ayudante empujará al animal hacia el lado opuesto de donde debe caer para que la caída sea amortiguada y otro, estará siempre pendiente de la cabeza, para que no de un golpe contra el suelo. Para ello puede utilizar un saco que habrá rellenado con paja y que utilizará a modo de almohada. Otro ayudante lo sujetará por la cola.

Una vez el caballo en el suelo y con la cabeza extendida y bien colocada, se procederá a *sacar la lengua* del animal por entre las barras. Es importante *mantener humedecidos los ojos*, bien mediante aplicación de una gasa húmeda sobre los ojos o bien hidratando frecuentemente con colirio o suero fisiológico.

El rasurado puede realizarse antes de la anestesia general. Debe estar claramente delimitada la zona.

Dado que no podrían eliminarse todas las bacterias de la piel, el objetivo es reducir significativamente el número de éstas. Se puede utilizar el siguiente método:

- Utilizar guantes para impedir la contaminación de la piel con las manos del enfermero.
- Usar gasas que no suelten pelusas para limpiar el campo y un cepillo. Empezar a frotar con agua y jabón desde el centro hasta la periferia y enjuagar.
- Puede aplicarse un poco de alcohol, cuidado con mucosas y heridas.
- El último lavado lo realiza el equipo quirúrgico con solución antiséptica, gasas estériles y pinzas portaesponjas.

Preparación del campo quirúrgico

Sirve para mantener la asepsia impidiendo la contaminación por pelos. Deben cubrir al máximo al animal dejando expuesto solo el campo quirúrgico.

Se colocan los paños de campo dejando una ventana entre los mismos paños superpuestos y se sujetan con pinzas de campo. También existen paños de campo adhesivos.

Cuidados intraoperatorios

El auxiliar veterinario vigilará en todo momento las constantes vitales del animal anestesiado, así como controlará la existencia de material quirúrgico en zonas inapropiadas que puedan caer en el interior de la cavidad quirúrgica.

El control de hemorragias se hará mediante gasas, compresión, ligaduras o cauterización según indique el veterinario.

Cuidados postoperatorios

Se continuará vigilando las constantes vitales del animal, con especial atención a la temperatura corporal, frecuencias cardíaca y respiratoria.

Temperatura

La *pirexia o hipertermia* puede indicar infección, sepsis, actividad convulsiva.

El enfriamiento del animal puede hacerse con enemas de agua fría y administración de líquidos a temperatura ambiente.

La *hipotermia* puede ser indicio de shock, hipovolemia/colapso circulatorio o animal moribundo.

Deben administrarse líquidos a temperatura de no más de 40 °C i.v. Una sonda vesical aséptica servirá para administrar solución salina estéril a no más de 30 °C.

En shock hipovolémico el calor directo esta contraindicado porque produce vasodilatación, la cual potencia la irrigación de partes no vitales.

La frecuencia cardíaca

Tomamos el pulso arterial y haremos lectura del mismo, si es lento, indica hipotermia, insuficiencia circulatoria o hiperpotasemia.

Si el pulso es rápido indica dolor, pirexia, sepsis, proceso patológico, shock o taquicardia ventricular.

Frecuencia respiratoria

Respiración paradójica: a consecuencia de un traumatismo puede observarse una expansión durante la espiración y un desplazamiento hacia el interior en la inspiración.

Respiración abdominal: utiliza los músculos abdominales para mejorar la respiración ante una dificultad respiratoria.

Ruidos respiratorios

- *Control de mucosas:*

  Hay que comprobar el color, tacto y textura.
- *Color:*
  - Cianosis: cantidad excesiva de hemoglobina en sangre capilar que precisa de aporte de oxígeno.
  - Hiperemia: ocurre en hipertermia, sepsis. Existe una vasodilatación extensa necesaria para la pérdida de calor.
  - Ictericia: las mucosa amarillentas por acumulación de bilirrubina en plasma.

  - Palidez: el animal tiene le hematocrito bajo o presenta insuficiencia circulatoria.
- *Textura*: pegajosas por deshidratación.

Tiempo de relleno capilar

Mayor de dos segundos puede indicar insuficiencia cardíaca.

Deben administrarse todos los fármacos indicados por el veterinario.

Una vez finalizada la intervención quirúrgica, habrá que prestar atención al despertar e incorporación del animal, ya que querrá hacerlo de inmediato pero aún estará bajo los efectos de la anestesia, con el consiguiente riesgo de caer y dañarse.

Deberá proporcionársele una cama abundante y a ser posible en un box ancho para evitar golpes con las paredes. El animal *permanecerá vigilado* hasta que desaparezcan los síntomas de la anestesia. Hasta entonces no se pondrá de nuevo agua a su disposición. Deberá mantenerse caliente y se observará si existen hemorragias post operatorias.

Si el veterinario lo considera apropiado, se realizarán pruebas *complementarias de diagnóstico* como analíticas, radiografías, examen rectal, etc.

La administración oral de medicamentos suele hacerse en polvos mezclados con el pienso. Si son líquidos en gran volumen lo que hay que administrar, se utilizará la sonda naso esofágica, siempre bajo control veterinario debido al riesgo que conlleva la errónea introducción de la misma en tráquea.

Las técnicas médicas más frecuentes serán las inyecciones. Éstas son de varios tipos y consisten en inocular un liquido mediante aguja y jeringa, las cuales son de diferentes calibres y capacidad.

También puede emplearse el método para extraer líquido de alguna cavidad. En el punto elegido, deberá aplicarse previamente a la punción y después de realizarla, un antiséptico, como el alcohol. Una vez introducida la aguja, ésta no debe moverse para evitar hemorragias. Al introducir la aguja, lo haremos sin la jeringa y una vez introducida ésta en la aguja, aspiraremos para vez si se ha pinchado algún vaso, en este caso no inocularemos el líquido.

3.2. Fundamentos de anestesia equina

La palabra anestesia significa *sin dolor. La insensiblilidad* reversible es posible mediante la anestesia. Se distingue entre *hipnosis*, que es un estado de inconsciencia reversible o sueño inducido; la *analgesia*, que es la disminución o desaparición del dolor y la *relajación muscular*, que alivia la tensión muscular facilitando la cirugía.

El auxiliar veterinario será el encargado de realizar una *valoración preanestésica* del paciente previa a la cirugía, ya que cualquier procedimiento anestésico conlleva un riesgo para el paciente. Por ello, es fundamental contar con un documento donde se expongan las condiciones del paciente, se explique el tipo de cirugía que se va a llevar a cabo y el riesgo que supone la aplicación de la anestesia. Este documento será entregado al propietario y lo devolverá firmado como consentimiento a la intervención.

Está indicado que el propietario retire las herraduras previamente a la intervención. Es preferible que el animal llegue al hospital la noche antes de la cirugía para evitar que el estrés del transporte influya en la sedación y anestesia.

La valoración se basará en una completa anamnesis del paciente que incluirán los datos del paciente y propietario, datos de la exploración física y resultados analíticos si los hubiera.

Las estadísticas muestran que la anestesia general en equinos conlleva un mayor riesgo que en otros animales de compañía, debido a su tamaño y temperamento. La cirugía de un cólico, conlleva mayor riesgo de muerte intraoperatoria. Además para el caballo, el decúbito supino conlleva igualmente grandes riesgos. Los estudios concluyen en una mortalidad perioperatoria del 1%.

A veces se utiliza la *premedicación* para calmar al animal y posibilitar la manipulación de éste por el personal veterinario. Es el caso de la sedación. Estos fármacos además de calmar al animal, mejoran la inducción y reducen la cantidad de anestésico a aplicar hasta en un 50-75%.

Los analgésicos en combinación con los sedantes forman parte de la premedicación. En sinergia con ellos, aumentan la profundidad de la sedación. El ATV deberá controlar durante la intervención el grado de analgesia del caballo. La percepción del dolor puede causar alteración en la presión sanguínea, aumento de la frecuencia respiratoria y cardíaca, etc.

En el caballo, la percepción de dolor se manifiesta por actitud sumisa, pérdida de apetito, alteración de frecuencias cardíacas y respiratoria, alteración del pulso y del diámetro pupilar, decúbito, postura de micción sin eliminar orina, revolcones, mirarse a los flancos, etc.

En cuanto a la anestesia propiamente dicha, suele inducirse vía parenteral (inicio de inconsciencia) y suele mantenerse con sustancias inhalatorias (mantenimiento). Mediante monitorización se controla el O_2 y CO_2 del paciente. Éste último se mide mediante el capnógrafo. Su mecanismo de acción es a nivel de sistema nervioso central, produciéndose una pérdida de la consciencia. La concentración sistémica del fármaco depende de la perfusión tisular y de su metabolismo en hígado.

Los boxes de inducción para anestesiar equinos deben tener paredes y suelos acolchados para evitar lesiones y golpes. Existen varias técnicas para tumbar al animal una vez sedado:

- **Inducción a caída libre**: colocamos al caballo con el tercio posterior apoyado en una esquina del box y dos personas, una a cada lado de la cabeza, le ayudarán a bajarla y apoyarla en el suelo.
- **Mesa operatoria basculante**: el caballo es contenido mediante correas a la mesa en posición vertical y ésta, a medida que el animal pierde la consciencia, bascula hasta colocarse en horizontal.

En el campo la anestesia debe cuidar el espacio donde se realiza y contemplar las posibilidades de sujeción y control del caballo en ese espacio abierto. El equipo es similar al del quirófano con algunas variaciones evidentes. Lo ideal es disponer de cateterismo intravenoso y equipo de reanimación (tubo endotraqueal y dispositivo apropiado para el aporte de O_2).

El Auxiliar Veterinario deberá conocer cómo intubar al animal mediante un tubo endotraqueal. Existen de varios calibres y antes de introducirlo, deberá asegurarse que está completamente limpio tanto por el interior, es decir, que no está obstruido, como por el exterior y se asegurará de aplicar un lubricante para evitar traumatismo en la mucosa traqueal.

Son signos de urgencias anestésicas:

- *Hipotensión y afectación cardiovascular. Paro cardíaco.*

  La circulación debe recuperarse antes de tres minutos o de lo contrario, los órganos empezarán a morir. También habrá daño cerebral.

  Aparecen síntomas como ausencia de ruidos cardíacos y pulso, mucosas grises o azuladas, ausencia de hemorragias, dilatación pupilar, centralización de la posición ocular, ausencia de reflejos.

  El tratamiento incluye la intubación y aporte de O_2 al 100%, masaje cardíaco externo. En el caballo, éste es difícil, así que habrá que hacerlo con el pie a razón de 30 compresiones por minuto. Si no funciona, habrá que exponer el corazón y hacer un masaje cardíaco interno. La reanimación puede completarse con fármacos como epinefrina o atropina. La adrenalina o epinefrina se administra vía intravenosa pero si non fuera posible, se administrará directamente al ventrículo izquierdo.
- *Escalofrios. Problemas de termorregulación.*
- *Insuficiencia respiratoria.*

  Puede ocurrir una apnea que conlleve a hipoxia e hipercapnia por causas como depresión del sistema nervioso central, hipotermia, neumotórax, dolor en cirugía torácica, edemas, hemorragias pulmonares, anestesia insuficiente, etc. La obstrucción respiratoria puede ser debida a torsión del tubo endotraqueal, materiales extraños en vías respiratorias, edemas en conductos nasales, desplazamiento del paladar blando o espasmo laríngeo.

El tratamiento consiste en intubar o desobstruir las vías respiratorias si lo estuviesen y aportar O_2 al 100%. Algunos fármacos pueden ayudar como estimulantes respiratorios. En casos extremos realizar traqueotomía.

- *Retardo en la recuperación de la consciencia.*

El cateterismo intravenoso en equinos suele hacerse en la vena yugular. En caso de estar obstruidas las de ambos lados, se elegirán las venas cefálica y torácica lateral. La colocación del catéter en sentido de la circulación sanguínea o no depende de la cantidad de fluidos a perfundir, así si se trata de grandes volúmenes, es preferible colocarlo en sentido de la circulación, sin embargo, debe tenerse cuidado porque esta posición aumenta el riesgo de introducir aire en la vena y una pequeña cantidad de aire en sangre, puede ocasionar el desvanecimiento del caballo. La zona de cateterismo debe estar estéril para evitar infecciones y tromboflebitis.

Anestesia local

Los anestésicos locales tienen afinidad por las fibras del dolor de los nervios, es decir, puede haber abolición del dolor pero no tiene porque causar una pérdida completa de la función motora, como ocurre en los bloqueos nerviosos de los miembros del caballo. Sin embargo, las zonas inflamadas responden menos a estos fármacos.

Puede administrarse de distintas formas:

- *Infiltración perineural:* el anestésico local se inyecta en la zona de un nervio del que se conoce su posición exacta. Insensibiliza las áreas inervadas por dicho nervio. Es el principio del diagnóstico de las cojeras en el caballo.
- *Anestesia intravenosa:* para desensibilizar la porción distal de la extremidad. Se coloca un torniquete para anestesiar la zona mientras esté colocado. Se utiliza poco.
- *Anestesia epidural,* mediante un bloqueo caudal se afecta la conducción por los nervios espinales de la zona, por ejemplo en cirugía perineal, prolapso rectal etc.
- *Anestesia intratecal o intrasinovial* para diagnóstico de cojeras. Se inyecta el anestésico directamente en las articulaciones y vainas tendinosas.

3.3. Pruebas de laboratorio

Protocolo en la toma de muestras

Una de las partes más importantes en la toma de muestras es hacer una correcta y completa identificación de la misma. Es fundamental poder asociar en todo momento la muestra con el animal de procedencia. Para ello, debemos ser cuidadosos y lo más idóneo es seguir un protocolo que incluya los datos siguientes:

- Nombre de la clínica o veterinario que solicita las pruebas y dirección.
- Nombre y dirección del propietario del animal o bien un número de referencia.
- Especie y raza del paciente.
- Edad y sexo. Estado sexual.
- Descripción de la muestra. Antecedentes clínicos.
- Datos relativos a medicación.
- Pruebas solicitadas.
- Fecha de la extracción. Las muestras de histología deben ir acompañadas de un gráfico donde se indiquen los puntos de extracción.
- Cualquier dato significativo.

Analizadores bioquímicos

- **Analizadores de hematología**: determinan automáticamente los recuentos totales de glóbulos rojos y blancos, hematocrito y plaquetas. Es útil para obtener el perfil hemático del caballo.
- **Analizadores de electrolitos**: los niveles de electrolitos en el plasma sirven para diagnóstico de ciertas enfermedades o para realizar un seguimiento en casos de deshidratación, desequilibrio ácido-básico, hipopotasemias, etc. habitualmente se miden parámetros como el sodio, cloruro, potasio, bicarbonato, calcio y fosfato.
- **Analizadores de hormonas**: tiroxina, cortisol, insulina y hormonas sexuales son los parámetros más utilizados para la detección de patologías endocrinas y para la valoración de ciclos reproductivos.

Para el diagnóstico de enfermedades víricas se usa pruebas basadas en inmunoabsorción ligado a enzimas (técnica ELISA). Esta prueba detecta la presencia de antígenos específicos.

Muestras de sangre

Las muestras de sangre se realizan mediante la punción de una vena, que en el caballo suele ser la vena yugular. Se realiza mediante aguja y jeringa o bien mediante el uso del Vacutainer que es un tubo de vidrio en cuyo interior se ha creado el vacío que están cerrados por un extremo con un tapón de goma. El porta agujas tiene aguja de doble extremo. Deberá escogerse una aguja del calibre apropiado y una jeringa no muy grande para reducir la presión de los glóbulos rojos al extraer la sangre.

La zona de punción debe rasurarse y limpiarse con alcohol. El procedimiento de extracción es el siguiente. Si la extracción se va a realizar en el lado izquierdo del caballo, con la mano izquierda haremos presión sobre la gotera de la yugular cranealmente a donde vamos a punzar. Deslizando el dedo índice a lo largo de la vena, podemos observar el paso de la sangre en su interior. El ángulo de punción debe ser agudo con precaución de no atravesar la vena. Una vez dentro, se comienza la extracción tirando del émbolo de la jeringa lentamente para no romper los glóbulos rojos.

Una vez conseguido el volumen deseado, se extrae la aguja y se hace presión sobre el punto de inyección con un algodón empapado en alcohol para evitar que salga más sangre.

La muestra de sangre debe ser inmediatamente transferida al tubo elegido en función de la analítica deseada. Se moverá con sumo cuidado para mezclar la sangre con el anticoagulante en caso de el tubo contenga esta sustancia, para no producir hemólisis. Se etiqueta correctamente y se conserva a temperatura fresca, unos 4 °C pero no congelar.

Para evitar la hemólisis se recomienda evitar una aspiración excesiva, no pasar la sangre por la aguja más de una vez, es decir, al trasvasarla al tubo desde la jeringa, habrá que retirar la aguja. Es conveniente también no agitar el tubo, es mejor hacerlo rodar sobre la mano y empaquetarla bien antes de su envío al laboratorio.

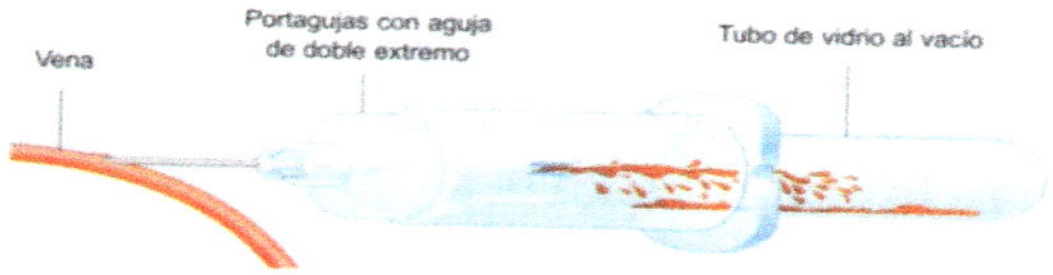

Vacutainer.

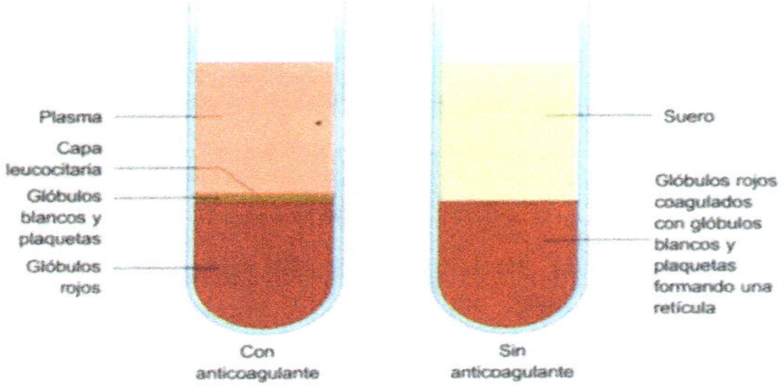

La diferencia entre dejar que la sangre se coagule de forma natural o con un anticoagulante.

En cuanto a la conservación de la sangre, dependerá de la analítica que vayamos a solicitar al laboratorio. Así, podemos dejar que la sangre se coagule con lo que obtendremos dos fracciones: coágulo y suero, que se empleará para la determinación de pruebas bioquímicas. Si es necesaria sangre sin coagular, necesitaremos una sustancia anticoagulante como el ácido etilendiaminotetra-cético (EDTA que es bloqueante del calcio), heparina (interviene en los sistemas enzimáticos), etc.

ANTICOAGULANTE	PRUEBA
EDTA	Hematología sistemática
Fluoruro de sodio/oxalato potásico	Estimación de la glucosa
Heparina con litio	Bioquímica
Citrato sódico	Perfiles de coagulación
Oxalato de amonio/potasio	Estimación de la glucosa
Sin anticoagulante	Bioquímica

Las muestras de suero

El suero es plasma, es decir, la fracción de la sangre que no contiene las células sanguíneas. Es el líquido donde van suspendidos dichos elementos menos los factores de coagulación como el fibrinógeno. Sin embargo, existe una diferenciación entre ambos.

Si ponemos sangre en un tubo con anticoagulante, por ejemplo, EDTA, las células al pesar más, se depositan en el fondo del tubo y el sobrenadante que queda por encima es el plasma. Sin embargo, si movemos este tubo, los componentes volverán a mezclarse. Por el contrario, si depositamos una muestra de sangre en un tubo sin anticoagulante, los glóbulos rojos coagularán y por encima de esta capa de coágulo quedará el suero. La coagulación puede invertir un tiempo de hasta 2 horas, aunque el proceso puede acelerarse por centrifugación.

Alteraciones en el color del plama/suero

COLOR	CAUSA
rosa	hemólisis
aspecto lechoso	Gotas de grasa (lipemia)*
amarillo	Presencia de bilirrubina**

* Cuando se halla en animales que han ayunado indica que puede haber una patología hepática.

** Indica daños hepáticos graves u obstrucción del conducto biliar.

Frotis de sangre

Hacer un frotis de sangre es una de las pruebas más sencillas y habituales Se emplea para analizar el porcentaje de células que contiene la sangre, para detectar posibles anomalías celulares o la presencia de parásitos hemáticos, etc.

El frotis puede dejar secarse al aire, pero si su examen va a demorarse, lo mejor es fijarlo mediante inmersión en alcohol metílico al 100% durante 1 minuto. La tinción puede retrasarse hasta tres días una vez fijado.

Para preparar un frotis usaremos un portaobjetos seco, no engrasado que deberemos rotular por la cara inferior para impedir que se borre durante la tinción.

Se toma una pequeña muestra de sangre fresca o mezclada con EDTA mediante una cánula fina y se deposita una pequeña gota de sangre en el extremo izquierdo del portaobjetos. Otro porta o espátula que preferiblemente tendrá el borde inferior más fino, se coloca sobre la gota con una inclinación de unos 20° sobre la vertical. Se desplaza hacia la gota de sangre primero para que contacte con ella y se extienda por todo el borde de la espátula. A continuación se desplaza con un movimiento rápido y uniforme hacia la derecha para hacer la extensión de la sangre sobre el portaobjetos.

Dejar secar sin calor en posición horizontal. Es recomendable preparar dos frotis a la vez.

En cuanto a la tinción, sirve para facilitar el examen celular. Existe diferentes tinciones específicas según el examen que se vaya a realizar. La técnica más habitual en la clínica veterinaria es la tinción mediante el método Diff-Quik que consiste en tres soluciones (fijadora, tinción I y tinción II). Se sumerge el portaobjetos un segundo en cada tinción durante 5 veces, dejando escurrir el porta entre dos inmersiones. Finalmente se enjuaga con agua destilada y se deja secar.

Defectos habituales en los frotis de sangre

DEFECTO	CAUSA
Demasiado grueso	Gota de sangre demasiado grande
Demasiado fino	Gota de sangre demasiado pequeña / dispersión demasiado lenta
Franjas gruesas/finas alternas	Dispersión con movimiento vacilantes
Vetas a lo largo del frotis	Borde irregular en espátula/sangre seca en el borde de la espátula/polvo en porta
Punto sin sangre	Grasa en el porta
Frotis muy estrecho y grueso	Frotis realizado antes de la distribución de la sangre por todo el borde de la espátula/ una superficie de la espátula se ha elevado durante la extensión

Anomalías observadas tras examen de frotis sanguíneo

Anomalías eritrocitarias

- *Tamaño*:
  - ▹ Anisocitosis: variación en el tamaño de glóbulos rojos en mayor proporción de lo esperado.
  - ▹ Microcitosis: célula anormalmente pequeña. Puede indicar defecto en médula ósea.
  - ▹ Macrocitosis: células más grande. Normalmente células juveniles.
- *Forma*:
  - ▹ Hematíes crenados: aspecto arrugado, en muestras antiguas o por exceso de anticoagulante.
  - ▹ Equinocitos: prominencias romas que sobresalen de la superficie de la célula. Se observan en muestras antiguas.
  - ▹ Esferocitos: no tienen la forma bicóncava normal, puede ser indicativo de enfermedades autoinmunes.
- *Color*:
  - ▹ Hipocromía: color pálido a consecuencia de niveles bajos de hemoglobina.
  - ▹ Policromía: zonas irregulares azules entremezcladas con naranja-rosáceo. En células inmaduras.
- *Inclusiones:*
  - ▹ Reticulocitos: inclusiones azuladas cuando se tiñe con azul de metileno. Aparecen cuando el glóbulo rojo inmaduro contiene restos de núcleo o en casos de anemia.
  - ▹ Cuerpos de Heinz: inclusiones granulares, redondas y azules al teñir con colorantes supravitales.
  - ▹ Cuerpos de Howell-Jolly: se observan en tinciones Romanowsky como gránulos azul-negros. Aumentan en anemias regenerativas y tras esplecnectomía.
- *Agrupación en pilas:*

  Los eritrocitos se apilan unos sobre otros debido normalmente a una extensión demasiado lenta.

Anomalías leucocitarias

- *Desviación a la izquierda*: aumento de la cantidad de neutrófilos inmaduros y es indicativa de trastorno inflamatorio.
- *Neutrófilos tóxicos*: en toxemias. Su citoplasma es rosa azulado y suele estar vacuolizado, con inclusiones redondas o angulares.

- *Leucocitosis*: aumento de la cantidad de glóbulos blancos por encima de lo normal. Puede ser por diversas causas: microorganismos patógenos, neoplasias, hemorragias, hormonas esteroides, enfermedad degenerativa no inflamatoria, etc.
- *Leucopenia*: disminución de la cantidad de glóbulos blancos por debajo de lo normal. Si todos los tipos de leucocitos están afectados se denomina *panleucopenia.*

Las posibles causas son insuficiencia de médula ósea, infecciones no superadas, enfermedades víricas, síndrome de Cushing, etc.

Hematocrito

Es el valor dado por el porcentaje de volumen ocupado por los glóbulos rojos en la sangre. En el caballo es de un 42%. Se halla bajo en sedación, anestesia y anemias, así como en las últimas fases de la gestación. En cambio sus valores son altos en deshidratación, policitemia, contracción esplénica administración de anabolizantes y a veces en razas atléticas.

Para calcular su valor se emplea el microhematocrito, usando cánulas heparinizadas si se usa sangre fresca. Las cánulas se llenan por capilaridad hasta las tres cuartas partes y el extremo vacío se tapa con masilla especial. El tubo se sitúa con el extremo tapado hacia afuera en una centrifugadora de microhematocrito y se centrifuga cinco minutos a 10.000 r.p.m.

Hay que tener en cuenta que la centrifugadora debe estar equilibrada por lo que colocaremos los tubos en posición diametralmente opuestos entre sí.

$$PVC\% = a/b \times 100$$

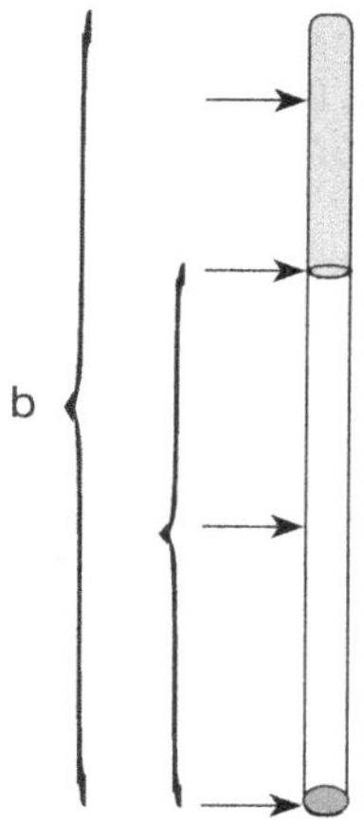

Hemoglobina

En el interior de los glóbulos rojos se halla en combinación irreversible con el oxígeno para transportarlo a todo el organismo.

Volumen corpuscular medio

Indica el tamaño medio de los glóbulos rojos:

VCM (fl) = (PCV%/l/l) × 1.000 / glob. rojos totales (10^{12}/l)

1 fl = 10^{-15} l

Hemoglobina corpuscular media

Indica la concentración media de hemoglobina por glóbulo rojo:

HCM (g/dl) = Hemoglobina total (g/dl) / PCV (l/l)

Estos dos últimos parámetros son útiles para diagnosticar anemias.

Recogida de muestras de orina

La mejor forma de recoger orina es directamente al miccionar sobre todo si es tras despertar. La porción inicial de orina es la más idónea para evaluar lesiones de la parte baja de la uretra, como obstrucción uretral, urolitos o bacterias, pero es la facción más contaminada.

Para evaluar una posible patología prostática o cuando hay indicios de hemorragia o sedimento en vejiga, lo mejor es escoger una muestra del final del chorro de orina.

Lo ideal es realizar el examen de orina cuanto antes ya que las bacterias presentes en la misma causarán descomposición de la urea y producción de amoniaco. Además, el amoniaco aumentará el pH de la orina que a su vez facilitará la precipitación de fosfatos. Conviene refrigerar pero no congelar.

Muestras de piel y pelo

Raspados cutáneos

Deben tomarse muestras de varios puntos. La zona debe rasurarse y humedecerse con parafina líquida, glicol de propileno o hidróxido potásico al 10%.

Con una hoja de bisturí raspamos hasta obtener diminutas gotas de sangre lo que indica que hemos extraído de la epidermis (la sangre indica que hemos llegado a la dermis). Una gota de aceite sobre la hoja del bisturí facilita el raspado.

La muestra se deposita en un portaobjetos y se cubre con un cubreobjeto. Previamente pueden colocarse unas gotas de hidróxido potásico 10% y se calentarán para volver la muestra transparente.

Para parásitos superficiales podemos emplear la técnica de la cinta adhesiva, pegándola en la piel, tirando de ella y colocándola sobre un portaobjetos para examinarla posteriormente al microscopio.

Diagnóstico de infecciones por endoparásitos

Se detecta mediante análisis de heces o sangre.

Recogida de muestras

- **Heces**: las muestras fecales deben recogerse en la porción del recto ya que si se recogen del suelo, pueden estar contaminadas. Existen gran variedad de técnicas para examinar las heces. Cuando hay abundante número de huevos, puede colocarse una porción de materia fecal directamente sobre un portaobjetos con algo de agua para emulsionarla. Se cubre con un cubreobjetos y se examina directamente al microscopio.

  Otra técnica es la flotación fecal, que consiste en mezclar agua y heces y desintegrar la materia fecal, filtrar, sedimentar y observar al microscopio.
- **Sangre**: debe recogerse en tubos con anticoagulante EDTA para exámen microscópico. Puede prepararse un frotis convencional y teñirse con Giemsa para detección de posibles parásitos hemáticos como Babesia, que tiene forma de pera y normalmente forma pares.

Otras tomas de muestras

Las muestras de líquido cefalorraquídeo, sinovial, pleural, etc., requerirán métodos específicos y algún tipo de sedación/anestesia. Las muestras de tejidos, biopsias, etc., se extraen in vivo para el examen histiopatológico mediante técnicas de punción, incisión, endoscópica, etc.

Es importante conservar correctamente las muestras para evitar autolisis, mediante diferentes conservantes como el formol 10%, alcohol, etc.

Las muestras toxicológicas deben enviarse a un laboratorio especializado.

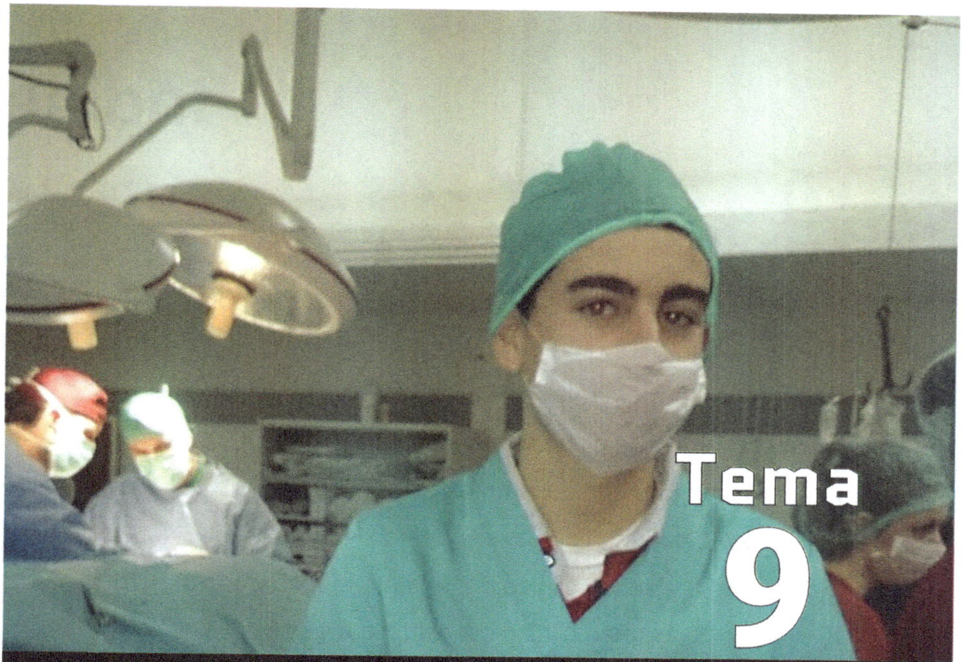

Tema 9

TEMARIOS DE FORMACIÓN

Apoyo al veterinario en pruebas diagnósticas

TFOFICIOS

eRodio ediciones

Índice

Presentación

Protocolo de inspección clínica.

El personal auxiliar es el principal apoyo al veterinario. De ahí la importancia en el conocimiento del manejo del caballo y de la recogida de datos para realizar una anamnesis que permita un diagnóstico lo más acertado posible.

1. El animal sano

El caballo ha sido un animal de utilidad para el hombre a lo largo de los siglos. Esta característica de dependencia implica que su bienestar dependa actualmente del hombre, mediante la capacidad y medios para evitar su sufrimiento y mantener su salud.

Como directrices para mantener el estado de bienestar animal, podemos definir las siguientes:

- Ausencia de sed, hambre y malnutrición, aportando agua fresca, limpia y de fácil acceso y dieta adecuada para mantener su estado de salud.
- Ausencia de incomodidad, aportando un entorno adecuado, limpio y seco con zona de refugio y espacio suficiente para el descanso.
- Ausencia de dolor, lesiones o enfermedades aportando los cuidados veterinarios necesarios para asegurar la ausencia de sufrimiento.
- Posibilidad de expresar su conducta y comportamiento normales de la especie, reaccionando interespecíficamente con el medio y otros congéneres.
- Ausencia de miedo y angustia asegurando condiciones que eviten el sufrimiento mental.

2. Protocolo de inspección clínica en équidos

2.1. Práctica 1: manejo, reseña, anamnesis

Objetivo

El Auxiliar Técnico Veterinario debe conocer y manejar los métodos de manejo y contención en los équidos. Ambas prácticas, correctamente aplicadas, contribuirán significativamente a la obtención de mejores resultados en el examen físico del paciente.

2.1.1. Manejo del equino

Los caballos son animales de gran tamaño y fuerza, potencialmente peligrosos por su volumen y características y pueden ocasionar graves daños a las personas del entorno. Son de temperamento muy nervioso y la falta de autoridad por parte de su cuidador la detectan fácilmente. Además pueden malinterpretar cualquier maniobra rápida, brusca o violenta que se realice a su lado con la consiguiente reacción no deseada. Es recomendable acercárseles directamente y con confianza, con mucha precaución y atentos siempre que por algún motivo pasemos por detrás de él.

Sujeción

A continuación se indican algunas actuaciones para sujetar el caballo.

1. Colocación del cabezal

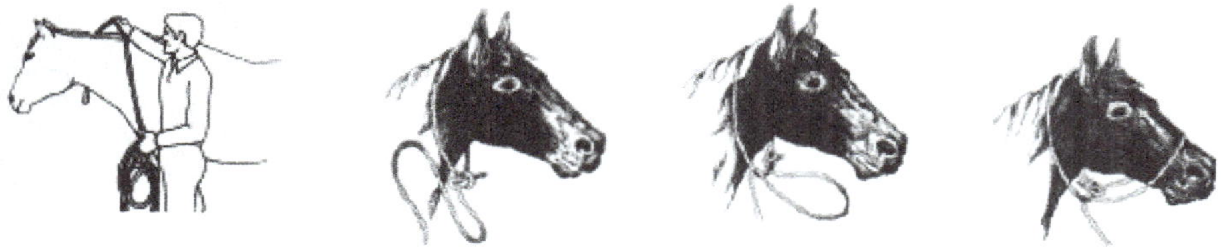

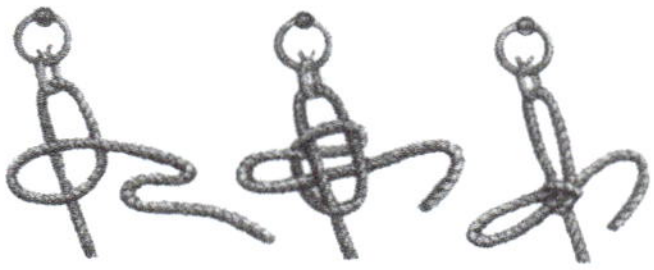

Nudo de liberación rápida

2. Pellizco en la piel del cuello

El animal se queda sorprendido y puede funcionar como sujeción leve.

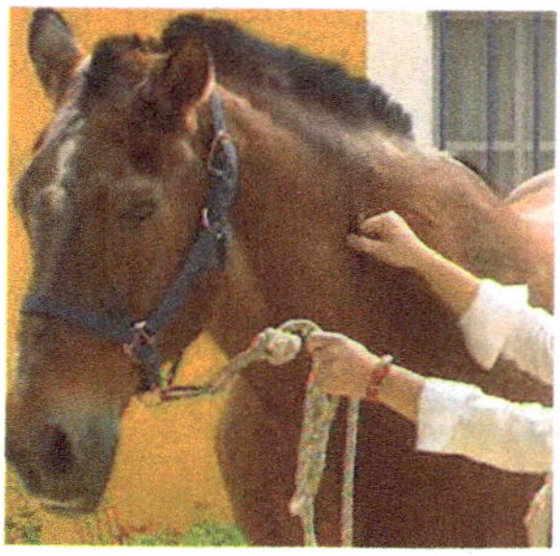

3. Retorcer la base de la oreja. Totalmente desaconsejado

4. Tapar los ojos y orejas para que no pueda orientarse

5. Levantar el miembro anterior

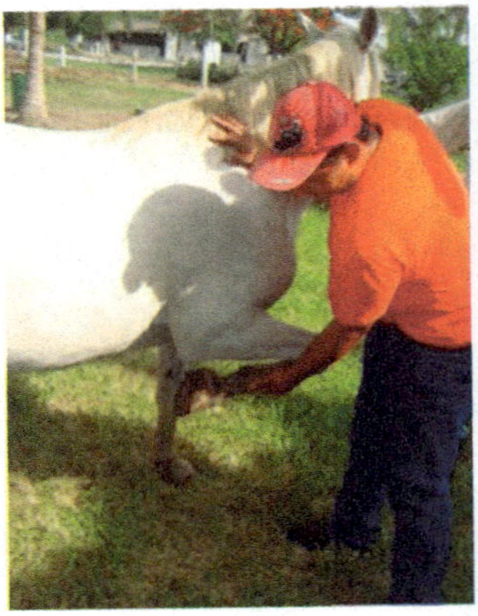

Le produce inestabilidad.

En la siguiente ilustración podemos apreciar una de las formas correctas de levantar los miembros del caballo, ya sea con fines de inmovilización o inspección clínica.

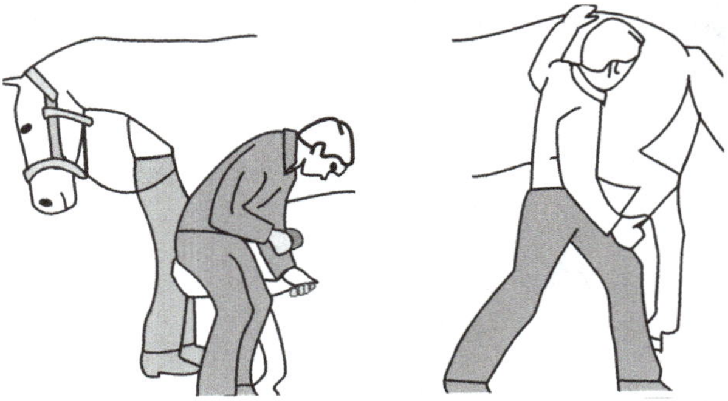

6. Acial, puro o torcedor

Consiste en un palo de madera con una cuerda en un extremo distal que se coloca alrededor del belfo superior y se gira, produciendo dolor que impide que el animal se mueva. Es posible también que se produzca una liberación de endorfinas al presionar la zona que hace que el animal se relaje.

Su utilización en la base de la oreja no esta indicado.

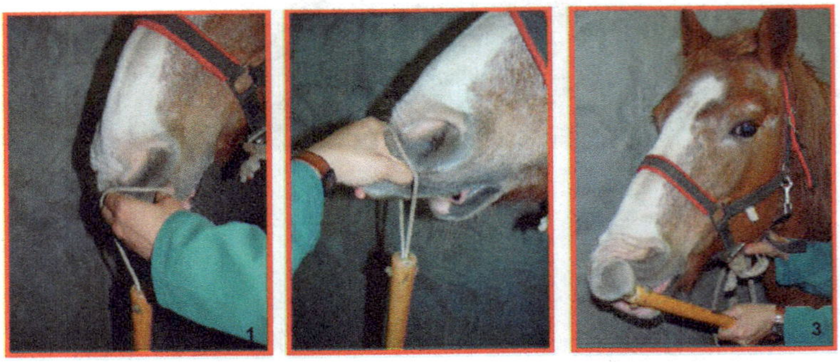

7. Trabones

Son unas anillas de cuero que se atan y se colocan generalmente en los miembros posteriores para evitar que el caballo cocee. Es de utilidad sobre todo cuando se van a realizar exploración rectal o en el vientre.

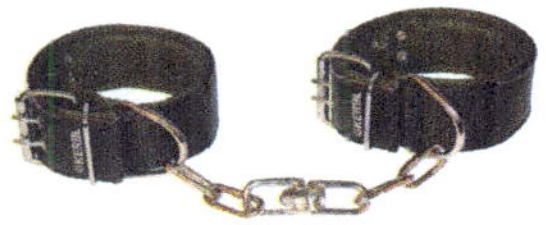

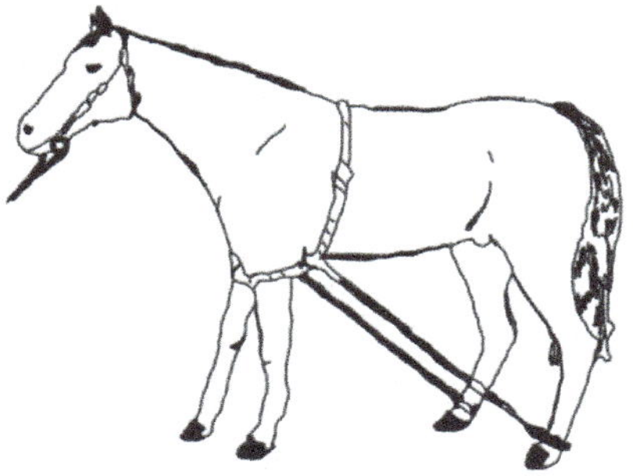

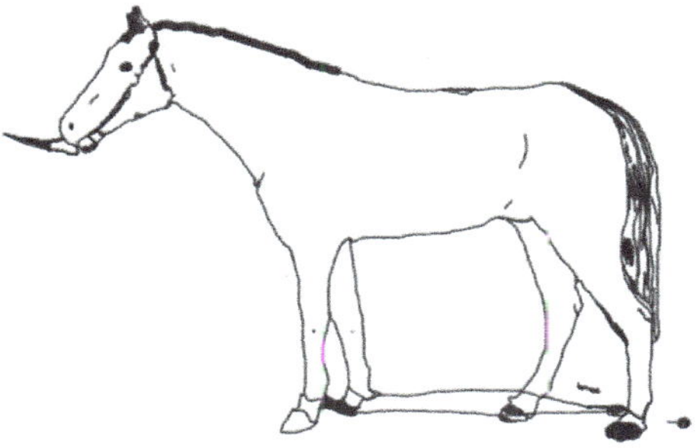

8. Método de derribo

Es preciso disponer de una cuerda de unos 6 m. de longitud y unos 2 cm de diámetro. Las extremidades se van fijando con la cuerda para que al tirar de ésta, queden casi juntas y podamos derribar al animal. Hay que tener mucha precaución si se utiliza este método. El golpe contra el suelo puede dañar al animal sobre todo en la cabeza. Un ayudante estará siempre preparado con un saco lleno de paja para colocar en la cabeza y que no se golpee.

Deberá sujetar la cabeza contra el suelo, ya que si el animal logra levantar la cabeza, dejará de estar inmovilizado y hará por incorporarse.

Una vez en el suelo el caballo, la extremidad posterior que queda libre se atará pasando una cuerda por la crinera y pecho.

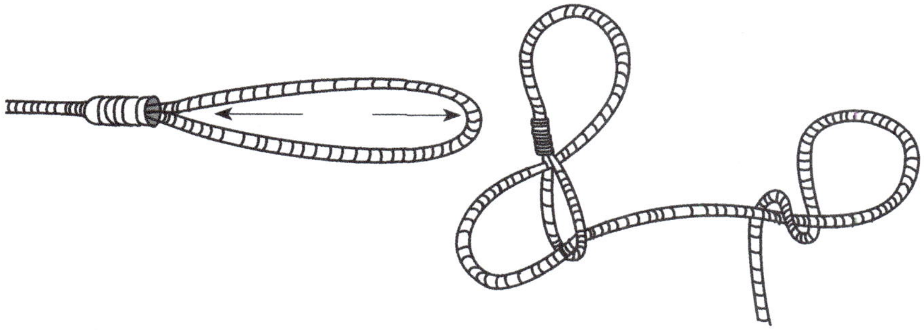

Cuerda con una presilla en un extremo

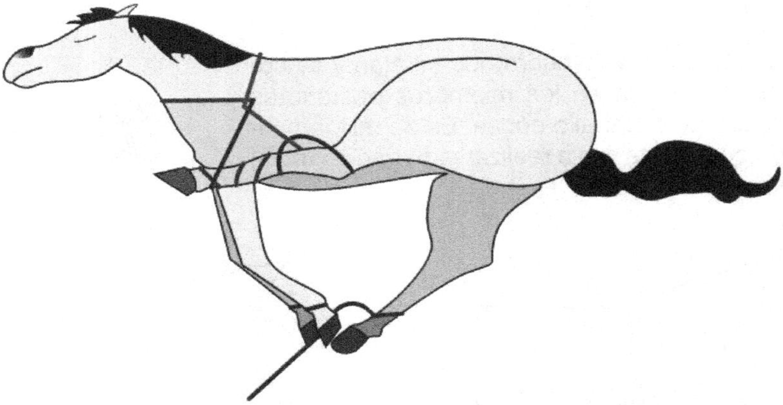

Si se trata de sujetar un potro habrá que sujetarlo por el cuello y la cola en posición vertical.

2.1.2. Reseña y anamnesis

El Auxiliar Técnico Veterinario deberá conocer como diseñar una ficha clínica del paciente, conocer y manejar la información necesaria para hacer una reseña. La importancia de esta herramienta en el historial clínico del caballo es enorme tanto como elemento integrado en la ficha clínica como por su utilidad en el examen físico del paciente, ya que a veces hay que establecer una clara diferenciación entre lo fisiológico y lo patológico según las características del paciente: edad, sexo, raza, etc.

Antes de proceder al diagnóstico hay que realizar un examen clínico que incluye los siguientes apartados:

- Reseña
- Anamnesis
- Inspección regional y general
- Examen físico
- Exámenes auxiliares

2.1.2.1. Reseña

Consiste en registrar los datos del paciente que vamos a examinar. Puede hacerse en una ficha en papel o en soporte informático y los datos serán archivados en su historia clínica. Lo ideal es hacer la reseña varias veces durante la vida del animal, ya que puede cambiar su conformación y características morfológicas, como por ejemplo la capa.

Anotaremos la raza, capa sexo, edad y otras características complementarias. De esta forma, nos orientaremos hacia patologías propias de la edad (onfalitis en potros), de la raza (parálisis del Quarter Horse), de la capa (melanomas en tordos), sexo (piómetra en hembras), del uso (lesiones del carpo en caballos de carrera), etc.

2.1.2.2. Anamnesis

Es el conjunto de datos que podemos reunir del caballo al someter a su dueño o cuidador a una serie de preguntas. Debemos tener realizado con anterioridad un modelo de anamnesis donde figuren datos imprescindibles que luego no echemos en falta.

Lo ideal es hacer una reseña y anamnesis en condiciones normales, es decir, cuando el animal está sano, para poder establecer una comparativa en casos de cualquier patología.

Debe ser actualizada y realizada en el momento de la consulta y deben ser tenidos en cuenta los signos observados, comportamiento, evolución y duración del proceso, medicación, datos clínicos anteriores, etc.

A veces, el caballo se presenta aparentemente sano en el momento del reconocimiento veterinario, por ejemplo, en casos de convulsiones, por lo que la anamnesis será el único medio de diagnóstico que poseamos.

Existen anamnesis de comportamiento y clínicas.

Actividades

Redacte un informe detallado de las actividades realizadas en la clase práctica.

2.2. Práctica 2: toma de constantes vitales

Objetivo

El ATV deberá conocer y comprender la importancia de la recogida e interpretación de datos en relación a las constantes fisiológicas de los equinos.

Los materiales indispensables son:

- Estetoscopio.
- Termómetro.
- Reloj.

La toma de constantes vitales se realiza de la siguiente forma:

2.2.1. Temperatura rectal

Materiales

- Un termómetro digital. Es mejor utilizar este tipo de termómetro porque emite un sonido una vez que la temperatura se estabiliza.
- Un lubricante suave. Es necesario para facilitar el paso del termómetro por el recto del caballo. Es ideal utilizar vaselina o un lubricante a base de agua.
- Alcohol y algodón.

El momento adecuado para tomar la temperatura de un caballo es después de que este defeque.

El caballo no debe moverse demasiado mientras se le esté tomando la temperatura. Puede sujetarlo algún ayudante o bien atarlo con un nudo de liberación rápida. También existen los llamados potros de contención que son unas barras de madera o metálicas dispuestas a modo de cajón, cerrado por los cuatro lados de forma que el caballo entra y no puede ni avanzar ni retroceder. Se usan también para herrar, exploraciones rectales, ecografías, inseminación, etc.

Antes de introducir el termómetro en el orificio anal, hay que comprobar su funcionamiento en la pantalla digital del termómetro.

A continuación se lubrica el termómetro untando sobre la punta un poco de vaselina o lubricante a base de agua.

El movimiento sobre el flanco izquierdo del caballo hacia el tercio posterior del caballo debe ser pausado pero firme. No es obligado hacerlo por este costado, si bien las operaciones de manejo por este lado le resultan al caballo más familiares. Esto permite que el caballo vea a la persona en todo momento ya que los caballos tienen un punto ciego directamente detrás y frente a ellos. Se colocará una mano sobre el lomo del caballo para llamar su atención. Hay siempre que evitar pararse directamente detrás del caballo para no recibir una patada.

La cola debe sujetarse con la mano izquierda y sujetando el termómetro con la derecha lo introduciremos en el orificio anal.

Inserta la punta del termómetro en el ano. Observa detenidamente hasta que consigas una buena vista, pero sin pararte detrás del caballo. Introduce suavemente la punta del termómetro en el ano.

- Es muy probable que el caballo contraiga sus músculos. Debe girarse suavemente el termómetro para facilitar que se deslice suavemente dentro del ano.

La punta del termómetro debe apoyarse sobre la pared del recto. Esto es importante para que el termómetro no se inserte en las heces, lo cual registraría una lectura de temperatura más alta.

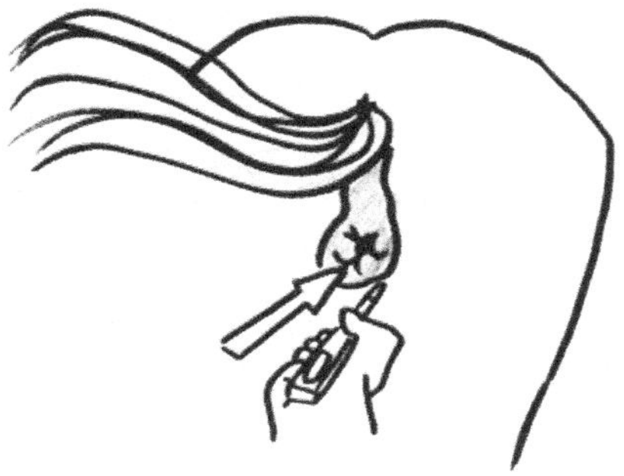
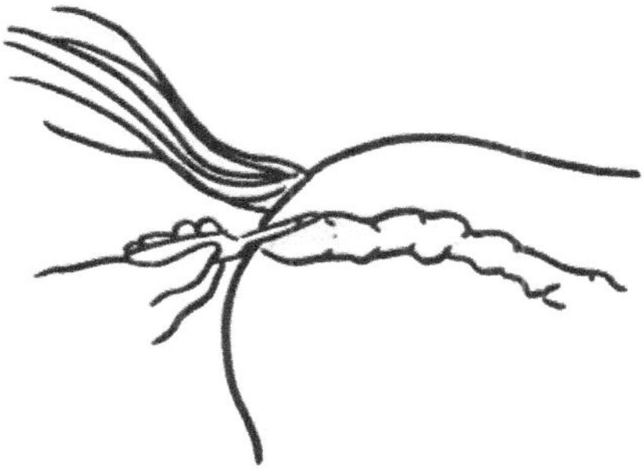

Es aconsejable toma la temperatura una vez más sobre todo si se considera que el caballo presenta una temperatura elevada.

El termómetro una vez usado debe desinfectarse bien con un papel, gasa desechable o algodón empapados en alcohol o desinfectante. Estará listo para su uso la próxima vez.

Es aconsejable tomar la temperatura después de 3 ó 5 días. Registrar las temperaturas del caballo para observar su reacción en función de la hora del día, el clima y otras circunstancias es de gran valor diagnóstico. Por ejemplo, en la madrugada, la temperatura debe estar un poco más baja, mientras que en la noche o por la tarde, la temperatura probablemente esté más elevada.

Lo ideal es tomar la temperatura al caballo cuando no está enfermo, estableciendo en nuestra historia clínica una temperatura fisiológica de referencia con la que comparar las temperaturas anormales.

La temperatura rectal normal en el caballo oscila entre 37,5° y 38,5 °C. Estos valores estarán aumentados en procesos infecciosos, ejercicio intenso, golpes de calor, entre otras causas. Se encontrarán valores por debajo de lo fisiológico en casos de shock, yeguas antes de parir, cólicos graves, antes de morir, etc.

2.2.2. Frecuencia respiratoria

Se observarán los movimientos del tórax, del flanco o de los ollares. Si acercamos la mano a los ollares notamos la salida de aire caliente y de esta forma contar cuántas espiraciones por minuto realiza el caballo.

En un caballo sano adulto son de 10-16 /minuto. En un potro pueden llegar a ser de 20-30/minuto.

Un aumento de la frecuencia respiratoria se llama taquipnea y la disminución, bradipnea. La dificultad para respirar se denomina disnea. Si la respiración cesa durante un periodo de tiempo más o menos prolongado se denomina apnea.

2.2.3. Frecuencia cardíaca

La zona donde el corazón contacta la pared torácica es donde mejor podemos auscultar el sonido cardíaco y con él, determinar la frecuencia cardíaca.

En los equinos la cara izquierda del corazón se encuentra en el tercio inferior de la pared costal, entre los espacios intercostales III al VI. El choque de punta se palpa con mayor intensidad en el V espacio intercostal izquierdo, en el tercio inferior del tórax.

En la práctica, colocaremos el fonendo por detrás del olecranon, es decir, introduciéndolo entre el codo y la pared costal.

En condiciones fisiológicas, la frecuencia cardíaca puede oscilar entre 30-40 lat/min. Puede estar aumentada en pericarditis, afecciones cardíacas agudas, colapso, septicemia, etc.

El aumento de la frecuencia cardíaca se denomina taquicardia y la disminución de la misma, taquipnea.

En animales jóvenes los valores suelen ser más altos.

2.2.4. Pulso arterial

Los valores normales en un caballo sano adulto son de 30-40 p.p.m. llegando a ser en el potro unas 50-100 p.p.m.

La toma del pulso arterial es fácil pero depende de factores como la raza, estado de carnes, edad o entrenamiento del animal.

Varias localizaciones son posibles para la toma del pulso arterial. Se colocan los dedos índice y corazón en alguna de las siguientes regiones:

- **Arteria facial**: por detrás y por debajo de la rama de la mandíbula.
- **Arteria digital**: a nivel de la articulación metacarpofalangiana en su la cara palmar.
- **Arteria temporal**: detrás de la comisura lateral del ojo.
- **Arteria coccígea**: cara ventral del maslo de la cola.

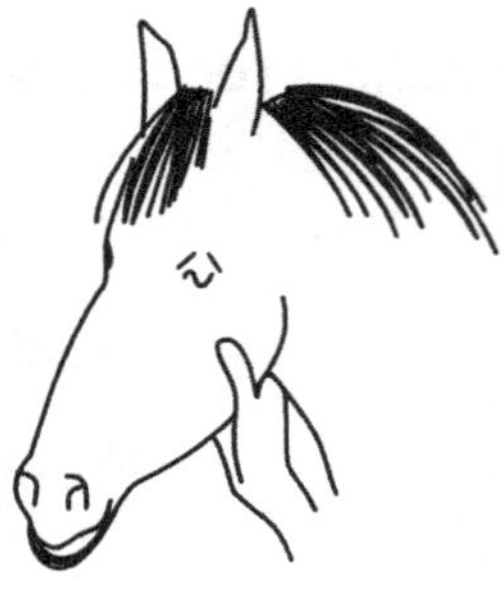

2.2.5. Examen de las mucosas

Se realizará un examen de las mucosas conjuntival, nasal, gingival y vaginal, anotando los siguientes datos:

- **Color**: pálidas, rosadas, congestivas, cianóticas, ictéricas.
- **Humedad**: secas, pegajosas o húmedas.
- **Brillo**: brillantes o mates.

La aparición del llamado anillo tóxico es un signo que se observa en las encias superiores como un cambio de coloración de la mucosa (rojo o anaranjado) que rodea a los dientes. Se produce como consecuencia de la muerte bacterias Gram (-) dentro del tracto intestinal, las cuales, al liberar sus endotoxinas al torrente sanguíneo, causan endotoxemia. El anillo tóxico es un signo patognomónico de la endotoxemia.

2.2.5.1. Mucosa conjuntival

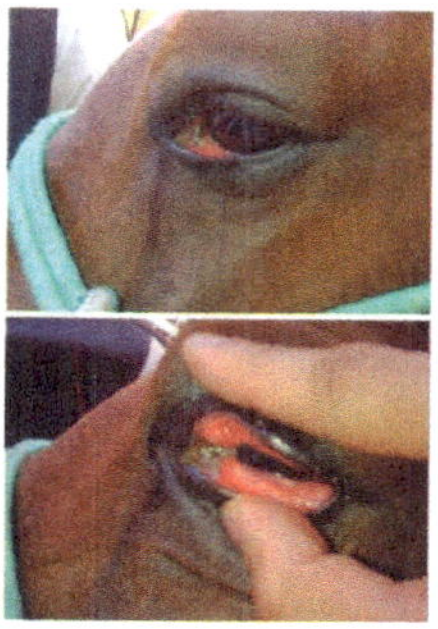

Para realizar un examen de las mucosas conjuntivales, es preciso colocarse lateralmente a la cabeza del caballo. Si queremos examinar el ojo izquierdo, será la mano derecha la que acercaremos a este ojo. Esta maniobra debe realizarse lenta y cuidadosamente. Con los dedos índice y pulgar abriremos los párpados, colocando el índice en el párpado superior y el pulgar en el inferior y ejerceremos una ligera presión sobre ambos para revertirlos y exponer el tercer párpado o membrana nictitante.

En caso de precisar hacer la exploración en el ojo izquierdo, el proceso se realizará igualmente pero utilizaremos la mano izquierda.

Para facilitar la maniobra, el dedo pulgar debe colocarse más cerca del ángulo nasal que del temporal.

2.2.5.2. Mucosa nasal

Se explora introduciendo cuidadosamente los dedos índice y pulgar de la mano contraria al ollar. Se visualizará el interior de la fosa y se expondrá la mucosa para proceder a su observación.

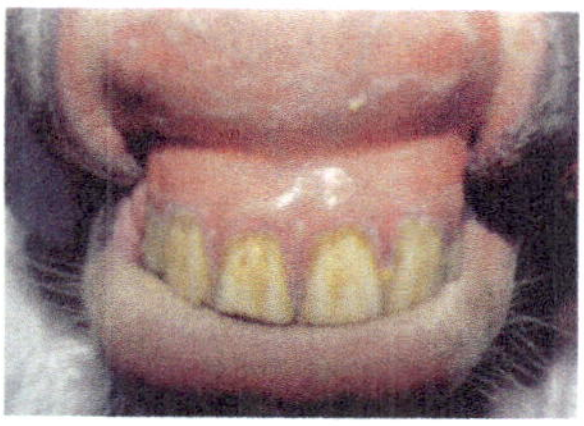

2.2.5.3. Mucosa gingival

Se toman los labios entre los dedos y se revierten para dejar expuesta la mucosa.

2.2.5.4. Mucosa vaginal

Por el flanco izquierdo de la yegua mirando en sentido caudal colocaremos la mano izquierda sobre la grupa. La cola se levantará y desplazará lateralmente. Con la mano derecha, se colocará el dedo índice en el labio izquierdo de la vulva y el pulgar en el derecho. El dedo medio o corazón nos sirve para ejercer presión hacia afuera apretando desde el exterior. Los otros dos dedos separarán los labios vulvares dejando expuesta la mucosa vaginal junto a la fosa del clítoris.

Se evaluará la integridad de la mucosa, coloración, brillo, humedad, flujos, existencia de petequias, etc.

2.2.5.5. Tiempo de relleno capilar

En la mucosa gingival, realizaremos presión con el dedo en la encía superior. Observaremos como la mucosa palidece por la falta de riego momentáneo. La presión del dedo deja una huella blanca que va volviendo a su color normal pasados unos segundos. El tiempo de relleno capilar mide el tiempo que tarda la mucosa en volver a su coloración normal. En caballo adulto sano es de 2-3 segundos.

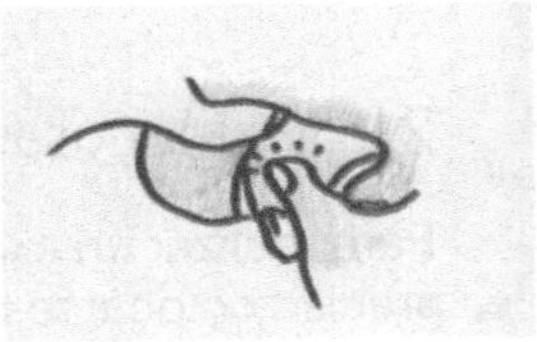

2.2.6. Grado de hidratación

El grado de hidratación podemos medirlo mediante la prueba del pliegue cutáneo en la zona preescapular o en las tablas del cuello. Se pellizca la piel durante un par de segundos y luego se suelta. Calcularemos el tiempo que tarda la piel en volver a su estado original. En condiciones normales debería tardar menos de dos segundos, más tiempo indicaría cierto grado de deshidratación.

Tiempo de recuperación del pliegue cutáneo (seg)	**Grado de deshidratación** (%)
2	Normal
3	3
4	4
5	5
6	6
7	7

La disminución de orina, la sequedad de las mucosas o el hundimiento del ojo, son también signos de deshidratación.

2.2.7. Examen de ganglios linfaticos

En la exploración de los ganglios se debe prestar atención al tamaño, consistencia, calor y grado de sensibilidad. Varios son los ganglios de fácil acceso para su exploración.

2.2.7.1. Submaxilares

Se exploran colocando el dedo pulgar en la cara externa de la mandíbula, por delante del borde anterior del masetero y los otros cuatro dedos en la cara interna de la misma en su porción inferoposterior. Con un leve movimiento de los dedos sobre el ganglio, notaremos el deslizamiento de éste entre nuestros dedos. Con la mano derecha se explora el linfonódulo izquierdo colocándose el explorador del lado izquierdo y con la mano izquierda sostiene el cabestro. El linfonódulo derecho se explora con la mano izquierda.

2.2.7.2. Preescapulares

Según el estado de carnes del animal, se complica la palpación de este ganglio, así suele ser difícil su evaluación en los obesos. Se exploran por el deslizamiento en la zona preescapular. Debemos mirar hacia la cabeza del animal y explorar el linfonódulo izquierdo con la mano izquierda y el derecho con la derecha. Se pueden palpar buscando el borde anterior de la escápula.

2.2.7.3. Precrurales o prefemorales

Se encuentran en la babilla. Se palpan por pellizcamiento en el pliegue inguinal. El auxiliar mirando en sentido caudal, con la mano derecha explora el linfonódulo izquierdo y con la izquierda, el derecho.

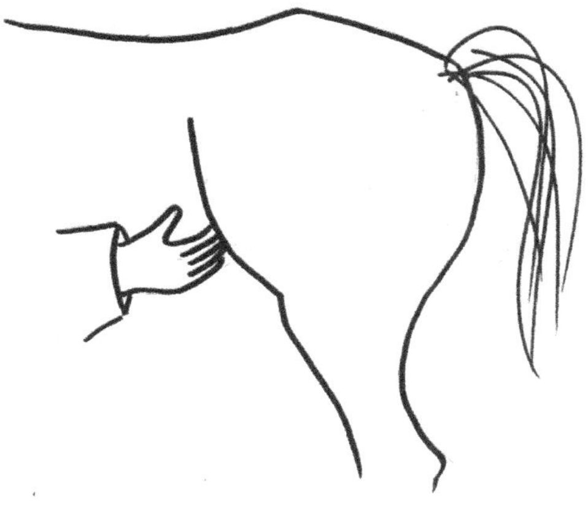

2.2.7.4. Supramamarios

El clínico se coloca de lateral con respecto al animal e introduce su mano por debajo del pliegue de la babilla y sobre las mamas, busca los linfonódulos en la base de la misma. Se utiliza la mano opuesta al lado en el que se ubica.

Actividades

Redacte un informe detallado de las actividades realizadas en la clase práctica.

2.3. Práctica 3: examen clínico del aparato circulatorio

Objetivo

El Auxiliar Veterinario Equino deberá conocer los métodos de examen físico tales como la observación, palpación, percusión y auscultación de los órganos internos y externos del sistema circulatorio.

Materiales:

- Estetoscopio.
- Termómetro.
- Reloj.

2.3.1. Examen clínico

En la región cervical se deben revisar ambas venas yugulares para diagnosticar una posible tromboflebitis que pudiera ocurrir tras inyectar de forma continuada alguna medicación vía intravenosa. Puede en estos casos dañarse la pared de la vena.

Se debe evaluar el pulso en la arteria facial y el pulso yugular. La frecuencia cardíaca normal en los caballos es de 30-40 lat/min, si bien, puede estar aumentada en pericarditis, afecciones cardíacas agudas, colapso, septicemia, etc.

Como ya se estudió en la práctica anterior, el color de las mucosas y el tiempo de llenado capilar de un caballo en reposo puede orientarnos sobre su estado general de oxigenación y perfusión.

La intolerancia al ejercicio, debilidad, fatiga, síncope o la acumulación de sangre en órganos en los cuales el drenaje venoso es inadecuado p. ej: ascitis, edemas periféricos, derrames y edema pulmonar, son producto de una inadecuada perfusión a nivel orgánico a consecuencia de una alteración cardíaca.

Edemas en extremidades y en abdomen ventralmente son indicativos de una patología cardíaca y suelen estar relacionados con la insuficiencia cardíaca congestiva.

- **Palpación**: el corazón contacta la pared torácica. En los equinos la cara izquierda se proyecta en el tercio inferior de la pared costal, desde el espacio intercostal III al VI. En el lado derecho se extiende desde el espacio intercostal III al IV. El choque del vértice del corazón es palpable en el V espacio intercostal izquierdo, en el tercio inferior del tórax.
- **Percusión**: no aporta datos significativos.
- **Auscultación**: es el método más importante de la exploración cardíaca. En condiciones normales no existe ninguna dificultad para auscultar el corazón, pero la intensidad puede disminuir por un excesivo desarrollo muscular, obesidad, pelo muy denso o presencia de fluidos en el saco pericárdico o en el tórax.

Sonidos cardíacos

Existen cuatro sonidos cardíacos normales en el caballo, pero no siempre son detectables.

- *El primer sonido cardíaco* se produce inmediatamente después del cierre de las válvulas tricúspide y mitral que son las que separan aurículas de ventrículos. Cuando se contraen los ventrículos llenos de sangre se produce un sonido que es detectable. Es el sonido más fuerte que apreciamos al auscultar con el estetoscopio. Este sonido nos indica que se inicia la fase de sístoles.
- *El segundo sonido cardíaco se produce al relajarse* los ventrículos, inmediatamente después del cierre de las válvulas semilunares pulmonar y aórtica, es decir, cuando se vacían los ventrículos expulsando la sangre hacia las arterias aorta y pulmonar. Se escucha después del primer sonido, ligeramente más débil que éste. Marca el final de la sístole cardíaca y el comienzo de la diástole.

  Estos sonidos cardíacos suenan como una sucesión lub-dup, lub-dup...
- *El tercer sonido cardíaco* no siempre es detectable en todos los caballos (ocasionalmente en caballos atléticos). Es difícil de diferenciar, pues se encuentra fusionado al segundo sonido cardíaco. Se produce por vibraciones de la pared ventricular durante el llenado pasivo y rápido de los ventrículos.
- *El cuarto sonido cardíaco* al igual que el tercero, no siempre es detectable, y en el caso de auscultarse, es el primero en escucharse durante el ciclo cardíaco, justo antes del primer sonido. Es un sonido auricular, que coincide con el llenado activo de los ventrículos durante la sístole auricular. Se detecta normalmente en los caballos en reposo y con un ritmo regular disminuido.

2.3.2. Exámenes auxiliares

- **Radiografía torácica**

  Permite evaluar el contenido y continente de la cavidad torácica, el contorno de la silueta cardíaca así como también la trama pulmonar que puede verse afectada en descompensaciones cardíacas.

- **Ecocardiografía**

  Nos permite visualizar, de una forma no invasiva, el funcionamiento de la actividad cardíaca y de las estructuras internas del corazón, así como funcionamiento y grosor de las válvulas cardíacas, el espesor del tabique interventricular, el diámetro de la aorta y arteria pulmonar entre otros. También nos permite medir el tamaño y dimensiones de las cavidades cardíacas, es decir las aurículas y los ventrículos.

- **Ecocardiografía doppler**

  Mediante este estudio es posible medir la velocidad o características del flujo sanguíneo a distintos niveles, la existencia regurgitaciones en las diferentes cámaras y válvulas así como flujos normales o patológicos intracardíacos.

- **Electrocardiografía (ECG)**

  La electrocardiografía evalúa la actividad eléctrica del corazón. Es la prueba idónea para diagnosticar trastornos del ritmo (arritmias) y trastornos de conducción así como es un indicador relativo del tamaño o función cardíaca, aunque no es tan específico como los métodos de diagnósticos por imagen.

Actividades

Redacte un informe detallado de las actividades realizadas en la clase práctica.

2.4. Práctica 4: examen clínico del aparato respiratorio

Objetivos

Como miembro del equipo veterinario, el Auxiliar Técnico deberá conocer la metodología de exploración de aparato respiratorio, con el fin de realizar una adecuada y completa anamnesis que sirva al clínico Veterinario, una vez evaluados los datos obtenidos por el auxiliar, a realizar un diagnóstico lo más rápido y certero posible.

Los métodos de examen físico son la observación, palpación, percusión y la auscultación de los órganos internos y externos del sistema respiratorio.

Materiales:

- Estetoscopio.
- Termómetro.
- Reloj.

2.4.1. Examen clínico

2.4.1.1. Examen de las fosas nasales

Se comenzará por la inspección de las vías respiratorias altas. Observando la superficie externa de la cavidad nasal, los principales signos que podemos encontrar son: desviaciones o estrechamiento por parálisis unilateral del nervio facial, deformación de los supranasales por tumores o abscesos, edemas en el extremo y partes declives de la nariz, costras o excoriaciones por rozamiento, lesiones por rascado del hocico sobre superficies duras, etc.

La palpación externa con los dedos sirve para comprobar sensibilidad dolorosa por fracturas, hematomas, edemas, cambios de temperatura, consistencia o crepitaciones debido a fracturas internas.

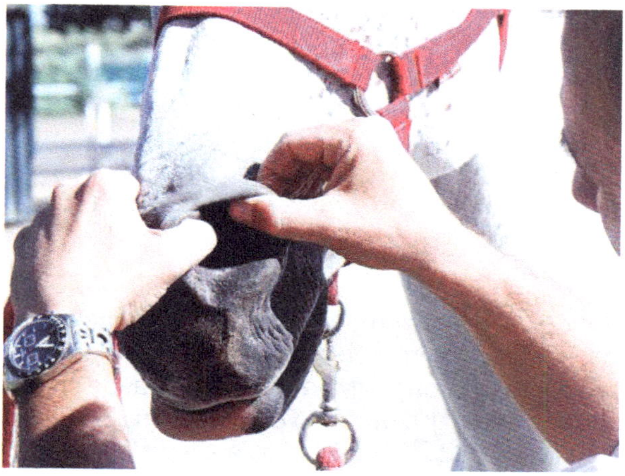

Examen Funcional

Consiste en evaluar el flujo nasal, el aire espirado y los ruidos nasales.

Normalmente existe una pequeña cantidad de secreción nasal fisiológica de naturaleza serosa o ligeramente seromucosa, que puede observarse en el ángulo interno del ollar.

Características en un flujo patológico:

- **Cantidad**:

  Varía en función de la gravedad de la patología que lo provoca. En los procesos leves será escaso (inflamaciones o catarros leves), en los graves y durante los períodos agudos será abundante (papera equina).

- **Aparición**:

  - *Unilateral*: se observa en afecciones que afectan a una sola de las cavidades nasales. Es el caso de tumores, cuerpos extraños, pólipos, etc. Indica que el proceso se encuentra por delante de las coanas.
  - *Bilateral*: generalmente el proceso asienta por detrás de las coanas, pero no puede excluirse la otra posibilidad, pudiendo ser su origen en la nariz, los senos paranasales y/o bolsas guturales.

  Es importante determinar con exactitud el origen del flujo nasal. Para ello tendremos en cuenta que la tos no modifica el flujo de origen nasal, gutural o de los senos paranasales, pero sí lo modifica en casos donde el origen del flujo sea de vías respiratorias profundas (generalmente aumenta).

  En el equino el flujo de origen gutural es intermitente, aparece cuando el animal agacha la cabeza o deglute. En estas patología es conveniente colocar el alimento en un nivel bajo para que el flujo nasal se elimine por gravedad.

- **Aspecto**:

  - Mucoso.
  - Purulento.
  - Hemorrágico, etc.

- **Consistencia**:

  Es de consistencia densa y viscosa en los flujos nasales purulentos y más fluida en los serosos.

- **Color**:

  El flujo fisiológico es incoloro, de aspecto semejante al agua. En procesos patológicos puede presentar colores anormales: color rojizo herrumbroso en la primera fase o fase congestiva de la neumonía, de color oscuro chocolate en las putrefacciones, gris oscuro o gris sucio en la influenza de los equinos, gris claro en la laringitis de los caballos o tos de los hipódromos; amarilla en bronquitis, verdoso por mezcla del pasto en la regurgitación en la faringitis del caballo, purulenta, cremoso, blanco o amarillo por ruptura de abscesos pulmonares o pus de las bolsas guturales o de los senos paranasales.

- **Olor**:

  Normalmente es inodoro. El olor patológico depende de la causa que lo produce (caries dentarias, pútrido en gangrena pulmonar).

  La salida de sangre por las fosas nasales, en términos generales se la denomina "hemorragia nasal". Sin embargo hay que determinar la procedencia de la sangre.

Cuando dicha hemorragia se manifiesta en forma de gotas, recibe el nombre de Epistaxis (lesiones en nariz, tumores muy vascularizados, etc). Cuando la hemorragia se presenta en forma copiosa ("a chorros") se denomina Rinorragia (ruptura de vasos, etc). Otra presentación de las hemorragias vía nasal pueden ser las Hemoptisis, en las cuales la procedencia de la sangre es pulmonar.

Para determinar el origen de la hemorragia se deben considerar los siguientes puntos:

- Si la sangre es roja y no presenta espuma proviene de las vía respiratorias superiores.
- Si proviene del pulmón es roja, algo clara, y mezclada con burbujas de aire (hemoptisis).

Aire espirado

Se deben tener en cuenta los siguientes puntos:

- **Temperatura**:

  Se coloca el dorso de la mano por delante de los ollares y se capta así la temperatura del aire espirado. Es superior a la normal cuando el pulmón está congestionado o en enfermedades febriles. En caso de rinitis unilateral se percibe una columna de aire más caliente que la otra. El aire espirado será más frío en las anemias intensas y en el colapso.
- **Olor**:

  En condiciones normales es inodoro pero el mal olor puede ser indicativo de algún proceso patológico como caries, putrefacción por retención de exudados de los senos o en las bolsas guturales, etc.
- **Ruidos nasales**:

  A excepción de los bufidos, el olfateo y el ronquido nasal de los sementales cuando hacen vibrar las partes blandas de la nariz, se consideran anormales los ruidos estenóticos por estrechamiento de las vías respiratorias como el silbido nasal, los vibratorios como el ronquido y el estornudo.

2.4.1.2. Examen de los senos paranasales

En el caballo existen cinco pares de senos paranasales: frontal, esfenopalatino, etmoidal, maxilar superior y maxilar inferior, siendo los senos maxilar y frontal los que se inspeccionan con más frecuencia por su mayor incidencia en patologías.

La percusión puede ayudar a detectar líquido en el interior de los senos o bien si hay dolor en ésta zona. Para realizar dicho procedimiento se golpea de forma moderada con los nudillos de la mano el hueso que cubre el seno. El sonido normal es claro hipersonoro, debe sonar un sonido hueco pero patológicamente puede presentarse un sonido mate cuando hay moco, edema o masas ocupantes en el interior del seno. Se deberán comparar el lado derecho y el lado izquierdo.

2.4.1.3. Examen de las bolsas guturales

- **Inspección visual**: hay que observar de forma alternativa las regiones parotídeas (zona de proyección de las mismas). Se debe evaluar cambios de volumen (uni o bilaterales) y deformaciones.
- **Palpación**: además de la inspección visual debe hacerse una palpación de la zona aplicando la mano que explora sobre la región parotídea y la otra mano se pasa por debajo de la cabeza y se apoya en la rama de la mandíbula del lado opuesto.

  Los datos que se obtienen son temperatura, sensibilidad, consistencia y cambios de volumen. Se debe observar si a la compresión aparece flujo nasal.
- **Percusión**: se realiza dígito digital, es decir golpeando sobre otro dedo dorsoventralmente. En condiciones normales el sonido percutorio es submate. Se hace mate en la zona ventral por la acumulación de exudado líquido en zonas declives o bien timpánico en la zona dorsal si existe meteorismo de la bolsa por acumulación de aire en zonas más altas.
- La **punción** de las bolsas guturales se realiza en el triángulo de Viborg, sus limites están dados por: la rama de la mandíbula, la inserción del externo mandibular y la vena maxilar.

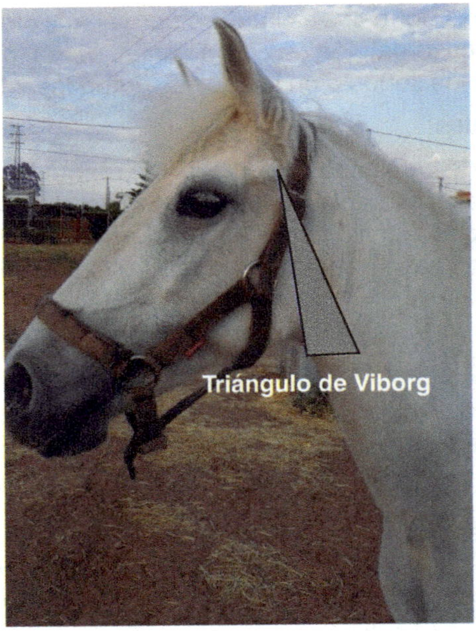

2.4.1.4. Examen de la laringe

- **Inspección**

  En posición lateral mirando hacia delante, se pueden observar deformaciones, aumento de volumen, parálisis y movimientos de la laringe de las cuerdas vocales (hemiplejía laríngea).

- **Palpación**

  Levantar la cabeza o colocar la cabeza del animal sobre el hombro de algún ayudante. Se procede a palpar desde abajo colocando ambas manos a los lados de la laringe. Se obtienen datos de sensibilidad, temperatura, consistencia y reflejo tusígeno que se realiza por compresión de los primeros anillos traqueales próximos a la laringe.

  En un caballo normal, uno o dos golpes de tos significa "reflejo negativo", sin embargo si nuestro paciente padece alguna patología respiratoria, la respuesta es un acceso de tos compuesto por varios golpes seguidos. Se le llama "reflejo positivo".

- **Auscultación**

  El sonido normal es el soplo *laríngeo traqueal*, el provocado por el paso del aire a través de la laringe y la tráquea durante la inspiración y expiración. Se debe escuchar normalmente en el recorrido desde la laringe y tráquea hasta el final del cuello a la entrada del tórax. El sonido que podemos apreciar es semejante al sonido que se produce al soplar por el pico de una botella. Es un típico sonido estenótico producido por la turbulencia que sufre el aire al pasar por los distintos diámetros de las estructuras anatómicas involucradas.

  En un caballo con hemiplejía laríngea se escuchan ronquidos, donde una cuerda vocal está fláccida y vibra con la columna de aire, generando el sonido.

2.4.1.5. Examen de la tráquea

- **Inspección**

  La tráquea puede sufrir modificaciones de la forma y dirección.

- **Palpación**

  Colocando la palma de la mano sobre varios puntos de la tráquea, podemos percibir frémitus traqueal en las estenosis producidas por tumores, bocios, quistes, etc, debido al estrechamiento de la misma.

- **Auscultación**

  Los sonidos del aire son claros y bien definidos, sonando de una manera similar los inspiratorios y espiratorios.

  Podemos oír un sonido como de burbujeo en la porción cervical distal de la tráquea debido la acumulación de secreciones en las vías respiratorias bajas.

2.4.1.6. Examen del tórax

- **Inspección**

  Una de las prácticas más importantes que debe realizar el clínico es determinar la frecuencia respiratoria del caballo, tipo de respiración y ritmo respiratorio. Además se debe conocer la forma y el volumen del tórax, la posible presencia de lesiones, abscesos, hematomas, tumores, cicatrices y aquellas deformaciones que puedan localizarse en tejidos duros (raquitismo, tumores en costillas...). La frecuencia respiratoria normal en los equinos es de 12-15 por minuto.

- **Palpación**

  Se debe efectuar una palpación sobre los espacios intercostales haciendo presión con la punta del dedo para evaluar la sensibilidad. La temperatura y la sensación frío-calor la notaremos con el dorso de la mano.

- **Percusión**

  Se determina la sonoridad, elasticidad y sensibilidad del continente y contenido torácico.

  Cranealmente el tórax se extiende desde el ángulo caudo dorsal de la escápula hasta el olécranon; el límite dorsal (paralelo a la columna vertebral), va desde el ángulo caudo dorsal de la escápula hasta la penúltima costilla (17 en el equino), y la hipotenusa (con forma de arco) que cierra este triángulo, va desde la parte superior de la penúltima costilla hasta el olécranon (con convexidad hacia caudo ventral), pasando por la mitad del tórax (en sentido dorsoventral) a la altura de la 11ª costilla en el equino (la mitad del tórax se determina por una línea horizontal, paralela al piso, que pasa aproximadamente a la altura del encuentro).

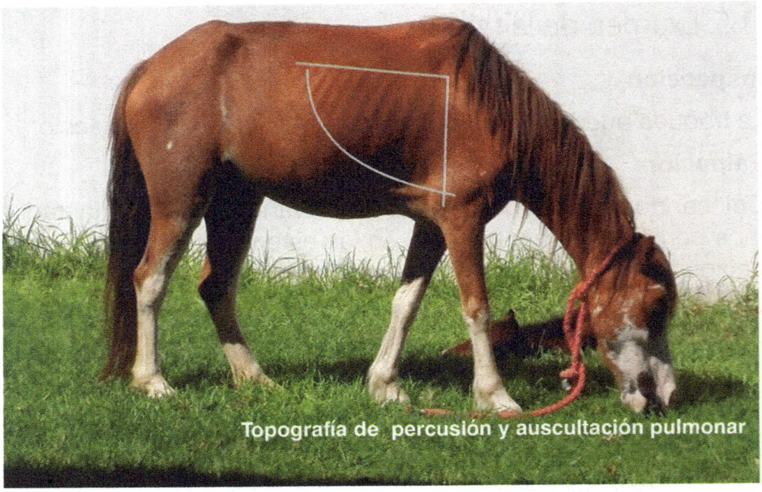
Topografía de percusión y auscultación pulmonar

La percusión debe hacerse siguiendo los espacios intercostales. Para delimitar el área pulmonar se realiza una percusión superficial o topográfica y para evaluar sonoridad se realiza una percusión profunda o exploradora, (la diferencia entre ambas radica en la intensidad del golpe). Debe realizarse de forma sistemática: dorso ventral, cráneo caudal o caudo ventral espacio por espacio, de la periferia al centro o del centro a la periferia, siempre en ambos hemitórax.

El sonido normal a la percusión es *claro pulmonar* que se va haciendo *submate* hacia las zonas limítrofes, al disminuir la masa pulmonar y existir mayor grosor de la pared torácica. En las zonas que rodean al área pulmonar el sonido obtenido es *mate*, cranealmente debido a presencia de la escápula y masa muscular, ventralmente al corazón, caudoventral al hígado y dorsalmente a la gruesa capa muscular.

El sonido fisiológico claro pulmonar puede estar modificado aún no existiendo causas patológicas, como en el caso de animales obesos donde aparece disminuido o en animales delgados donde aparece aumentado.

- **Patológicamente**

  Se encuentra disminuido cuando los alvéolos presentan edema y aumentado en casos de enfisema. Puede estar reemplazado por un sonido mate debido a edema pulmonares, alvéolos total colapsados (atelectasia), tumores o abscesos en la pared torácica, pleura o pulmón; en todos éstos casos e sonido mate será localizado. Pueden aparecer sonidos submate (bronconeumonía), timpánico (neumotórax), olla cascada (mala técnica, cavernas pulmonares).

- **Auscultación**

  La presencia de frémitos puede detectarse por palpación y se ceben a alteraciones pleurales, pericárdicas o endocárdicas.

  Los sonidos del flujo de aire que se auscultan en el pecho son por lo general de menor intensidad en el lado derecho que en el izquierdo y los sonidos inspiratorios son más intensos que los espiratorios.

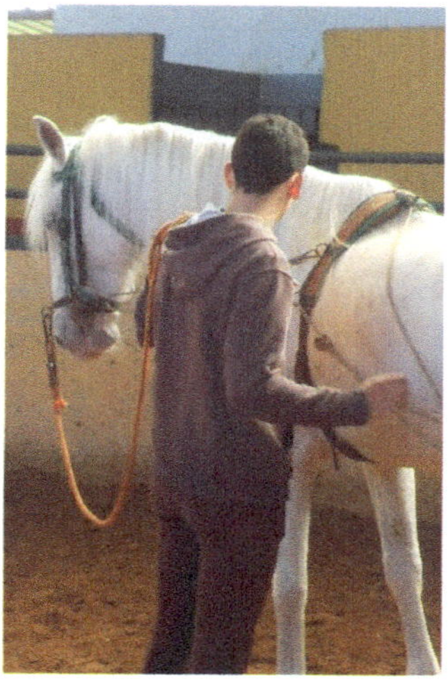

2.4.2. Exámenes auxiliares

- **Radiografía**

  Permite la detección de granulomas, neoplasias, pólipos, etc, acumulación de líquidos dentro de los senos paranasales o bolsas guturales y evaluación de deformaciones orofaciales.

- **Ecografía**

  Permite detectar focos de consolidación, efusión pleural, abscesos, etc.

- **Endoscopia**

  Permite establecer el origen de los sonidos respiratorios, presencia de defectos congénitos, localizar el origen de secreciones y focos hemorrágicos, extraer cuerpos extraños y obtención de muestras de secreciones desde el árbol traqueobronquial.

Actividades

Redacte un informe detallado de las actividades realizadas en la clase práctica.

2.5. Práctica 5: examen clínico del sistema digestivo

Objetivo

El estudiante deberá conocer y entender la importancia que representa la aplicación de los métodos de examen físico como la observación, palpación, percusión y la auscultación de los órganos internos y externos del sistema digestivo.

Materiales:

- Estetoscopio.
- Termómetro.
- Reloj.

2.5.1. Inspección general

Observar el ambiente donde se encuentra el caballo es de suma importancia para concluir un diagnóstico clínico así como la recogida de indicios como presencia de diarrea, de sangre, ausencia de heces, alimentos sin digerir, la distribución de comederos y bebederos y la facilidad de acceso a los mismos, el manejo general del caballo etc. Se debe prestar particular atención a la condición corporal, aspecto del manto y la piel, posturas, distensión abdominal, etc.

Se debe evaluar el apetito, la sed, y la manera en que el animal realiza la prensión, masticación, salivación y deglución del alimento, es decir todas las fases que intervienen en la alimentación y nutrición del animal previas a la digestión del alimento. Los caballos suelen presentar apetito pervertido (pica) y pueden ingerir madera del box, tierra o arena; lo hacen frecuentemente por aburrimiento o vicio (estereotipias); en otros casos puede ser consecuencia directa del déficit de minerales, vitaminas o aminoácidos en la dieta.

Los equinos con síndrome cólico se muestran inquietos, se patean los flancos, se tumban y se levantan reiteradamente.

2.5.2. Examen clínico

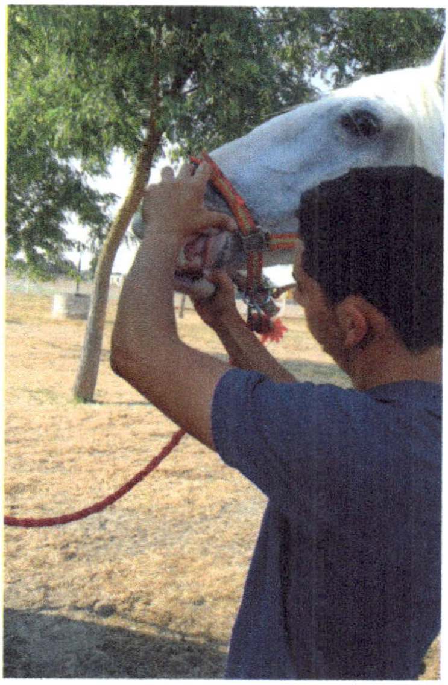

2.5.2.1. Examen de la boca

El clínico debe observar el estado de los labios, dado que en ésta especie, constituye un órgano esencial de tacto y prensión del alimento. La prensión y la masticación puede estar alterada o incluso imposibilitada por causas mecánicas (fractura, luxación o deformaciones mandibulares), dolorosas (localizadas en los labios, encías, dientes, lengua, etc), paralíticas (parálisis del nervio facial o del trigémino), infecciosas (tétanos). Es necesario evaluar el grado de salivación, tanto el ptialismo como la sialorrea pueden deberse a procesos inflamatorios de la boca (estomatitis, glositis, gingivitis, etc).

Para la inspección de los dientes y encías se revierte el labio superior e inferior tomándolos al mismo tiempo con los dedos de cada mano. A los dos años y medio el caballo reemplaza su dentición de leche por la dentadura permanente. Al cumplir el 5º año de vida, el equino tiene la dentadura permanente completa. El patrón de oclusión normal de los incisivos se denomina “dentadura en tenaza”. Con el paso del tiempo (10-12 años de vida) el ángulo máxilo-mandibular se hace más agudo denominándose “dentadura angular”.

Se debe de realizar una inspección interna, para lo cual se introduce el dedo pulgar por el espacio interdental, llamado también barra o diastema y se presiona éste contra el paladar, estimulando el reflejo palatino (apertura de la boca). Con la otra mano se toma la lengua y extrae lateralmente. En determinadas situaciones, para hacer un examen profundo y detenido, es necesario recurrir a la apertura instrumental de la cavidad, mediante el uso de abrebocas.

En la lengua hay que observar el color, la movilidad, la posible presencia de úlceras y cuerpos extraños.

Conjuntamente con la inspección interna de la cavidad, debe comprobarse el olor de la misma. El mal olor (halitosis) puede proceder de la boca, por presencia de enfermedad periodontal y/o gingivitis, gurma, etc.

2.5.2.2. Examen de la faringe

La inspección interna en el equino es dificultosa, en ellos las mandíbulas no se abren tanto como en los carnívoros, la base de la lengua oculta a la faringe y el velo del paladar es muy largo.

En la palpación externa, manteniendo la cabeza del animal alta y estirada, con ambas manos a cada lado de la faringe es posible la palpación ante la presencia de tumores, cuerpos extraños, abscesos.

2.5.2.3. Examen del esófago y estómago

Si observamos lateralmente el cuello del caballo, veremos que se observa bien definido un surco en su tercio inferior y que corresponde con la gotera o surco de la vena yugular. Observa en la parte lateral izquierda del cuello, en correspondencia con la gotera yugular. La localización topográfica del esófago debe hacerse en correspondencia con este surco si bien, solo es palpable en la porción cervical, ya que a partir del tercio medio se introduce en el tórax alejándose de la superficie. Se pueden obtener datos de: deformaciones, fístulas, aumento de volumen por dilatación esofágica. La palpación esofágica sólo es posible de realizar en la región cervical.

Debe observarse como bebe y come el caballo y el mecanismo deglutorio.

El estómago se sitúa en la cavidad abdominal debajo del arco costal sobre el plano medio abdominal izquierdo. Debido a su localización en la zona más profunda de la cavidad abdominal, su exploración clínica es difícil y sólo se puede hacer mediante sonda nasogástrica, con un endoscopio largo o con ecografía abdominal. Esta localización interna repercute en la imposibilidad del caballo para realizar el vómito, al no recibir directamente la fuerza compresiva de los músculos de la región anatómica en la que se encuentra.

Sondaje

Se emplea una sonda nasogástrica, que es un tubo flexible y hueco, el cual se introduce por el meato nasal ventral y se desliza hacia la faringe por el ángulo que forma el tabique nasal y el suelo de las fosas nasales. Es importante diferenciar si la sonda penetra en esófago o por el contrario lo hace en tráquea, caso en el que habrá que retirar la sonda cuidadosamente y volverla a introducir. La comprobación se hará asegurándose que no sale aire espirado por la sonda. La sonda debe palparse a nivel del surco yugular. Se utilizan con fines evacuadores de contenido estomacal e incluso aire en caballos con aerofagia. También para introducir soluciones medicamentosos y con fines exploradores. Están contraindicados en presencia de obstrucciones o espasmos, por el potencial peligro de perforación.

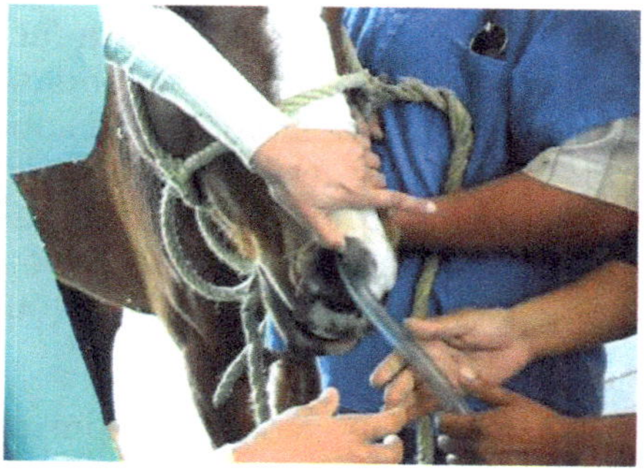

2.5.2.4. Examen clínico de la cavidad abdominal

Palpación

El auxiliar clínico se colocará lateralmente al animal, en sentido caudal al mismo. Para explorar el abdomen izquierdo el clínico coloca la mano izquierda sobre el dorso del paciente y realiza una palpación superficial a mano llena, deslizando la mano derecha sobre la pared abdominal. Para la palpación del abdomen derecho la maniobra es idéntica pero en el otro costado. Se pueden detectar neoformaciones a nivel de la pared y temperaturas anormales.

Se debe hacer una palpación presión con el dedo pulgar en los espacios intercostales a nivel del área de inserción del diafragma y una palpación presión con el puño cerrado en diferentes sitios para poder evidenciar procesos dolorosos de la pared abdominal.

La palpación rectal es una forma de exploración clínica muy usual. Esta práctica permite solo la exploración del abdomen en un 40% aproximadamente.

Es conveniente hacerlo con el animal de pie. Si el animal muestra signos de intranquilidad o violencia debe estar sujeto por medio de trabones o bien ser colocado dentro de un potro de contención, aunque la mayoría de caballos permiten la práctica de esta manipulación siempre que se realice cuidadosamente y tomando las precauciones necesarias.

El clínico se coloca en posición caudal al animal, provisto de guantes de palpación, cuya longitud permite cubrir todo el brazo del clínico que se lubrican con vaselina o sustancia jabonosa. A continuación con una mano desplaza la cola del animal hacia la izquierda si es diestro para poder explorar con la derecha. Se procede a observar el estado del ano, su grado de contracción o relajación y las zonas vecinas del periné, en busca de la presencia de parásitos, de tumores o de lesiones. Seguidamente disponiendo la otra mano (enguantada) en forma de cuña, atraviesa con ésta el esfínter anal con ligeros movimientos rotatorios y muy cuidadosamente, va haciendo movimientos de progresión.

El contenido del recto debe ser evacuado para facilitar la progresión de la mano y proceder a la palpación. Si aparecen ondas peristálticas, se debe esperar que pasen para luego continuar con la maniobra. El caballo ofrecerá resistencia al brazo por lo que nos detendremos y continuaremos despacio sin provocar dolor. Del mismo modo, si en el curso de la palpación se acumula aire (balonamiento), dado que las paredes intestinales se ponen tensas, se debe interrumpir la palpación, para luego continuar cuando el intestino esté en reposo.

En la ampolla rectal es importante descartar la presencia de heridas o desgarros. Debe evaluarse el estado de la mucosa rectal, la cual en condiciones normales se presenta lisa.

Se explora la pelvis y el sacro por la posibilidad de presentar fracturas, en las mismas se percibirá una crepitación ósea.

Como indicación aproximativa si dividiéramos el abdomen en cuatro cuadrantes, en cada uno de ellos encontraríamos lo siguiente:

- **Cuadrante superior izquierdo**: bazo, polo caudal del riñón izquierdo y ligamento nefroesplénico.
- **Cuadrante inferior izquierdo**: flexura pélvica del colon mayor, colon ventral izquierdo y colon dorsal izquierdo.
- **Cuadrante superior derecho**: base del ciego.

A continuación del recto se encuentra a la entrada de la pelvis y en ella, el colon menor. Es del grosor de un brazo, fruncido y abollonado por cintas teniformes, posee un meso largo que permite desplazarlo en todas la direcciones.

Del colon mayor se palpa una parte de la porción ventral (20 a 30 cm de diámetro y con abollonaduras típicas), una parte de la porción dorsal (lisa y delgada) y la flexura pélvica que forman ambas. El colon mayor se encuentra en la pared abdominal izquierda, pero a menudo se pueden encontrar desplazado hacia la derecha.

La cabeza y cuerpo del ciego, se pueden alcanzar con la punta de los dedos en la zona del ijar derecho, en el tercio superior de la cavidad abdominal, a nivel de la última costilla. El íleon se distingue del resto del intestino, por su pared más gruesa. Se lo palpa cuando está lleno de contenido fecal, y en el tercio superior del abdomen, dirigiéndose de derecha a izquierda.

En condiciones normales, no se palpa ni el yeyuno ni el duodeno. En ciertas ocasiones, se presentan obstáculos a la progresión de la mano exploradora, a causas de estenosis anatómicas u oclusiones, en otros casos pueden ser debidas a abscesos o tumores. La presencia de exudados albuminoideos determina que ese mucus se adhiera al brazo, de valor pronóstico en el síndrome cólico.

Mediante la palpación interna, es posible apreciar torsiones intestinales, que dan como resultado la formación de un cordón en espiral, de consistencia firme y dolorosa a la palpación. Las invaginaciones del intestino se palpan como embutidos de consistencia carnosa y sensibilidad aumentada. Las estrangulaciones intestinales se presentan como una brida tensa de variable grosor, junto a la pared intestinal.

El estómago en condiciones normales no se palpa. El bazo es difícil de alcanzar a la palpación rectal. El hígado en condiciones fisiológicas no se palpa, sólo puede accederse a él en caso de hepatomegalia.

Percusión

La percusión del abdomen no es tan significativa como la percusión torácica. Únicamente en casos de acumulación de masas sólidas, líquidos o gases puede darnos algún dato de interés.

El hígado únicamente en casos de hepatomegalia, se podría apreciar un aumento del área de sonido mate en el lado derecho, por detrás del borce posterior del pulmón.

Auscultación

Los sonidos intestinales reflejan la actividad intestinal y es de gran valor en la auscultación abdominal, pues los diferentes sonidos pueden orientar hacia el diagnóstico del síndrome cólico.

Rutinariamente se auscultan cuatro puntos: fosas paralumbares o del ijar y ambos lados inferiores del abdomen.

Los sonidos que normalmente se escuchan son débiles generados por el ciego y el colón mayor y están asociados con contracciones intestinales localizadas al mezclarse la ingesta. Otros sonidos detectables mediante auscultación son a consecuencia del paso de líquidos, éstos más intensos e incluso borborigmos, que están asociados con el peristaltismo al avanzar la masa de la ingesta hacia adelante.

Los sonidos que se escuchan en la fosa paralumbar derecha reflejan la actividad de la válvula íleocecal (y posiblemente cecocólica) y son diferentes a los de otros sitios. Se oye un periodo de silencio una o dos veces por minuto, ocasionado por un súbito chorro de líquido bastante audible, de forma clara, cuando las secreciones de un compartimiento pasan a través de la válvula.

Una simple obstrucción del intestino provoca un aumento del peristaltismo en los segmentos intestinales adyacentes y esto hace que los sonidos se vuelvan anormales. En el cólico espasmódico se oyen sonidos continuos, de intensidad superior a la habitual, en todos los puntos. Una ausencia de sonidos o sonidos poco frecuentes de baja intensidad se pueden apreciar a peritonitis. La ausencia de sonidos también se asocia con parálisis alimentaria. La reducción de la intensidad y frecuencia de los sonidos ileocecales a veces podría acompañarse con una intususcepción ileocecal. La localización del gas retenido se puede apreciar mediante la percusión y auscultación simultáneas de la pared abdominal, escuchándose un sonido hueco. La auscultación de gas en el intestino grueso, suele ser más prominente en el ciego del lado derecho.

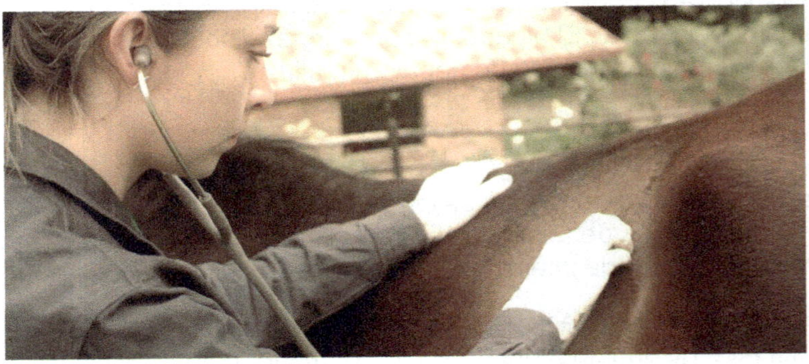

2.5.3. Exámenes auxiliares

- **Biopsia hepática**: se realiza en el 14-15 espacio intercostal derecho.
- **Paracentesis abdominal**: el análisis del líquido peritoneal es especialmente útil en el diagnóstico de cólicos graves y peritonitis.

Actividades

Redacte un informe detallado de las actividades realizadas en la clase práctica.

2.6. Práctica 6: examen clínico del aparato locomotor

Objetivo

El alumno deberá conocer y entender la importancia que representa la aplicación de los métodos de examen físico como la observación, la palpación y la percusión de las estructuras óseas y musculares que conforman al aparato locomotor.

Materiales:

- Estetoscopio.
- Reloj.

2.6.1. Examen clínico

El síntoma principal de las afecciones de los miembros de locomoción es la claudicación o cojera. Los signos de cojera, unos son revelables durante la estación, pero otros no se manifiestan hasta que los caballos se ponen en movimiento. Los primeros son, por lo general, signos que alteran la anatomía del miembro cojo y los segundos son signos que alteran sensiblemente la fisiología y la funcionalidad del mismo.

2.6.2. Exploración de las extremidades

Objetivo

El objetivo de esta práctica es localizar las posibles alteraciones de las extremidades del caballo. El primer paso dentro del examen clínico de las cojeras, es la determinación de cual o cuales son los miembros que cojean. Para lograr este propósito se empleará el examen por inspección tanto en estación como en movimiento.

2.6.2.1. Inspección en la estación

Algunos pacientes con dolencias leves no revelan signos durante la estación. Es el caso de cojeras que cursan con dolor durante la elevación del miembro pero que no se manifiestan mientras el caballo permanece con el miembro apoyado.

Debe hacerse la inspección a distancia y desde todos los ángulos. Se observará la condición corporal, la conformación del animal, si los aplomos son normales o presentan algún defecto, alteraciones en la posición de los miembros, si el peso del cuerpo es distribuido normalmente, alteraciones anatómicas de las diferentes regiones de los miembros, etc.

Si el animal no apoya un miembro lo hace para evitar dolores al cargar su peso en él o lo hace transitoriamente, para dar descanso a los miembros sanos.

Se puede observar gran movimiento de los miembros durante la estación que no debemos confundir con la semiflexión de los miembros posteriores que adoptan los caballos durante el descanso.

El animal puede desviar la extremidad enferma de la línea de aplomo, dirigiéndola hacia delante, hacia atrás o colocarla en aducción o abducción.

Se realizará una inspección de las extremidades en busca de alteraciones anatómicas que indiquen presencia de inflamación, heridas, edemas, etc.

2.6.2.2. Inspección en movimiento

Durante el desplazamiento se observarán a distancia todas las características del movimiento. El objetivo principal es la identificación del miembro o miembros afectados y la incoordinación de los movimientos.

Las alteraciones que cursan con cojera de apoyo tienden a ser más visibles sobre una superficie dura, debido al aumento del trauma, disminuyendo en superficies blandas, en especial cuando hay lesión de la suela. Por el contrario las cojeras de elevación son más manifiestas en superficies blandas como arena.

Inicialmente se observarán los miembros anteriores y luego los posteriores, para después apreciar los miembros en conjunto, seguido de una apreciación individual de cada miembro.

Las herraduras deberían retirarse antes del examen de los miembros para descartar que una posible cojera tenga la causa en un herraje inadecuado.

El caballo será conducido mediante cabezal, con la cabeza centralizada en línea con el cuerpo, dando suficiente cuerda para no limitar los movimientos y sin fustigarlo. Realizará inicialmente al paso, luego al trote y en algunos casos al galope, observándolo de frente, por detrás y lateralmente. Evitaremos fustigar el animal durante el reconocimiento, pues con ello se puede disimular o enmascarar las cojeras poco notorias.

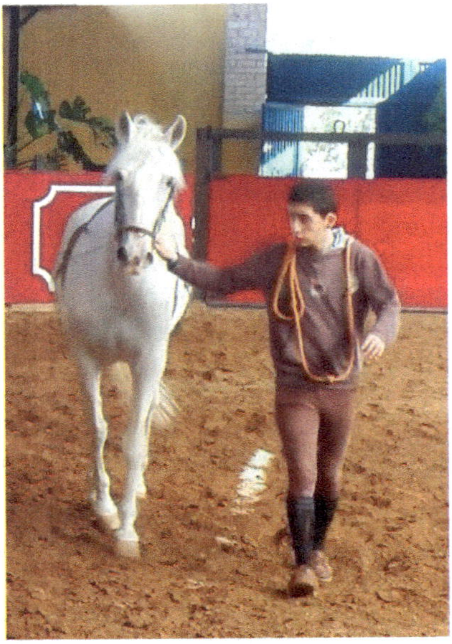

Inspección de movimiento al paso

En general, las claudicaciones del miembro anterior se aprecian más fácilmente de frente y de lado, las del miembro posterior por detrás y de perfil.

Hay que observar los balanceos de la cabeza y la grupa, dificultades al andar, alteraciones en la altura del arco de suspensión de los miembros, fases del paso, ángulos de flexión de las articulaciones, colocación de las patas y simetría en la duración y elevación de los glúteos.

En las alteraciones leves al andar, es necesario la observación del miembro opuesto para compararlos entre sí.

2.6.2.3. Actitudes y movimientos anormales

Miembro torácico

En las cojeras de apoyo de alguna intensidad que asientan en el bípedo anterior, el animal alza la cabeza cuando apoya en el suelo el miembro afectado.

Cuando la cojera es de elevación el animal levanta y baja la cabeza a la vez con el miembro enfermo.

El miembro que cojea puede pisar solamente con las lumbres cuando lo normal es que cuando la extremidad toque el suelo, el talón lo haga un poco antes que las lumbres, a menos que exista dolor en los talones, como en el caso de afecciones del navicular, la ranilla o de los propios talones. Si el dolor es difuso como en la laminitis, el caballo hace un esfuerzo para no pisar con el talón.

Cuando ambos miembros delanteros están afectados, éstos presentan un movimiento de rigidez que da la sensación de un problema en el hombro.

Los animales que pisan con los talones generalmente padecen afecciones dolorosas en las lumbres o en los hombros del casco.

El miembro que cojea lo hace con la mitad externa o interna del casco. Si el dolor se localiza en la porción externa el peso se va a desviar medialmente y viceversa.

Si el casco del miembro afectado se eleva más del suelo que su homólogo sano significa que existe un problema de arpeo. Si la elevación es menor, los procesos patológicos están localizados en músculos o articulaciones.

Si en el miembro que claudica se produce la flexión palmar de la articulación del menudillo en el momento del apoyo, se trata de procesos localizados en las porciones posteriores del casco, luxaciones del menudillo o esguinces articulares. Da la sensación de que la articulación del menudillo se quiebra a cada paso del animal.

Un síntoma de procesos dolorosos localizados en el interior del casco o en la superficie plantar del mismo es pisar como tanteando el suelo.

Miembro pelviano

Cuando la cojera es de apoyo localizada en el bípedo posterior, se observa elevación de la grupa al momento de tocar el suelo el miembro afectado y desciende cuando apoya el miembro sano.

Cuando la cojera es pronunciada, la cabeza ejerce movimientos de elevación y descenso, con el objeto de aligerar de peso el tercio posterior, por esta causa, la cabeza es agachada cuando pisa el miembro posterior enfermo y la eleva cuando apoya el posterior sano. Este detalle se debe tener presente para evitar que cojeras del bípedo posterior puedan, erróneamente, atribuirse al bípedo anterior.

Generalmente hay un desgaste excesivo de la pinza cuando hay un problema del corvejón o la suela y el animal puede golpear el suelo, debido al arco reducido de la pata.

En cuanto al movimiento de elevación de la grupa, si hay dolor, la mayoría de los animales tienden a disminuir el peso del miembro afectado, lo que causa un acortamiento en la elevación de la grupa.

Existen tres situaciones con relación a la altura de elevación de la grupa.

- Una elevación menor de la grupa y menor tiempo de elevación puede suponer que exista un dolor al elevar el miembro y mantenerlo en suspensión. Generalmente están afectadas las estructuras por encima de la rodilla. Además de la atrofia muscular, este tipo de andar se observa comúnmente en problemas de anca.
- Una elevación simétrica de los glúteos, igual en altura el anca opuesta, pero con una duración menor se observa normalmente en casos de claudicación leve del miembro posterior.
- Un aumento de la elevación de los glúteos en el cual el miembro afectado es elevado por encima del miembro sano, pero con una duración de elevación de los glúteos disminuida, se aprecia en caballos que sienten dolor en la fase de apoyo del paso.

2.6.2.4. Características del paso

Las características del paso de un miembro son importantes para el diagnóstico de cojera. Durante la marcha es preciso observar aisladamente el bípedo anterior y posterior del caballo, para comparar los desplazamientos que realiza cada una de las extremidades.

Se entiende por paso la distancia comprendida entre dos huellas de una misma extremidad.

Podemos definir tres tipos de paso:

- El miembro que cojea da el paso más largo que el miembro sano del mismo bípedo aunque la apariencia muestre lo contrario. Se trata de una cojera de apoyo. El dolor lo siente al cargar el peso sobre el miembro afectado, siendo la longitud del paso en este miembro normal, puesto que el desplazamiento no le causa molestia. Al apoyar el casco en el suelo siente tal dolor que para abreviar la duración del mismo, mueve rápidamente el miembro sano, por lo que el paso de este es más corto, dando la sensación de un paso más largo con el afectado.

- El miembro que cojea da el paso más corto que el miembro sano del mismo bípedo. Se conoce como cojera de elevación. En este caso, el dolor lo padece cuando levanta y propulsa el miembro enfermo ; es lógico que quiera abreviar el tiempo de duración del dolor y para conseguirlo acorta la longitud del paso con el miembro enfermo. Una vez apoyado el miembro enfermo el dolor desaparece. El miembro sano del mismo bípedo anterior da el paso normal, dando como resultado el acortamiento del paso con el miembro afectado.
- No hay diferencia marcada entre el paso del miembro que cojea y el miembro sano. Cojera mixta o leve.

En algunos casos el sonido de la pisada puede indicarnos cuál es el miembro que cojea. Al hacer que el animal se desplace por suelos resonantes, más aún si están herrados, se puede apreciar que un casco del bípedo anterior o posterior produzca un sonido más bajo que su homólogo. El sonido más apagado suele producirlo el miembro afectado.

2.6.2.5. Localización de la cojera. Palpación y manipulaciones diagnósticas

Llegado el punto de identificar la localización de la cojera, previo conocimiento del miembro afectado, se realizará un examen sistemático de dicho m embro. Sin embargo, antes de efectuar cualquier intervención debemos tomar algunas medidas de protección tanto del clínico como de los asistentes.

Mientras exploramos con una mano, apoyamos la otra en el cuerpo del animal, así tenemos tiempo de retirarnos rápidamente y evitar ser atropellados. Cuando es un miembro posterior nunca nos pondremos detrás del animal.

Si vamos a examinar un miembro apoyado es prudente que un ayudante o bien nosotros mismos con la ayuda de una cuerda, fijemos el miembro contrario en posición flexionada. Con el mismo fin y si el animal se resiste al examen, podemos taparle los ojos. No es recomendable la utilización del acial pues puede enmascarar los signos de dolor durante la exploración del miembro.

Cuando se va a explorar la porción anterior del bípedo lateral izquierdo, es decir, cualquiera de los miembros torácico o pelviano izquierdos, el clínico se colocará en sentido craneal junto al costado del animal, palpando el miembro con la mano derecha, agachándose suficientemente para poder examinar las partes bajas de la extremidad.

Si se examinan las porciones posteriores del este mismo bípedo, el clínico se colocará mirando en sentido caudal al animal, realizando la exploración con la mano izquierda.

Si el bípedo a examinar es el derecho, la posición del explorador serán las mismas pero se harán con las manos contrarias a lo explicado anteriormente.

El examen clínico de los miembros se comenzará distalmente, es decir, comenzando por el casco y ascendiendo hasta llegar a las regiones anatómicas de la espalda y grupa.

2.6.3. Examen del pie

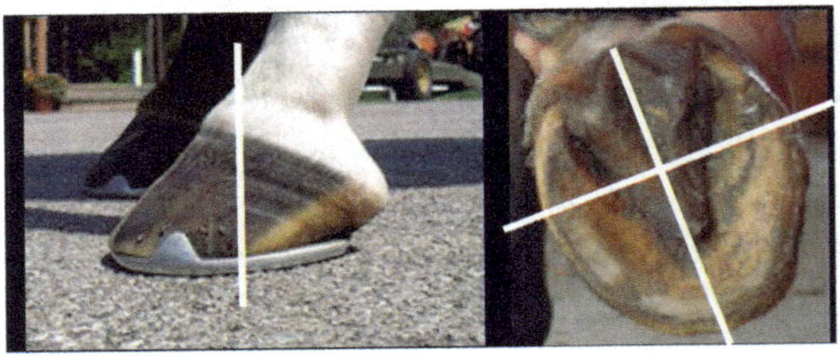

El primer paso del examen consiste en dividir el pie en dos mitades, anterior y posterior y luego en cuadrantes, medial y lateral, anterior y posterior. La división en estas cuatro zonas básicas ayuda a determinar si los componentes de cada zona están dentro de los parámetros normales.

Es conveniente visualizar mentalmente la disposición de los huesos y estructuras internas del pie del caballo.

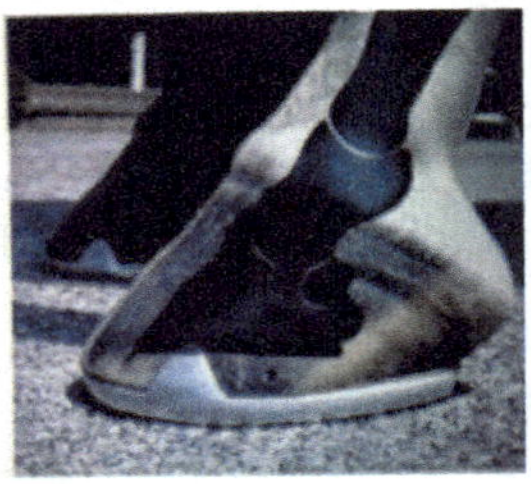

Prestar especial atención a las asimetrías del tamaño del casco, desgaste anormal, formación de anillos e inflamaciones principalmente asociadas con la corona. El tamaño y conformación del pie debe compararse con el del lado opuesto.

Las grietas en la pared del casco pueden o no estar asociadas con cojera, lo que se descartará después del examen con pinzas o bloqueo nervioso.

Las hinchazones en torno a la corona pueden deberse a heridas superficiales por cortes, roces por alcances, queratomas o dermatitis, desarrollo.

La formación de anillos puede ser unilateral por traumatismo o bilateral como en intoxicación por selenio, laminitis o dolor sistémico generalizado. Estos anillos no tienen por qué ser la causa de la cojera.

Para efectuar la palpación es importante sostener adecuadamente el pie colocándolo entre las rodillas, como si se fuera a herrar, evitando separarlo mucho del cuerpo en abducción marcada, para no proporcionar una postura incómoda al caballo que lo desequilibre.

Determinar la temperatura del casco correspondiente al miembro que cojea es importante. Para ello empleamos la palma de la mano sobre la tapa del mismo o bien aparatos especiales de medición de temperatura, específicos para el casco. Luego tocaremos el casco homólogo sano, para comparar temperaturas.

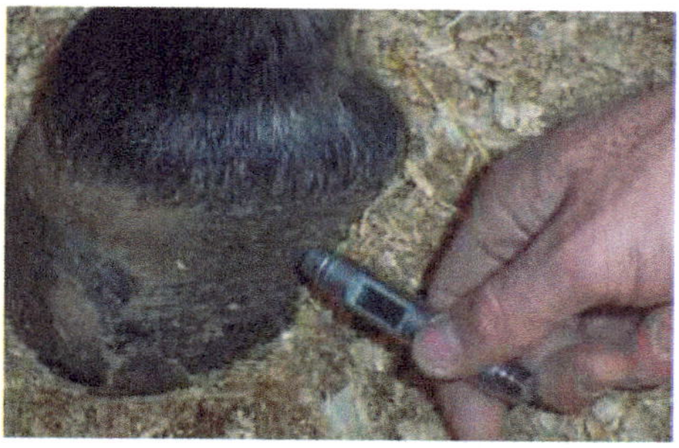

En cuanto a las diferencias de temperatura se presentan tres casos:

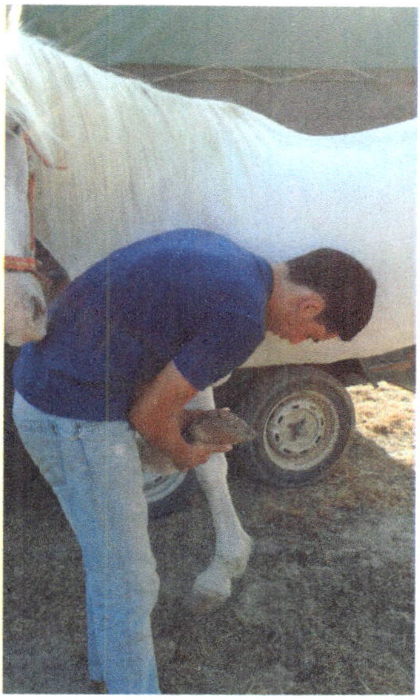

- El casco del miembro que claudica está más caliente que el miembro homólogo sano. El sitio de la cojera se localiza en el casco.
- La temperatura en ambos cascos es la misma o poco diferenciable. Hay gran posibilidad que la lesión no se halle en el casco.
- El casco del miembro que claudica está menos caliente que el del miembro sano. Casi con certeza, la lesión además de no hallarse en el casco es de localización alta. Retirar la herradura en caso que el animal esté calzado.

Al retirar la herradura y limpiar la suela podemos evidenciar se secreciones adheridas a los clavos, olor y color de los mismos.

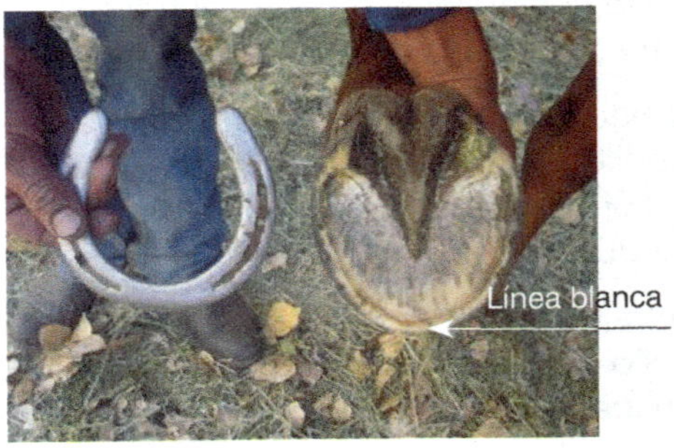

Se observará la presencia de posibles alteraciones en la línea blanca, petequias o zonas hemorrágicas, secreciones, perforaciones o cuerpos extraños, así como variación en el tamaño de la ranilla y signos de infección en la misma. La forma de la suela es normalmente cóncava, si es achatada o plana, el animal está predispuesto a sufrir heridas en la suela. Una convexidad dorsal en la punta de la ranilla se considera anormal y está asociada a una rotación de la tercera falange.

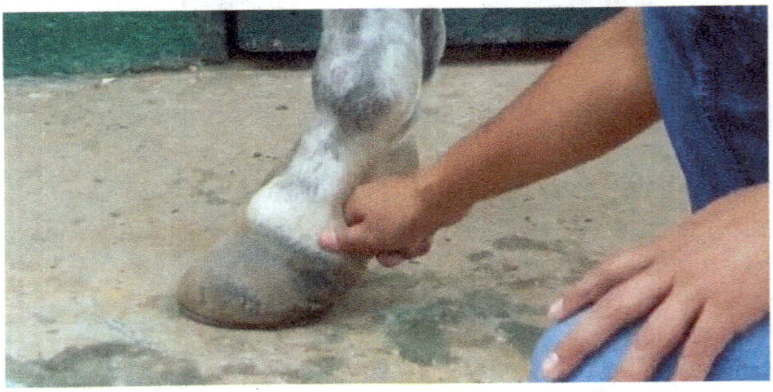

Mediante palpación localizaremos los sitios de mayor sensibilidad a lo largo de la corona, los bulbos del talón y la suela, en especial las áreas que presenten hemorragias o puntos coloreados. Las tenazas de prueba de sensibilidad deben emplearse con cuidado, ejerciendo presión suave.

Al palpar la porción de la corona aprecie la presencia de calor, hinchazón y dolor. Las hinchazones en torno a la corona pueden deberse a heridas superficiales por cortes, raspaduras constantes durante el ejercicio, queratomas, dermatitis o afección de estructuras más profundas.

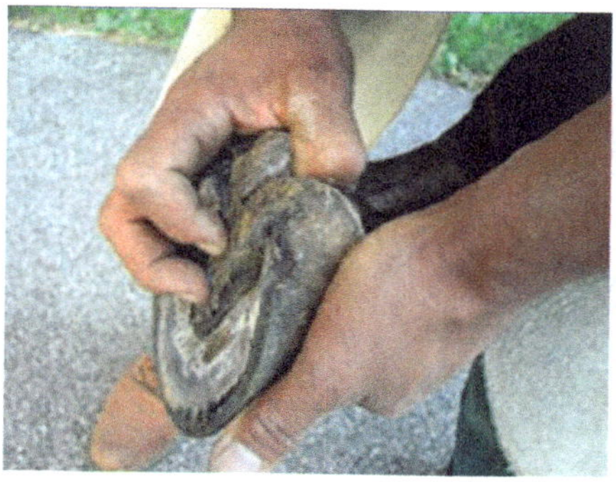

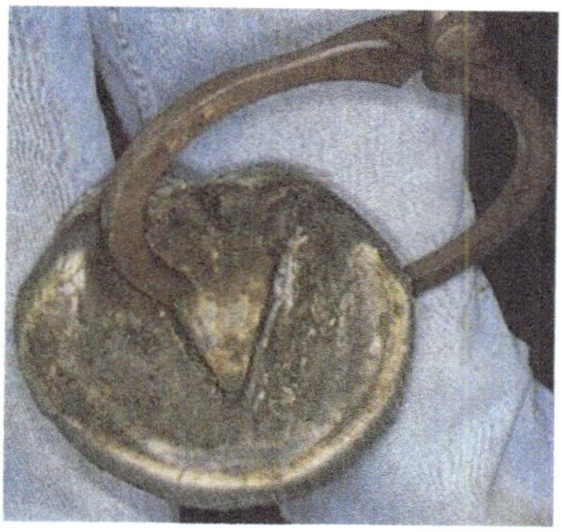

Se anotará la asimetría en la altura de los bulbos, lo que esta generalmente asociado con un herrado inadecuado.

En casos de infecciones localizadas y circunscritas a un área, en perforaciones o fracturas de las articulaciones, la sensibilidad se presenta focalizada. La sensibilidad del tercio central de la ranilla indica generalmente dolor en el navicular. La sensibilidad difusa es indicativa de inflamación generalizada de las estructuras internas del casco debidas a laminitis u hormiguillo.

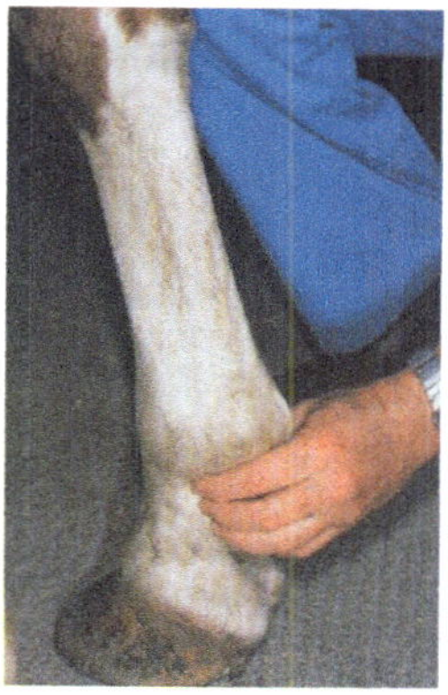

La palpación de las arterias digital lateral y medial con el miembro en estación, son prueba complementaria para determinar el pulso. En el caballo normal, el pulso de las arterias es leve y en algunos casos difícil de detectar. Aumenta su amplitud (pulso digital positivo), cuando hay una inflamación en la región, en especial si es de tipo infeccioso. Igualmente estará aumentado después de ejercitar el animal.

Si el pulso es marcado en un solo lado, la inflamación asentará sobre ese mismo lado, lo cual nos permitirá determinar si se trata de un proceso inflamatorio del lado externo o interno del casco o la cuartilla.

La evaluación más objetiva se hace midiendo con los dedos el espacio existente entre los dos bulbos de los talones. La contracción de los bulbos de los talones asociada con atrofia de la ranilla indica un síndrome navicular antiguo, pues el caballo pisa con las pinzas antes que con los talones, como mecanismo para disminuir la presión en los talones durante la fase de apoyo.

Si en este momento de la exploración aún no hemos averiguado el origen de la claudicación, será preciso someter las articulaciones del casco a movimientos pasivos algo forzados de flexión, extensión y rotación, con el fin de determinar la presencia de dolor localizado en su interior o inmediaciones.

2.6.4. Examen de la cuartilla

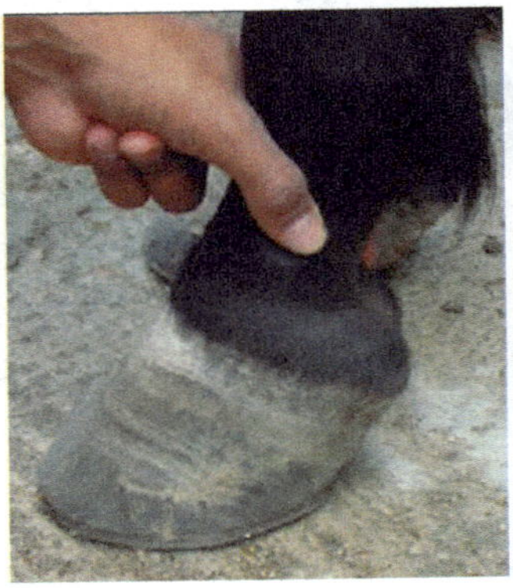

Se explorarán las estructuras por encima de la corona, para observar la presencia de hinchazones, dolor, y calor en las regiones de la cuartilla y el menudillo.

Se palpará la cuartilla para observar posibles aumentos de tamaño y elevación de la temperatura. Con el miembro levantado se palpan los ligamentos y los tendones flexores en busca de dolor.

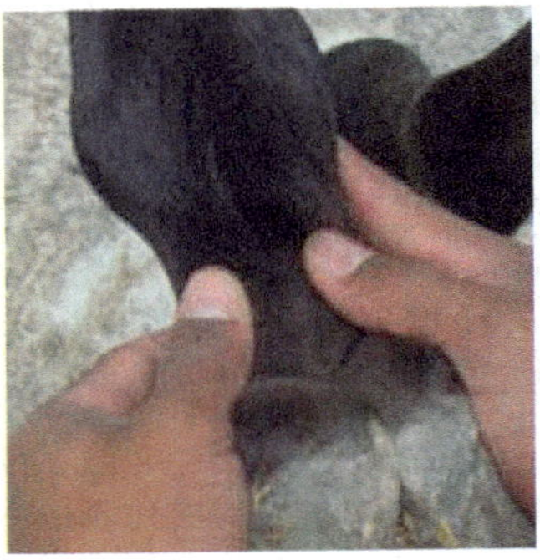

La palpación profunda de las eminencias lateral y medial de la segunda falange nos revela dolor en caso de fracturas.

La articulación de la cuartilla se rota tomando el menudillo entre una mano y la otra se coloca en la pared del casco. Si hay dolor indica la presencia de una dolencia degenerativa de las articulaciones o fracturas de la primera o segunda falange.

2.6.5. Examen del menudillo

Se continua realizando la exploración de la articulación metacarpofalangiana o articulación del menudillo.

La palpación sirve para determinar la presencia de engrosamientos o hinchazón de la cápsula articular, indicativo una sinovitis crónica o fractura de la primera falange.

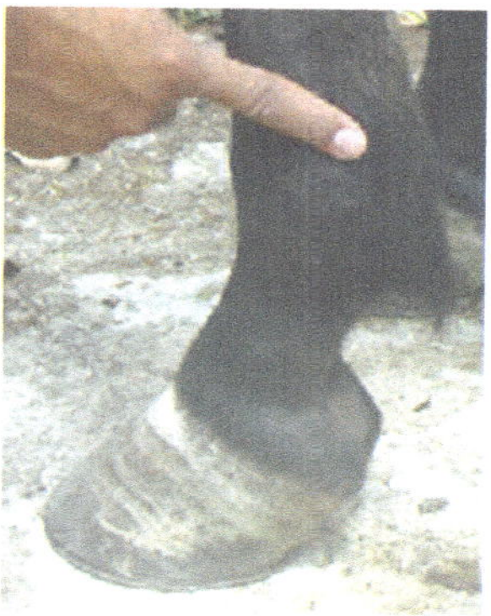

Si se encuentra dolor al aplicar presión por encima de los sesamoideos, puede significar que estemos ante una patología de los sesamoideos.

La prueba de la cuña permite determinar lesiones de los tendones flexores insertados en la tercera falange y porción del navicular, al intensificar la acción de los mismos en esta área.

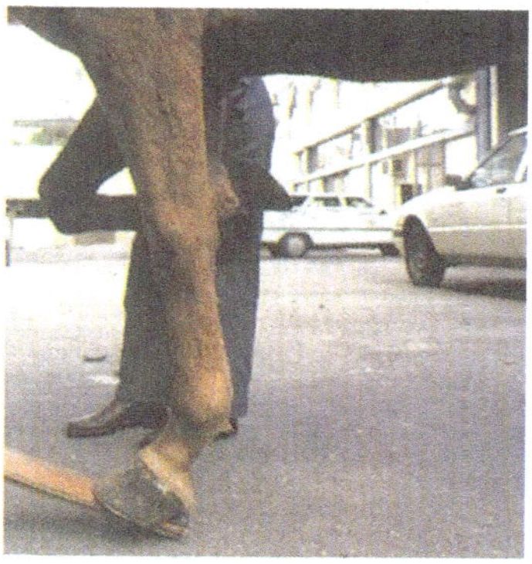

Movimientos de la articulación del menudillo

Puede ocurrir que la flexión intermitente del menudillo provoque dolor sobre todo a cuando se saca al trote inmediatamente después, manifestándose una cojera más acentuada con disminución del ángulo de flexión del menudillo, lo que indica una sinovitis capsular, fracturas articulares o artrosis.

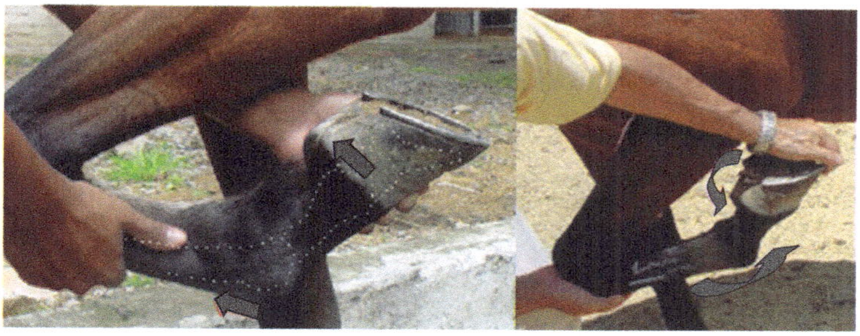

2.6.6. Examen del metacarpo

Se palpan los tendones extensores de la superficie dorsal del hueso de la caña en busca de inflamaciones.

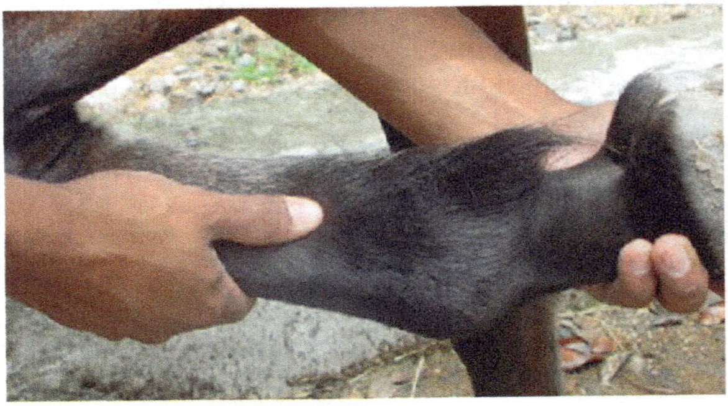

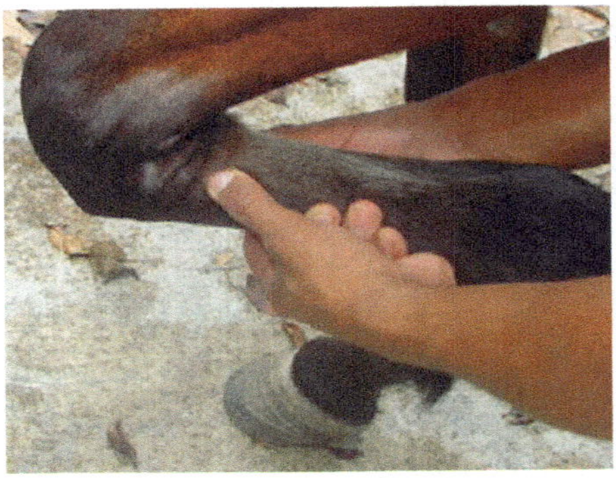

Los huesos metacarpianos se palpan en toda su extensión y se examina el ligamento suspensorio localizado inmediatamente por detrás del hueso metacarpiano. Las lesiones de esta estructura generalmente se localizan en el tercio inferior del metacarpo y se asocian a lesiones ligamentosas.

Los tendones digital superficial y profundo están íntimamente asociados entre si por lo que se hará la palpación de la región para determinar inflamación o dolor en la misma.

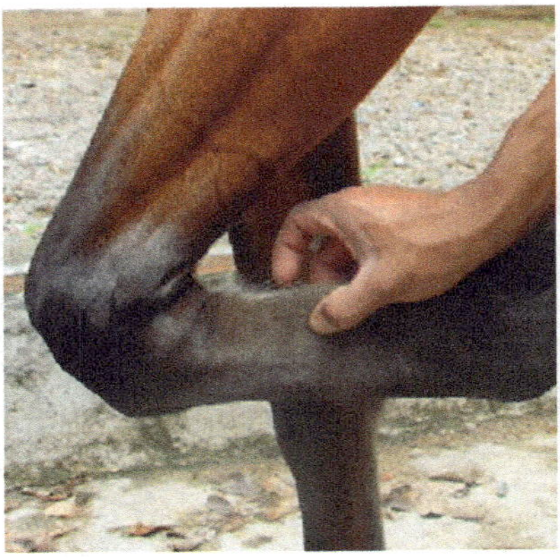

2.6.7. Examen del carpo

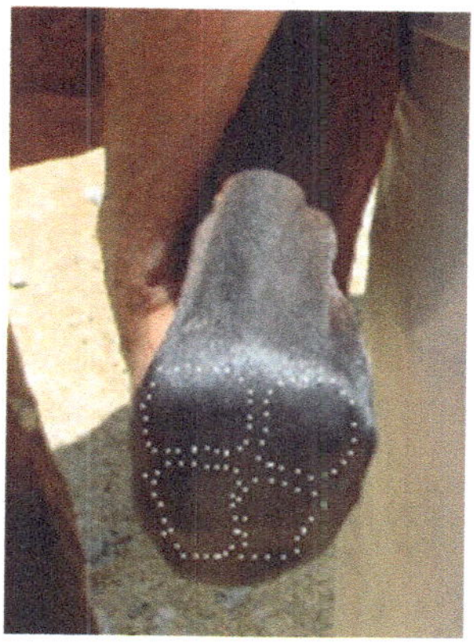

Antes de explorar esta región anatómica es conveniente visualizar la disposición ósea de las regiones del carpo y tarso respectivamente. A continuación observaremos la posible presencia de inflamaciones, hematomas, etc. Una hinchazón fluctuante difusa sobre la cara dorsal del carpo puede indicar higroma, hematoma o seroma. Si se localiza en la cara palmar, proximal y medial al hueso accesorio, puede indicar fractura del mismo.

La evaluación de las articulaciones del carpo se realiza con mayor facilidad teniendo el miembro flexionado. Se determinará el grado de flexión que en caso de normalidad, la caña se puede aproximar al antebrazo.

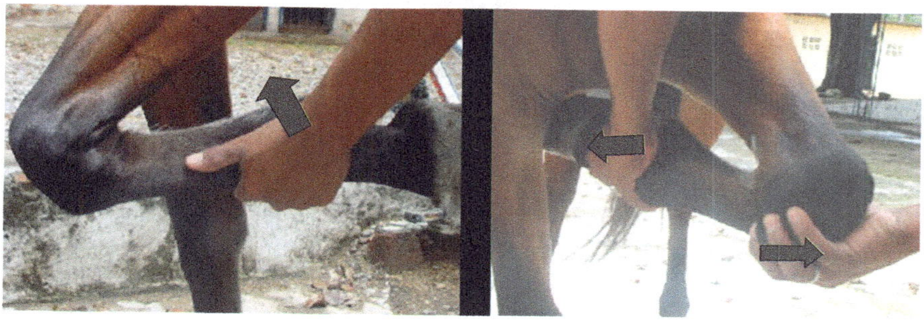

2.6.8. Examen del antebrazo-codo

En esta región la importancia de la exploración se reduce a los tejidos blandos entre el brazo y el codo, en busca de inflamaciones. Las estructuras óseas de la región se palpan en busca de fracturas.

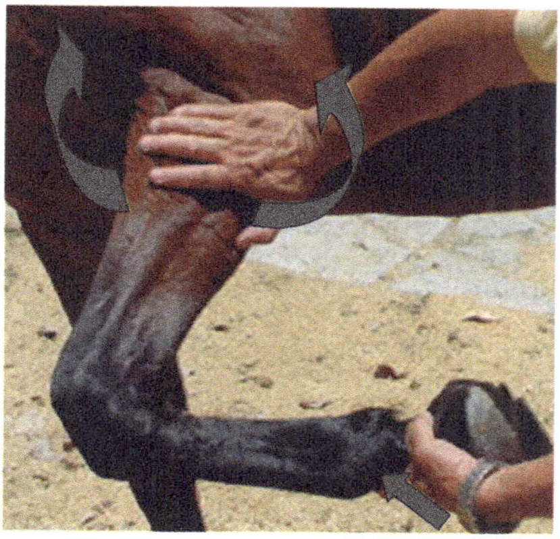

La región correspondiente a la punta del codo se palpa en busca de hinchazones, generalmente no dolorosas, fluctuantes lo que indica higromas del codo o bursitis del olécranon.

Si se aprecia una hinchazón creciente y un codo caído, es probable que se trate de una fractura del cúbito o el olécranon que precisarán intervención quirúrgica. En estos casos la elevación del miembro en extensión causará dolor. La manipulación directa del olécranon ayuda en el diagnóstico.

2.6.9. Examen articulación del hombro

Los tejidos blandos alrededor de la articulación del hombro, se palpan para determinar la presencia de inflamaciones o atrofias musculares.

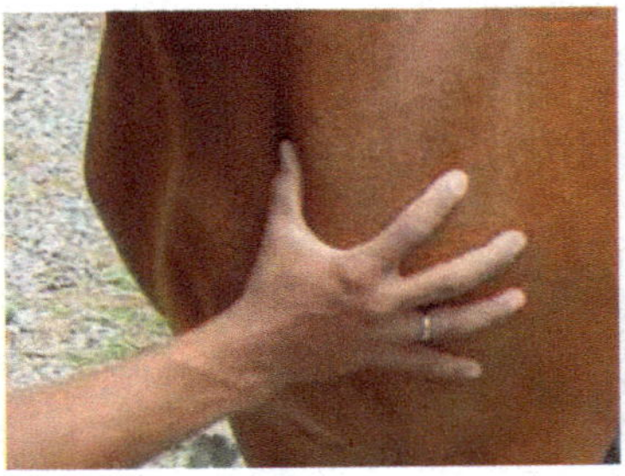

Otra prueba para evaluar esta región es la de flexionar la articulación del hombro colocando una mano en el olécranon y empujar el miembro hacia atrás. El dolor provocado puede indicar el mismo problema.

2.6.10. Examen del tarso

En el tarso se busca principalmente:

- Distensión de la articulación tarsocrural.
- Engrosamiento de la cápsula articular.
- Proliferación ósea de las articulaciones distales del tarso (esparavan).
- Distensión de la vaina tendinosa del corvejón o higroma del corvejón.
- Inflamación del ligamento plantar largo.
- Luxación del tendón flexor digital superficial.
- Tumor calloso de la punta del corvejón.

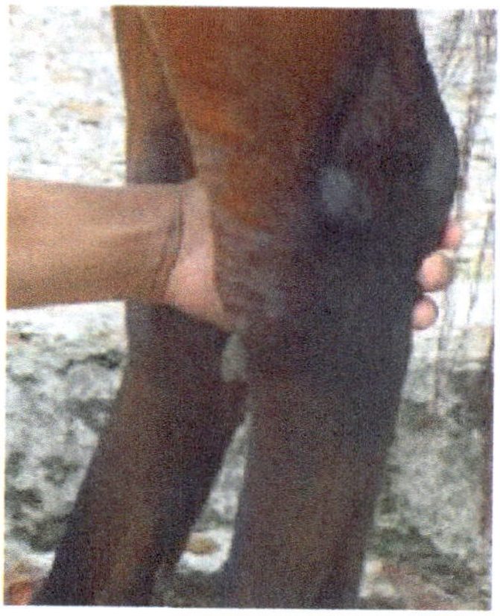

La palpación de esta región puede revelar una alteración de la de articulación tibiotarsiana, como resultado de una sinovitis denominada alifafe, acompañada o no de una osteocondritis disecante de la cresta medial de la tibia o de fracturas interarticulares.

Una artritis séptica puede desencadenar una inflamación sinovial o de la cápsula articular.

Una torsión traumática grave, puede degenerar en una inflamación difusa en toda la región tarsiana.

En general cuanto mayor sea la inflamación, mayor será la reducción del ángulo de flexión del corvejón.

Prueba del esparaván

La prueba del esparaván se realiza para determinar la presencia de lesiones tanto en el ligamento como en la porción ósea de la parte medial del corvejón. Elevamos el miembro para flexionar el corvejón, tomando con ambas manos el metatarso por su tercio distal. Se ejerce presión sobre el tendón del flexor y los ligamentos suspensorios, provocando el retiro del miembro como una prueba positiva.

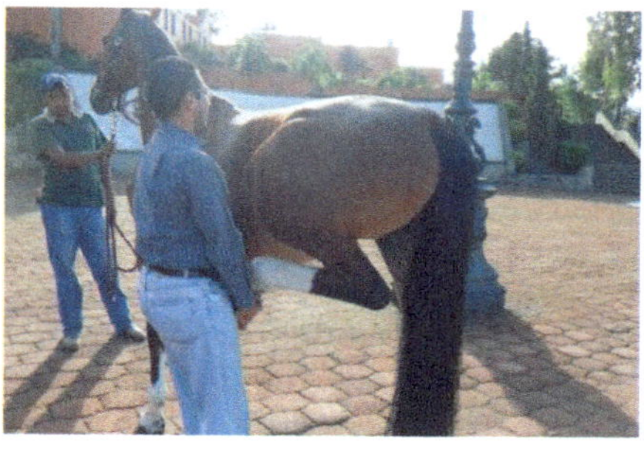

Una vez que este completamente flexionado el tarso, se mantiene esta posición durante unos 2 a 3 minutos y posteriormente se deja caminar el animal. Una respuesta positiva de la prueba es la asimetría en la elevación de la grupa y un descenso pronunciado de la altura del arco de suspensión de la pata. El animal dará unos pasos cortos y pisará con las pinzas el miembro afectado. El aumento de la claudicación puede ser evidente en los primeros pasos, luego el paso vuelve a la normalidad.

2.6.11. Examen de la tibia y la rótula

La tibia debe examinarse en toda su extensión y palparse detenidamente especialmente en la región del epicóndilo medial distal. Es común la deformación angular del miembro en casos de fractura.

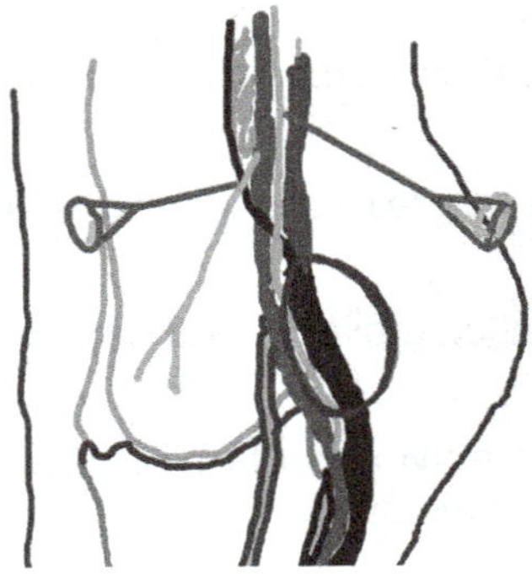

La rodilla se examina en busca de inflamaciones o atrofia muscular. Se palparán los tres ligamentos rotulianos distales y el medial para determinar la presencia de inflamaciones. Se palpa el saco articular femoro-rotuliano en busca de distensiones por líquido, lo que indica patología intraarticular.

2.6.12. Examen de la pierna – anca – pelvis

Se palparán los músculos relacionados con el fémur en busca de atrofias e inflamaciones. La arteria femoral, en el lado interno de la pierna nos permitirá controlar el pulso ya que si es francamente débil o inexistente, puede ser causado por una trombosis de la arteria ilíaca.

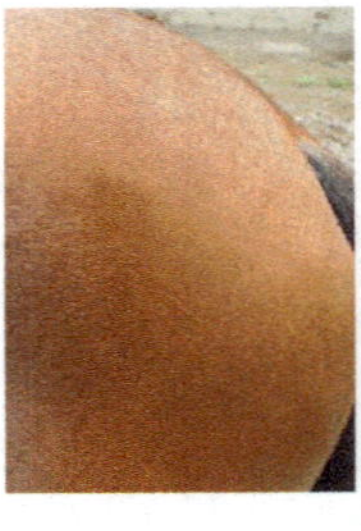

Se presionará el trocánter mayor para provocar dolor en caso de sospechar una bursitis trocantérica. Los animales que presentan dolor en esta región pueden también tener problemas en la rodilla y el corvejón.

El anca se examina cuando hay asimetría o atrofia de la región, asociada a los grupos musculares. La cabeza del fémur puede sufrir luxación dorsal y anteriormente al acetábulo.

La pelvis se examina primero, verificando la asimetría de la tuberosidad coxal y la tuberosidad isquiática, de cada lado. Una asimetría de cualquiera de estas prominencias hace que el clínico sospeche de fractura de estos huesos.

Si la hinchazón se localiza a nivel de la región perivaginal, además de edema de la mucosa vaginal, se puede tratar de una fractura de la sínfisis pubiana.

Actividades

Redacte un informe detallado de las actividades realizadas en la clase práctica.

TEMARIOS DE FORMACIÓN

Apéndice. Cuadros

TF OFICIOS

Rodio ediciones

Índice

Presentación

Ser estudiante tiene sus inconvenientes pero si eres estudiante de Auxiliar Técnico en Veterinaria y tus expectativas son dedicarte la clínica de campo, se multiplican aún más.

En el momento actual, es un hecho que el estudiante de ATV tiene escasas posibilidades de realizar estudios prácticos con caballos y las oportunidades de hacerlo se reducen considerablemente en relación a los pequeños animales.

De ahí que de las escasas prácticas clínicas con équidos sea necesario extraer la máxima información posible y obtener el máximo provecho.

Durante el periodo de prácticas, el estudiante solo ha tenido la oportunidad de conocer un área ciertamente restringida del amplísimo campo profesional que deriva de la clínica equina. Sin embargo, la decisión para realizar con posterioridad otras prácticas eminentemente orientadas a la clínica equina, dependerá exclusivamente de la orientación profesional que el alumno quiera tomar.

Sin duda la realización de las prácticas de este curso han servido para acercar al mundo equino a aquellos estudiantes que no habían tenido oportunidad de hacerlo anteriormente. También el objetivo se considerará cumplido si las mismas han servido a modo de gran angular para abrir un campo profesional a los ATV cuya meta quedaba limitada únicamente a la clínica de pequeños animales.

De hecho, a pesar de los conocimientos científicos, hoy dia al alcance de todos, el conocimiento del lenguaje, manejo y costumbres de los aficionados, propietarios o cuidadores de caballos, es importante antes de adentrarse en el mundo de la clínica equina.

Por otra parte, hacer un reconocimiento en este curso de ATV por la oportunidad de incluir un área de Equinotecnia en el temario teórico y práctico.

El objetivo último del Veterinario equino es ofrecer a sus clientes un servicio cuyas bases vienen constituidas por los conocimientos médicos y quirúrgicos, adquiridos durante su formación como Veterinario. Si éste tiene la suerte de contar con la colaboración de un ATV, el trabajo se tornará más fácil, placentero y agradecido para todos, profesionales y clientes.

El ATV que decida enfocar su carrera profesional hacia la clínica de grandes animales deberá estar disponible las 24 horas del dia para atender cualquier caso para el que le soliciten.

El Técnico Auxiliar en Veterinaria mantendrá con el clínico una actitud en función de sus respectivas personalidades y de las circunstancias que concurran en esta unión profesional.

Muy frecuentemente el clínico se enfrenta a circunstancias que crean un verdadero conflicto de intereses: de una parte las exigencias científicas del clínico y de otra y frente a las anteriores, los intereses económicos del cliente y sus punto de vista "científicos" según él los entiende. Incluso más, encontrará los intereses sentimentales del propietario hacia su caballo, que a veces dificultará la toma de drásticas soluciones.

El ATV deberá tener la suficiente capacidad como para reconocer sus capacidades y limitaciones, sin extrapolarse de sus funciones pero sin dudar de la imprescindible labor de colaboración con el Veterinario. Deberá forjarse su propia filosofía que le permita conjugar su ego con la realidad circundante. De lo contrario, su vida profesional, especialmente si transcurre en el medio rural, llegará ciertamente a ser frustrante.

En cuanto a las relaciones con el cliente, en el momento en que alguien presta sus servicios por una determninada cantidad de dinero, el cliente adquiere automáticamente una serie de derechos y el clínico pierde gran parte de su libertad. Cualquier reticencia por parte del clínico puede suponer la pérdida del cliente.

Entonces, ¿qué es lo verdaderamente especial de la clínica equina? Quizás la mayor diferencia radique en la excepcionalidad de que trabajamos con animales con unas necesidades técnicas específicas de manejo, unido a la particular y peculiar mentalidad de sus propietarios.

En este apéndice se ofrece al estudiante ATV una visión general y práctica de las principales enfermedades equinas, con especial atención al diagnóstico de las mismas, el cual constituye indiscutiblemente la base de la práctica clínica.

Cuadro I: Alteraciones del comportamiento y su significado clínico

COMPORTAMIENTO	PATRONES CARACTERÍSTICOS	SIGNIFICADO CLÍNICO
Embotamiento, depresión	Carencia de reacción a estímulos, aislamiento del resto, decúbitos prolongados.	Cólico, fiebre, cualquier proceso doloroso/inflamatorios, cojeras.
Rechazo del alimento	Rechazan alimento, "rumia".	Cólico, fiebre, estenosis, alteraciones dentales, afecciones cavidad bocal o faringe, parálisis.
Irritabilidad	Dificultad deglución, sialorrea, inquietud, coceo del suelo/vientre, se acuesta/levanta continuamente, decúbito supino, movimientos de cola.	Cólicos
Posturas anómalas	Dirige cabeza hacia los flancos, extiende exageradamente las extremidades anteriores, cuello estirado, orejas agudizadas, cola levantada, postura de micción.	Cólicos
Movimientos anómalos	Cabeceo, movimientos bruscos de extremidades posteriores, incoordinación, no quiere moverse.	Cojera, lesiones nerviosas, dolor, abscesos en cuello, cruz, etc.

Cuadro II: Síntomas físicos y su significado clínico

REGISTROS	SÍNTOMAS	SIGNIFICADO CLÍNICO
Temperatura rectal	Fiebre si es superior a 37,5º-38 ºC	Infección, cólico, dolor
Signos respiratorios	Bradicardia si es superior a 16/minuto. *Tipo*: blanda, laboriosa, doble espiración respiración abdominal. *Sonidos*: jadeos, ronquidos, tos (frecuente, ocasional, profunda, seca, húmeda). *Auscultación*: roces, sonidos aumentados o disminuidos.	Bronquitis, neumonías, obstrucción vías respiratorias, enfisema, bronconeumonías, atelectasia.

→

→

Auscultación abdominal	Peristaltismo y borborigmos aumentados.	Irritación intestinal, cólico, diarrea, parasitación.
	Peristaltismo y borborigmos disminuidos.	Obstrucción aguda, atonía.
	Sonidos timpánicos.	Timpanismo.
Piel	Caliente: sudoración profusa.	Excitación, cólico, dolor, fiebre, parto distócico.
	Fría, viscosa.	Shock.
	Pelo áspero, deslucido, erizado, calvas, costras.	Dermatitis alérgica, micótica, bacteriana.
	Calvas, rozaduras.	Parásitos externos.
Tumefacciones	Duras, blandas, edematosas, fluctuantes, dolorosas, calientes.	Abscesos, hematomas, acúmulo de líquido sinovial, a. inoculaciones/inyecciones.
Llagas, heridas	Abiertas, granulosas, limpias	
Ganglios linfáticos	Tumefactos, duros, dolor al tacto.	Abscesos, infecciones, linfangitis.
Corazón	Bradicardia menos de 30/min.	Estimulación vagal.
	Taquicardia más de 50/min.	Excitación, fiebre, cólico, anemia, afección cardíaca.
	Arritmias y murmullos.	Fisiológicas, tóxicas, miocarditis infecciosa.
Pulso	*Yugular*: aumentado durante el reposo o tras el ejercicio.	Fallo cardíaco.
	Arterial: fuerte, débil, lleno, duro, lento, filiforme, rápido.	Fiebre, colapso, cólico.
Heces	Duras, blandas, escasas, excesivas, mucosas, diarreicas, flatulentas, malolientes, sangre esteatorréicas.	Cólicos, alteraciones alimentarias, infección, enfermedades metabólicas, úlceras, parasitismo.
Orina	Oscura, espesa, sangre, diluida, anuria, oliguria, poliuria.	Fallo renal, infección.
Exudados	*Nasal*: uni/bilateral, seroso, mucoso, purulento.	Infecciones respiratorias.
	Vaginal: purulento.	Vaginitis, metritis.
	Conjuntival.	Infecciones oculares.
	Uretral.	Cistitis, uretritis.

→

→

Ojos	Párpados abiertos, cerrados, tercer párpado (protusión).	Traumatismos, infección, heridas, fotofobia, tétanos.
	Espasmo pupilar, pequeña, asimétrica.	Traumatismos craneales.
	Cristalino: cataratas.	Traumáticas, genéticas, idiopáticas.
	Pestañas.	Entropión, ectropión.
Genitales externos	*Ubre*: hinchada, caliente, mamas de tamaño desigual, pérdida de leche.	Mastitis, inicio parto o aborto.
	Vulva: úlceras, edemas, heridas.	Exantema coital, traumatismo, estro, parto
	Pene: ulceraciones.	Exantema coital.
	Escroto: inflamado, edematoso.	Traumatismo, infección.
	Prepucio: inflamado, edematoso.	Traumatismo, infección.

Cuadro III: Enfermedades víricas

PROCESO	SINTOMATOLOGÍA	CONFIRMACIÓN DEL DIAGNÓSTICO
Influenza	Tos seca, continua, fiebre, ganglios linfáticos submaxilares en ocasiones dolorosos al tacto pero no inflamados.	Epizootía. Elevación de títulos séricos.
Arteritis viral	Fiebre, descargas nasales serosas, lacrimación abundante, conjuntivitis, edema parpebral, disnea, depresión, cólico, aborto en gestantes asociado a alteración respiratoria.	Aislamiento del virus. Elevación títulos séricos.
Rinoneumonia vírica	*Forma respiratoria*: fiebre, descarga nasal serosa a mucopurulenta.	Aislamiento del virus.
	Forma abortiva: último tercio gestación.	Necrosis focal hepática e inclusiones intranucleares.
	Forma paralítica: raras, incoordinación motora.	Asociada a casos de abortos.
Papilomatosis	Numerosas verrugas especialmente en hocico.	Biopsia.
Encefalitis	Depresión, fiebre, incoordinación.	Aumento títulos séricos.

→

Rabia	Accesos de comportamiento agresivo, parálisis.	Corpúsculos de Negri en citoplasma de células de Asta de Ammón.
Anemia infecciosa	Fiebre, anemia, descargas nasales serosas y/o edemas subcutáneos.	Aislamiento virus.
Estomatitis vesicular Equina	Gran sialorrea, fiebre, vesículas lengua y labios.	Aislamiento virus.
Peste equina	*Pulmonar aguda*: fiebre, disnea, descargas nasales. *Cardíaca*: fiebre, tumefacción cabeza, cuello, cianosis. *Mixta*: combinación de anteriores. *Enzoótica*: ligera conjuntivitis, disnea.	Fijación del complemento.

Cuadro IV: Enfermedades bacterianas

PROCESO	SINTOMATOLOGÍA	CONFIRMACIÓN DEL DIAGNÓSTICO
Papera	Fiebre, catarro nasal o descargas mucopurulentas. Engrosamiento de glándulas submaxilares y parótidas nasales.	Aislamiento de Strep. equi a partir de abscesos o descargas.
Salmonellosis	Abortos, procesos neonatales (S. abortus equi).	Cultivo microorganismo a partir de órganos fetales o cérvix de la yegua.
	Fiebre, enteritis, diarrea sanguinolenta, deshidratación. Artritis infecciosa, cojeras (S. typhimurium).	Cultivo del germen a partir de heces y abscesos.
Tétanos	Rigidez, orejas tiesas, cuello rígido, cola ligeramente elevada espasmo membrana nictitante, opistótonos que se acentúan cuando se tumba.	A partir de síntomas clínicos.
Carbunco	Raro en équidos.	Frotis sanguíneo.
Tuberculosis	Adelgazamiento, taquipnea, rigidez cuello.	Tuberculinización intradérmica, intraparpebral o s.c.

→

Brucelosis	Rigidez, cojeras, procesos supurativos en cabeza y cruz, abortos (raros).	Elevación títulos séricos. Identificación del germen.
Muermo	Tos, fiebre elevada, neumonía, exudado nasal purulento. Tumefacción s. c. ulceraciones, linfangitis	Aislamiento germen. Fijación del complemento. Malleinización s. c. o parpebral.
Leptospirosis	Fiebre, anorexia, depresión, anemia ictérica.	Elevación de títulos séricos.

Cuadro V: Enfermedades parasitarias

PROCESO	SINTOMATOLOGÍA	CONFIRMACIÓN DEL DIAGNÓSTICO
Babesiosis	Depresión, ictericia, orina marrón, edema extremidades, anemia.	Identificación del parásito en eritrocitos. Detección de anticuerpos.
Tripanosomiasis	Fiebre, edema en genitales, edema extremidades, urticaria.	Reacciones serológicas e identificación del parásito en frotis sanguíneos.
Estrongilosis	Disnea, adelgazamiento, cólico.	Huevos en heces.
Ascaridiosis	Diarreas, cólicos, bronconeumonía.	Huevos en heces.
Oxiurosis	Rozaduras perianales.	Parásitos en el ano.
Gastrofilosis	Adelgazamientos, cólicos.	Larvas en heces.

Cuadro VI: Enfermedades digestivas

PROCESO	SINTOMATOLOGÍA	CONFIRMACIÓN DEL DIAGNÓSTICO
Ránula	Dolor al deglutir. Sialorrea.	Inflamación parótida.
Obstrucción esofágica	Profusa descarga nasal con alimentos, rechaza alimento/agua. Que retienen en la boca y no degluten.	Por sintomatología.

→

→

Cólicos (obstrucción)	Dolor, se mira flancos, cocea vientre, gira sobre su dorso, decúbito supino.	Sintomatología, palpación rectal, paracentesis abdominal.
(hipermotilidad)	Cocea, sudoración, remete vientre. *Otros*: inapetencia, peristaltismo aumentado o no, pulso rápido/lleno/débil, heces duras, fétidas, diarreicas, mucosas, shock por fallo circulatorio.	
Peritonitis	Abdomenduro, dolor palpación rectal, no quieren moverse.	Leucocitos en líquido peritoneal, leucopenia.
Hepatitis	Viral, tóxica, neoplasias. Ictericias, adelgazamiento.	Biopsia, determinación niveles hemáticos.

Cuadro VII: Enfermedades respiratorias

PROCESO	SINTOMATOLOGÍA	CONFIRMACIÓN DEL DIAGNÓSTICO
Rinitis	Descargas nasales uni/bilaterales.	
Catarro nasal		
Bronconeumonía		
Inflamación senos paranasales	Descargas nasales, glándula submaxilar inflamada y dolorosa.	Trepanación, radiografía.
Inflamación bolsas guturales	Inflamación triángulo de Viborg, descargas nasales.	
Neumonía	Fiebre, aumento ritmo y profundidad de movimientos respiratorios. Tos.	
Enfisema pulmonar	Tos explosiva, intermitente, respiración ventral/anal. Los síntomas se acentúan con polvo. Disnea, sudoración.	Respuesta a corticoterapia.

Cuadro VIII: Enfermedades del sistema nervioso

PROCESO	SINTOMATOLOGÍA	CONFIRMACIÓN DEL DIAGNÓSTICO
Disfunción pares craneales	Ceguera (II par); estrabismo, ptosis, dilatación pupilar (III par); pérdida de sensaciones cutáneas en cabeza, conjuntiva, córnea, dificultad masticación (trigémino III par); parálisis facial, uni/bilateral de orejas, párpado superior, ollares, labios (facial VII par); cabeza oblicua, inclinada al lado afectado, tendencia a caer (VIII par).	
Hemiplejía laríngea	Sonido agudo a veces ronco al inspirar durante y tras ejercicio.	Examen laringoscópico.
Ataxia espinal	Incoordinación motora de posteriores cuando frena bruscamente.	Radiografía.

Cuadro IX: Enfermedades urinarias

PROCESO	SINTOMATOLOGÍA	CONFIRMACIÓN DEL DIAGNÓSTICO
Cálculos	Dolor abdominal, paso envarado, no quiere trotar, tensión al miccionar.	Análisis orina, examen rectal, citoscopia.
Cistitis	Micción frecuente y dolorosa, orina espesa, hematuria.	Sedimento celular en análisis orina.
Nefritis	Adelgazamiento, edemas, falo circulatorio, coma.	Análisis orina, examen rectal, aumento niveles séricos urea.

Cuadro X: Enfermedades cardiovasculares

PROCESO	SINTOMATOLOGÍA	CONFIRMACIÓN DEL DIAGNÓSTICO
Arritmia	Sin síntomas o con insuficiencia: pulso yugular fuerte y Edemas extremidades.	ECG. Elevación niveles séricos de CPK y SGOT.
Pericarditis	Roces a la auscultación.	
Miocarditis	Pobre rendimiento cardíaco, taquicardia, arritmias.	Pruebas de funcionalidad cardíacas. Elevación niveles anteriores.

Cuadro XI: Enfermedades de órganos hematopoyéticos

PROCESO	SINTOMATOLOGÍA	CONFIRMACIÓN DEL DIAGNÓSTICO
Anemia	Palidez de mucosas, ictericia, disminución rendimiento. Aumento ritmo cardíaco y respiratorio, hemorragias crónicas. Heces sanguinolentas.	Análisis de sangre.
Hemofilia	Sólo a machos (hembras portadoras), hemorragias.	Evaluación tiempo de coagulación.
Epistaxis	Hemorragias por ollares.	
Púrpura hemorrágica	Rigidez muscular, urticaria, edema extremidades y regiones ventrales, petequias y equimosis mucosa nasal.	

Cuadro XII: Enfermedades reproductivas

PROCESO	SINTOMATOLOGÍA	CONFIRMACIÓN DIAGNÓSTICO
Endometritis	Descargas vaginales, exudados que manchan cola y corvejones.	Exploración con espéculo de vagina y cérvix.
	Fiebre, embotamiento, inapetencia.	Identificación de gérmenes. Biopsia endometrial.
	Edema vulvar, antecedentes infertilidad.	Palpación rectal del útero.
Piómetra	Pus en útero	Palpación rectal: útero engrosado. Ecografía.
Vaginitis	Descargas vaginales.	
Quistes ováricos	Folículos llenos de líquido amarillento.	Ecografía. Paracentesis .
Defectos vulva	Aire en vagina.	

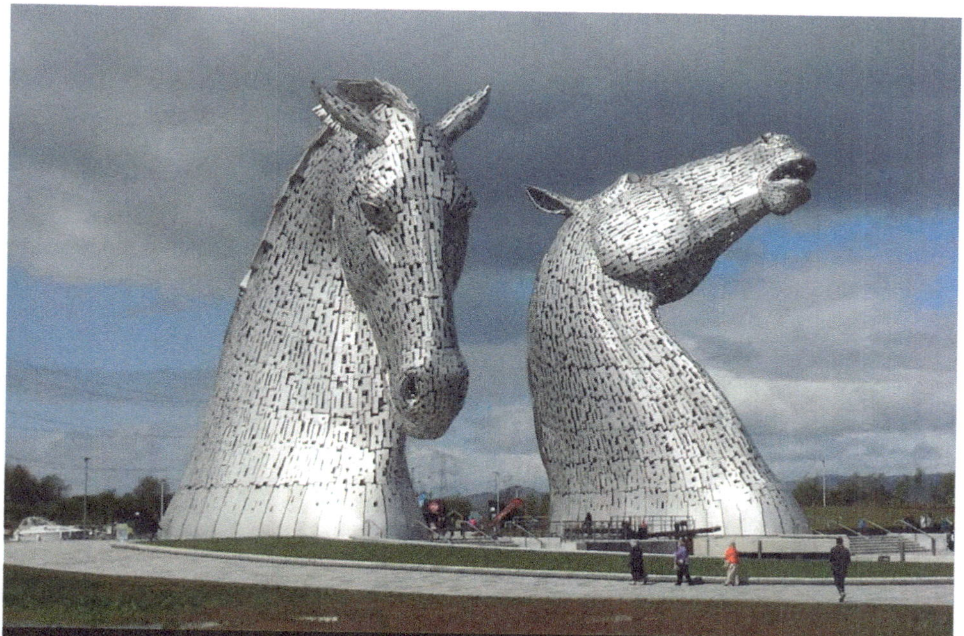

TEMARIOS DE FORMACIÓN

Anexos

TF OFICIOS

eRodio ediciones

Anexo I

Distribución de una cuadra

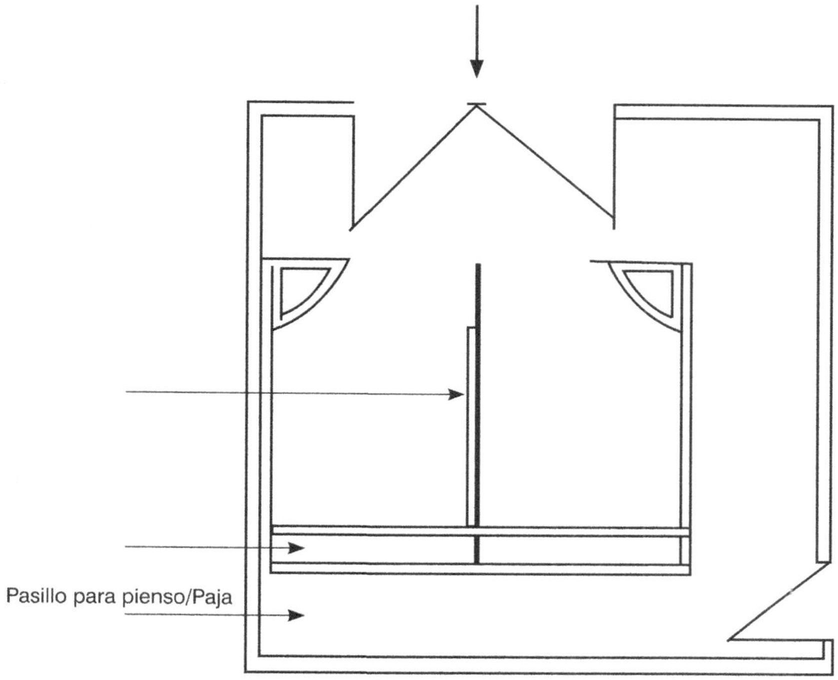

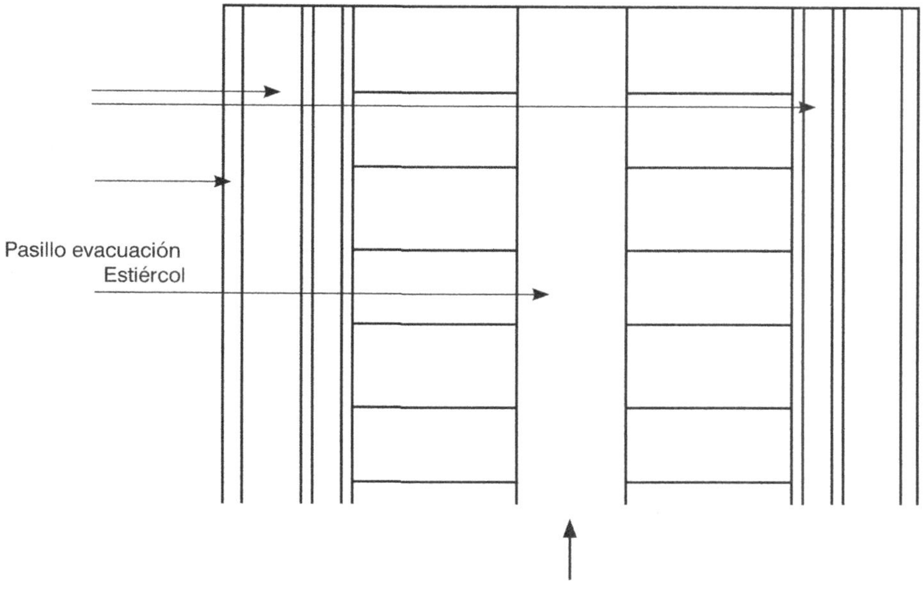

Anexo II

La relación hombre-caballo

Desarrollar un tipo de relación con un caballo en la que exista confianza mutua no es fácil y sobre todo requiere mucho esfuerzo y paciencia. Deberás dedicarle algunas de tus horas al caballo y demostrarle que eres alguien en quien él pueda confiar. Cuando te ganes esa confianza, tendrás el amigo más fiel que todos quisieran tener y una amistad que nunca se acabará.

- **Presentarse**. El caballo necesita tiempo para entender que tú no eres una amenaza antes de que empiece a confiar en ti y que te vea como amigo y líder. Cuando acabas de conocer a un caballo, es importante que le proporciones el espacio y tiempo que requiere para acostumbrarse a tu presencia. No debes simplemente acercarte al caballo y empezar a acariciarlo y frotarlo o montarlo sin más. Espera hasta que el caballo venga hacia ti.
  - ▹ Puedes comenzar simplemente pasando tiempo con el caballo en su cuadra o en el prado. Puedes sentarte en algún lugar cerca de él. Puedes caminar lentamente a su alrededor, sin acercarte mucho, para que se vaya acostumbrando a tenerte cerca. Pronto él empezará a seguir tus movimientos con la vista y la cabeza, mirándote con curiosidad.
  - ▹ Es importante la constancia y por tanto que hagas esto todos los días, sin forzar al caballo para que interactúe contigo. Es cuestión de tiempo, caminará hacia ti por su propia voluntad y empezará a conocerte más de cerca. Querrá olerte, pues es así como en su manada establecen las relaciones entre individuos, su forma de acariciarte con el hocico y lamerte es otro signo de acercamiento. No intentes tocarlo como respuesta.
  - ▹ Una vez que se haya establecido la amistad, el caballo puede caminar hacia ti a medida que te le acerques, relinchar como un saludo o empezar a seguirte a medida que estés a su alrededor.
- **Hablar con tu caballo**. Para él es esencial como lazo entre vosotros tu voz. Deja que se acostumbre al sonido de tu voz. Háblale de cualquier cosa, con un tono de voz calmado y seguro. Empezará a reconocer ese sonido, se mostrará calmado y estará feliz de oírte.
  - ▹ Hay personas que le leen libros a sus caballos. Yo personalmente me he sentado junto a su cuadra y he leído en voz alta. Puedes aprovechar la hora del descanso y sin llamar su atención saca un libro. También puedes susurrarle o cantarle.
- **Movimientos pausados**. Es muy importante que te muevas sin brusquedad porque los caballos protegen mucho su espacio personal por naturaleza. Si observas y llegas a entender su lenguaje corporal, él te

indicará cómo se siente antes de acercarte. Si el caballo retrocede o se aparta cuando vayas a tocarlo, probablemente es que no le guste que te hayas acercado de esa manera. Sabrás que te estás moviendo muy rápido. Acercarte por un lado, en lugar de acercarte de frente ya que hacia delante su vista no es tan buena debido a la lateralización de sus ojos.

▹ Toca su lomo u hombro en lugar de su cara, siempre mejor lateralmente. Haz esto por un par de segundos, luego retira tu mano y aléjate. A los caballos les encanta que se les acaricie o rasque en su cruz, entre las escápulas. Ráscale un poco en ese lugar e inmediatamente el caballo se relajará. Esta es una conducta muy inofensiva y servirá para que el caballo se sienta seguro.

▹ Las personas no familiarizadas con caballos cometen a veces el error de acercarse a la cara o nariz del caballo, sin saber que su nariz es un punto muy sensible y debe tocarse sólo si el caballo te lo permite y siente confianza hacia ti, además, como hemos visto, el caballo no destaca precisamente por su buena visión al frente, por lo que tu figura delante de su nariz podrá asustarle e interpretarte como una doble amenaza.

- **Imitar el saludo de los caballos**. Soplar en las fosas nasales del caballo es parecido a lo que habrás alguna vez observado cuando los caballos cuando están solos. Se saludan entre sí olfateando y respirando alrededor de sus fosas nasales. Esto les permite reconocer el olor del otro.

  ▹ Puedes hacer lo mismo soplando suavemente en las fosas nasales de tu caballo para saludarlo o bien con tu aliento. Así reconocerá tu olor.

- **El premio**. Entre los premios más conocidos están los cubos de azúcar, las "chuches" comerciales, tajadas de manzana, zanahorias, semillas de girasol, cubos de heno. De todas ellas, aconsejamos darles fruta y descubrir cuál es el que más le gusta a tu caballo. Algunas personas les dan trozos de pan, pero no es adecuado, no olvidemos que ellos son herbívoros.

  ▹ Dale premios con moderación, ya que la salud del caballo es la prioridad. Ellos deben recibir una recompensa por buena conducta luego de entrenarlo o peinarlo. Asegúrate de que el caballo no tenga condiciones médicas que puedan hacer que algún tipo de alimento le haga daño.

  ▹ Si guardas los premios en tus bolsillos o le acostumbras a dárselos con la mano, con el tiempo, el caballo podría empezar a asociar estos lugares con ciertos aperitivos y empezaría a morder dedos o empujar los bolsillos con el hocico. En vez de eso, coloca los premios en un comedero o bandeja.

- **La paciencia**. El tiempo que toma un caballo en tener "amistad' con el hombre, dependerá de la edad del caballo, del tratamiento que haya recibido por parte de sus antiguos dueños y como estés tratando de acercarte a él y ganarte su confianza.

- Los caballos jóvenes que no hayan sufrido experiencias desagradables con la especie humana podrán rápidamente acostumbrarse a un nuevo dueño, confiando completamente en él en cuestión de semanas.
- Los caballos mayores, maltratados y con desagradables experiencias en el pasado, necesitarán más tiempo adecuarse a una nueva persona y su confianza deberá ganarse lentamente, durante varios meses, o incluso años.
- La paciencia con el caballo es una condición indispensable, así como evitar forzarlo a hacer cosas que él no quiera. Una relación con un caballo, requiere tiempo. Una vez que se establece la confianza, tendrás a un amigo fiel.

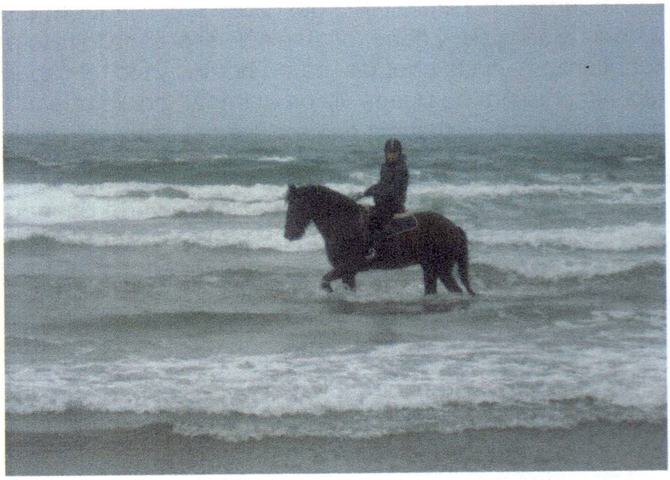

Anexo III

1. LOS NUTRIENTES

TIPO DE NUTRIENTE	EJEMPLO	DIGESTIBILIDAD	VELOCIDAD	TIPO DE ENERGÍA	SUBPRODUCTO
Almidón	Avena Cebada Maíz	Mediocre	Rápida	Anaeróbica y aeróbica	Ácido láctico
Grasa	Aceite de girasol Soja Maíz	Buena	Lenta	Aeróbica	Radicales libres
Fibra	Heno Paja Ensilado Pasto Remolacha Salvado de arroz	Buena	Lenta	Aeróbica	CO_2 y H_2O

2. UTRICIÓN Y ALIMENTACIÓN EN EL CABALLO

ESTÓMAGO REDUCIDO

+

IG MUY DESARROLLADO

=

MASTICACIÓN CONCIENZUDA + GRAN RAPIDEZ TRÁNSITO GÁSTRICO + DIGESTIÓN ENZIMÁTICA BREVE PERO INTENSA EN ID + ACCIÓN MICROBIANA PROLONGADA EN IG

Relación longitud cuerpo/intestino: 1/11 a 1/12

Relación superficie de mucosa gástrica/mucosa intestinal: 1/30

DIGESTIBILIDAD

Es el resultado global de la eficacia de la digestión de:

MASTICACIÓN ⟷ **VELOCIDAD DEL TRÁNSITO**

↓

PARÁSITOS INTESTINALES

Tránsito digestivo de un heno normal: +/- 37 horas
Excreción de productos no digestibles: 48 horas

PROCESO DE DIGESTIÓN

1. Prensión

Labio Superior ----------------**Selección de Alimentos**
(Polvo-----Epoc)

2. Masticación

Múltiples crestas en el esmalte:

- Aplastan
- Trituran
- Frotan

1 KG DE HENO------------ 40' -------------- **3.000 MOVIM. MASTICATORIOS**

Estado de dientes y heridas en la boca.

3. Insalivación

Ph = 7,4-7,6

Enzima amilolítica: poco tiempo de acción = acción pregástrica muy leve

4. Deglución

Mejor abrevamiento antes de dar pienso.

IRREVERSIBLE

NO VÓMITO ↔ **VELO DEL PALADAR LARGO**

10 kg de materia seca + 50 kg H_2O = Superan
Capacidad estómago ----------- Tránsito rápido

5. Digestión gástrica

Capacidad 15-18 l

Se vacía 6-8 veces /dia

Únicamente el último tercio del bolo alimenticio o permanece – – – – – **Acción enzimática pepsina**
+

6. Digestión en I.D:

- 22 m de long.
- 3-4 cm de diámetro
- Permanencia del alimento no + de 2-3 horas
- Quimo fluido

VIOLENTAS CONTRACCIONES-CAUSA: HIPERMOTILIDAD

FRÍO ↔ **MIEDO**

TROZOS LEÑOSOS

ESPASMOS
INVAGINACIONES = **CÓLICOS**
OCLUSIONES

7. Digestión en I.G.

- Microbiana.
- Ralentización: de 36 horas (unas 24 h en IG).
- Enzimas encuentran pH óptimo en ciego y prolongan su acción.
- Relación población microbiana colon y ciego/colon terminal es de 3/1.

Síntesis de vitaminas complejo B por la microflora bacteriana intestinal. Administrar vit B en formato carnívoros no serán absorbidas.

Anexo IV.

1. Morfología del caballo

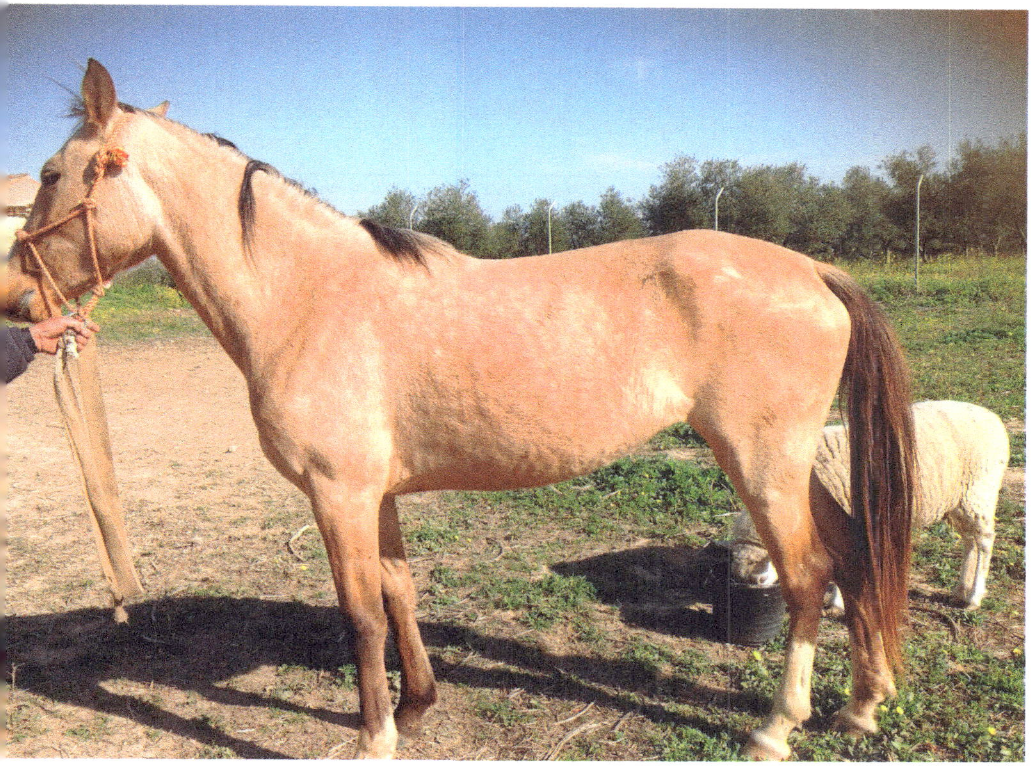

La Reseña

N.° 41/

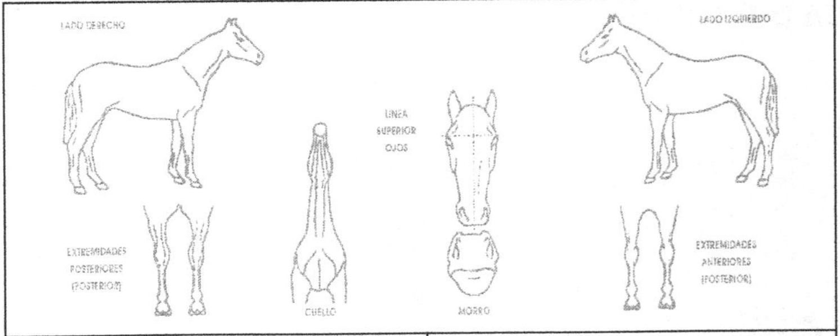

RESEÑA DE IDENTIFICACIÓN	* MARCAR CON NEGRO CICATRICES, REMOLINOS Y MARCAS DE FUEGO * MARCAR CON ROJO LAS MANCHAS BLANCAS DE LA PIEL

DESCRIPCIÓN	ESPECIE		RAZA	CAPA	SEXO	FECHA DE NACIMIENTO	EL/LA VETERINARIO/A Firma
	CABEZA						
	EXTREMIDADES	ANTERIOR DERECHA					
		ANTERIOR IZQUIERDA					PRIMER VISADO EL/LA INSPECTOR/A VETERINARIO/A Fecha, Firma y Sello
		POSTERIOR DERECHA					
		POSTERIOR IZQUIERDA					
	CUERPO						Conforme Propietario Firma
	MARCAS ADQUIRIDAS	CICATRICES TATUAJE O MICROCHIP HIERRO					
	*Hacer constar la señal de las marcas.						

PROPIETARIOS SUCESIVOS

PROPIETARIO SR. . ...DNI .... FECHA FIRMA PROPIETARIO ....
PROPIETARIO SR. . ...DNI .... FECHA FIRMA PROPIETARIO ....
PROPIETARIO SR. . ...DNI .... FECHA FIRMA PROPIETARIO ....
PROPIETARIO SR. . ...DNI .... FECHA FIRMA PROPIETARIO ....
PROPIETARIO SR. . ...DNI .... FECHA FIRMA PROPIETARIO ....
PROPIETARIO SR. . ...DNI .... FECHA FIRMA PROPIETARIO ....
PROPIETARIO SR. . ...DNI .... FECHA FIRMA PROPIETARIO ....

ACTUALIZACIÓN ANUAL

.... Fecha, Firma y Sello	IVC de .... Fecha, Firma y Sello	IVC de .... Fecha, Firma y Sello	IVC de .... Fecha, Firma y Sello
.... Fecha, Firma y Sello	IVC de .... Fecha, Firma y Sello	IVC de .... Fecha, Firma y Sello	IVC de .... Fecha, Firma y Sello
.... Fecha, Firma y Sello	IVC de .... Fecha, Firma y Sello	IVC de .... Fecha, Firma y Sello	IVC de .... Fecha, Firma y Sello
.... Fecha, Firma y Sello	IVC de .... Fecha, Firma y Sello	IVC de .... Fecha, Firma y Sello	IVC de .... Fecha, Firma y Sello
.... Fecha, Firma y Sello	IVC de .... Fecha, Firma y Sello	IVC de .... Fecha, Firma y Sello	IVC de .... Fecha, Firma y Sello

JUNTA DE ANDALUCIA
CONSEJERÍA DE AGRICULTURA Y PESCA
Delegación Provincial de Granada

TARJETA
SANITARIA
EQUINA

ANEXO III

Documento usado para el movimiento de caballos en la C.A. de Andalucía con anterioridad a la implantación del pasaporte equino.

Documento de identificación equina

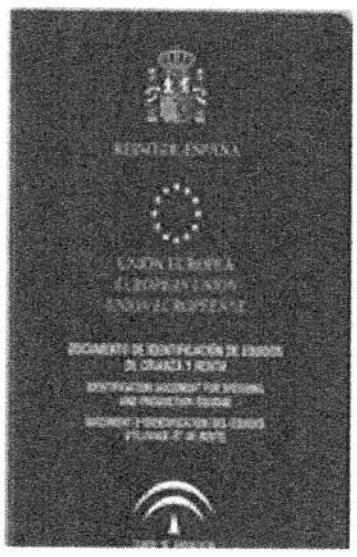

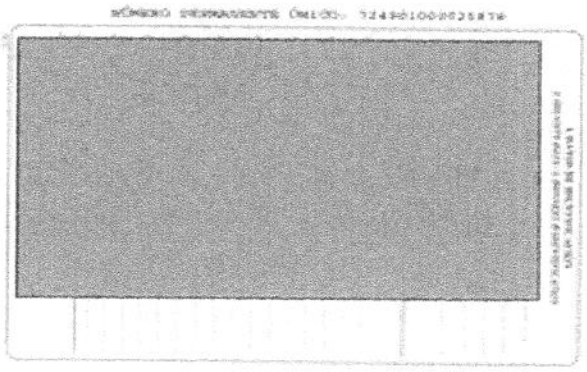

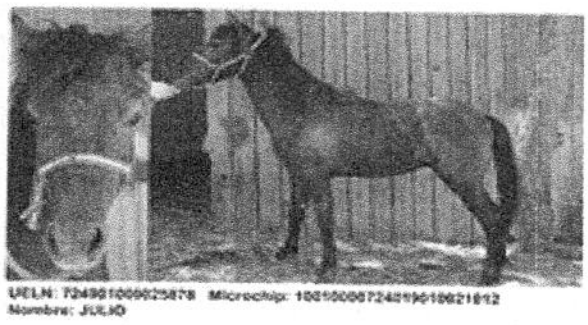

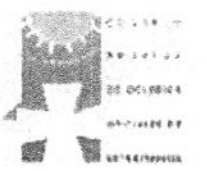

CERTIFICADO OFICIAL DE IDENTIFICACIÓN DE EQUIDOS

0001

Fecha

MICROCHIP

Alta
Baja
Cambio Propietario

Nº TSE

DATOS PREVIOS A LA IDENTIFICACIÓN

Nº Microchip, TSE o UELN de la madre:
Guía Entrada:
Autorización OCA:

DATOS DE IDENTIFICACIÓN

Nombre:
Nombre comercial:
Fecha de nacimiento:
Especie:
Raza:
Capa:
Sexo: Macho / Hembra
Castrado: Sí / No

Cabeza:
Cuerpo:
Marcas:
Anterior izquierdo:
Anterior derecho:
Posterior izquierdo:
Posterior derecho:
Marcas a fuego:

VETERINARIO

Número de colegiado nacional:
Nombre:
Apellidos:

EXPLOTACIONES

Código REGA de la explotación de identificación
Código REGA de la explotación de nacimiento:

PROPIETARIO ANTERIOR

Nombre:
Apellidos:
DNI:

PROPIETARIO NUEVO

Nombre:
DNI:
Apellidos:
Dirección:
Código postal:
Localidad:
Provincia:
Teléfono fijo:
Teléfono móvil:
email:

NO SE ADMITIRÁN DOCUMENTOS CON TACHADURAS NI ENMIENDAS

COPIA PARA RAIA

Documentos de registro andaluz de identificación animal e implantación de microchip en la C.A. de Andalucía

Defectos de aplomo

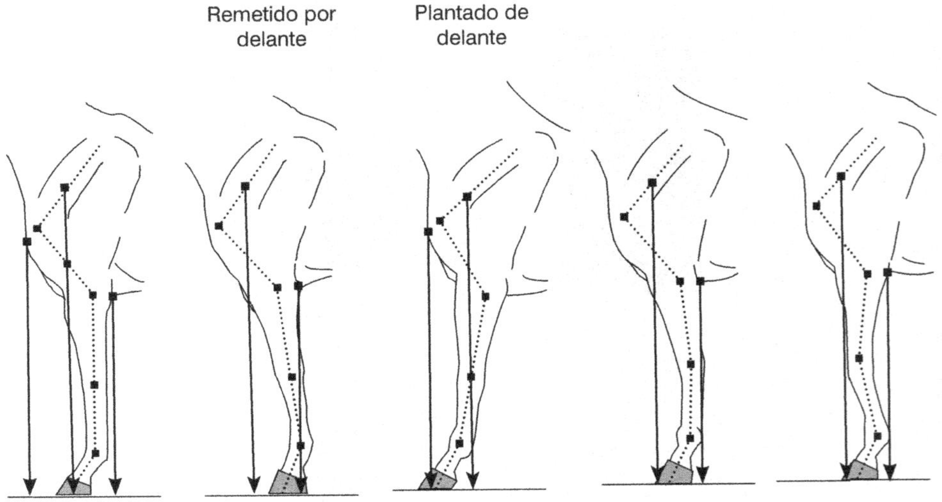

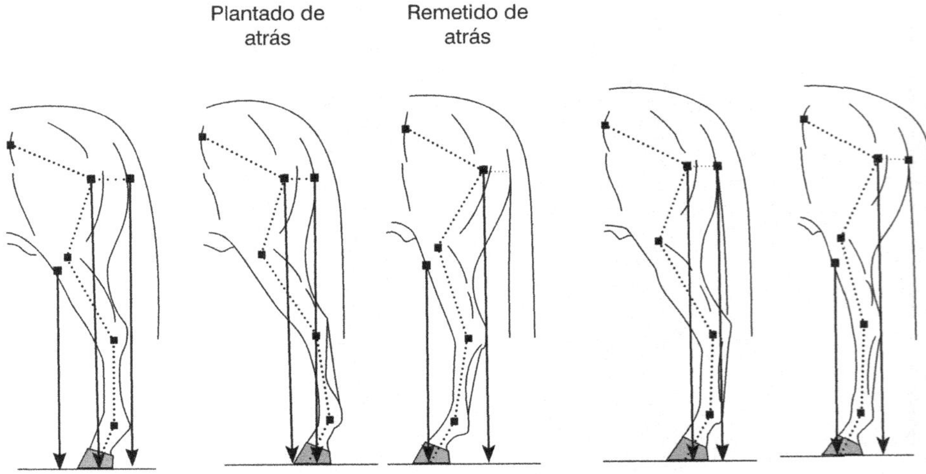

Abierto de delante · Cerrado de delante

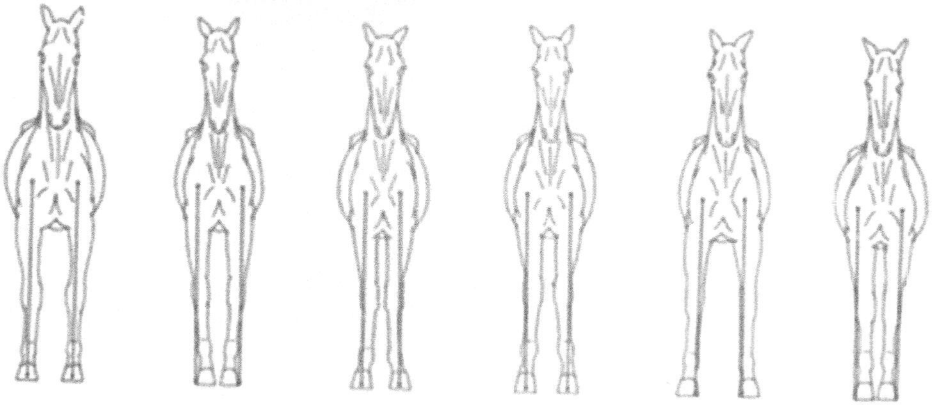

Cerrado de atrás · Cerrado de corvejones · Abierto de atrás · Hueco de corvejones

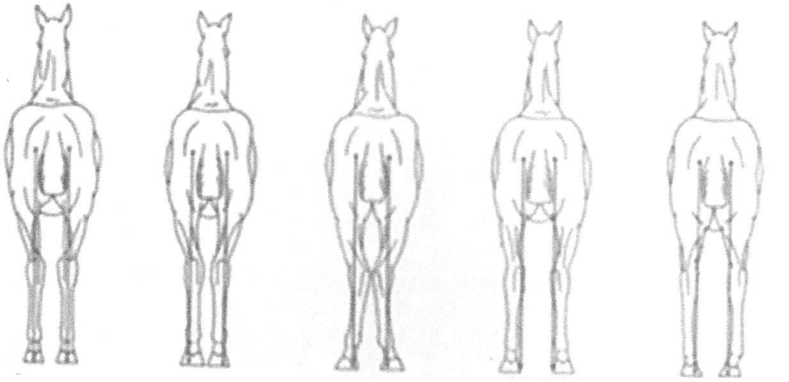

2. La dentición del caballo

Nomenclatura: Incisivos, medios, extremos, barras o diastema, caninos, premolares y molares.

La cresta facial indica la localización de las raíces dentales según la edad del caballo:

- 5 años : la cresta facial corta aproximadamente por la mitad la longitud de las raíces.

- 10 años: las raíces llegan aproximadamente al límite de la cresta facial.
- 18 años: las raíces están por debajo de la cresta facial.

Fórmula dentaria en el caballo:

Caballo: 2 (Incisivos 3/3; Caninos 1/1; Premolares 3/3; Molares 3/3) = 40

Yeguas: 2 (Incisivos 3/3; Caninos 0/0; Premolares 3/3; Molares 3/3) = 36

Surco de Galvayne:

Ranura en el incisivo lateral superior. Aparece en el borde de la encía a los 10 años y alcanza la base del diente a los 20 años. Desaparece entre los 20 y 30 años.

Cálculo de la edad

En la mandíbula inferior donde el desgaste es mayor.

Conformación del ángulo maxilar-mandíbula.

Dientes de leche, temporales o caducos: más blancos y cortos. Empiezan a salir a los doce días.

Erupción dientes de leche:

- De 12-30 días: erupción pinzas.
- De 1er. - 3er. mes: erupción medianos.
- 8º – 9º mes: erupción extremos.

Rasamiento de los dientes de leche: 1º-2º año:

- 12 meses: pinzas.
- 16-18 meses: medianos.
- 18-20 meses: extremos.

Erupción permanentes: 2,5 años (desportillado):

- 2,5 años: pinzas.
- 3 años: 2º PM
- 3,5 años: medianos.
- 4 años: 3er. PM
- 4,5 años: colmillos.
- 4,5–5 años: extremos.

Boca completa ("hecha")

Rasamiento de dientes permanentes: 6-9 años

- 6-7 años: pinzas.
- 7-8 años: medianos. Pico de Gavilán.
- 8-9 años: extremos.

Boca cerrada

Redondez de la tabla dentaria:

- 9 años: pinzas.
- 10 años: medianos.
- 11-12 años: extremos.

Triangularidad de las piezas: 12-17 años

Estrechamiento de la triangularidad: 18-22 años

Biangularidad de la tabla dentaria: 23-29 años

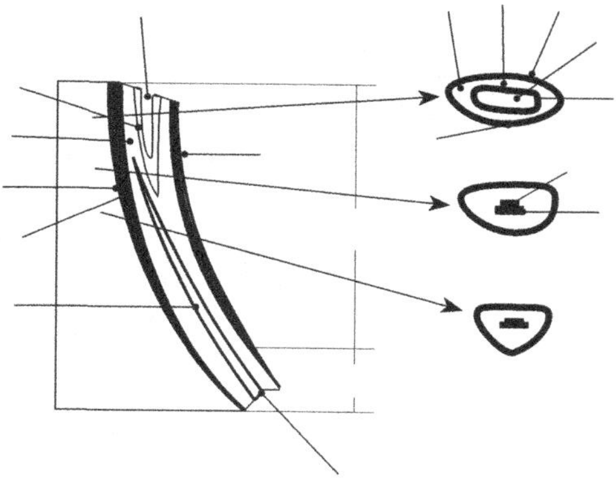

1. Infundíbulo
2. Corona (cornete dentario externo)
3 y 4. Esmalte
5 y 6. Cemento
7. Dentina
8. Pulpa
9. Estrella dentaria
10. Corona
11. Raíz

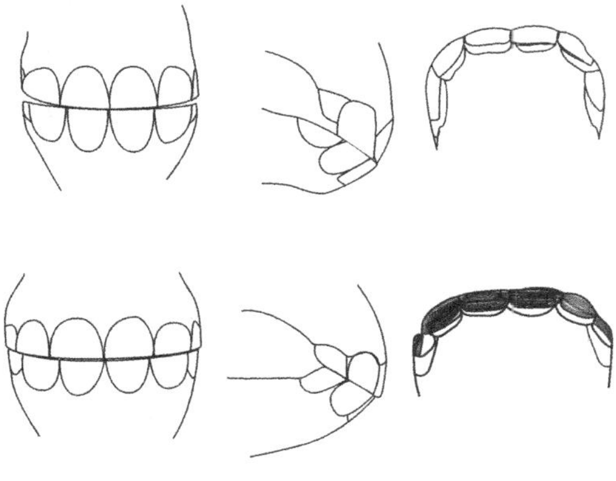

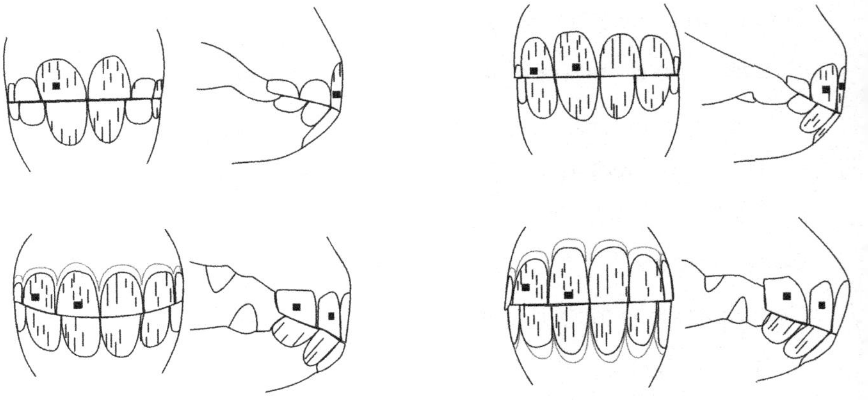

7 años

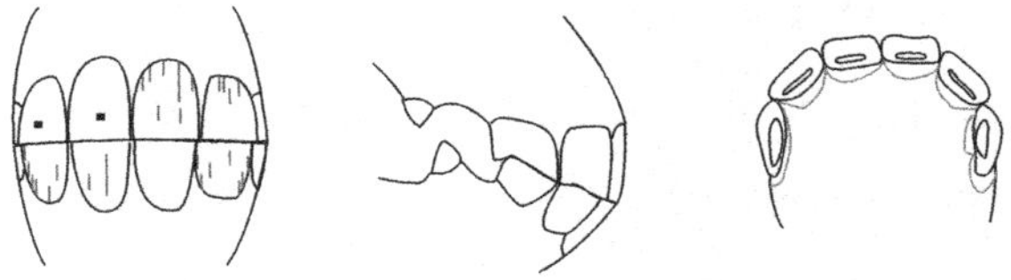

8 años

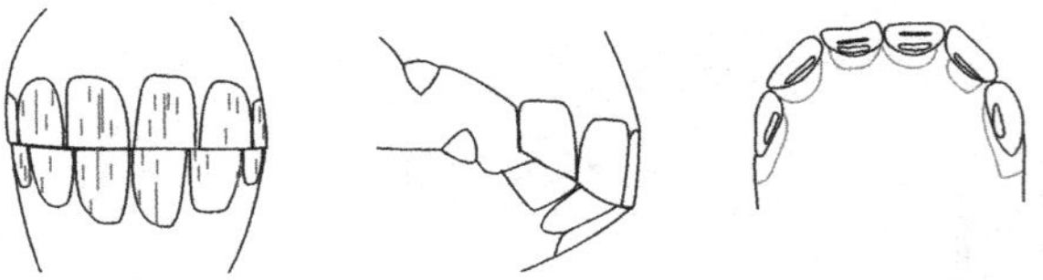

9 años

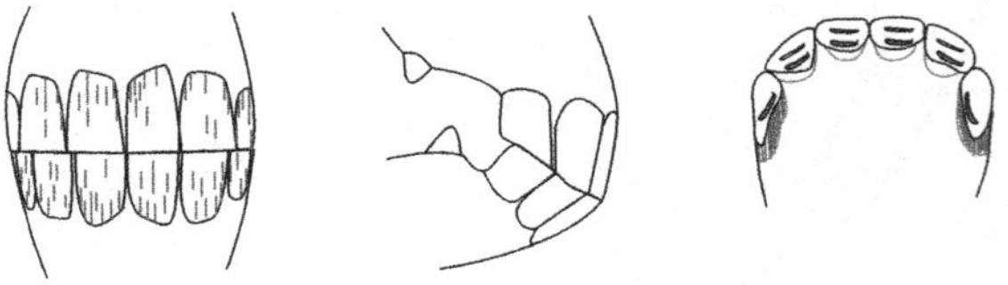

10años

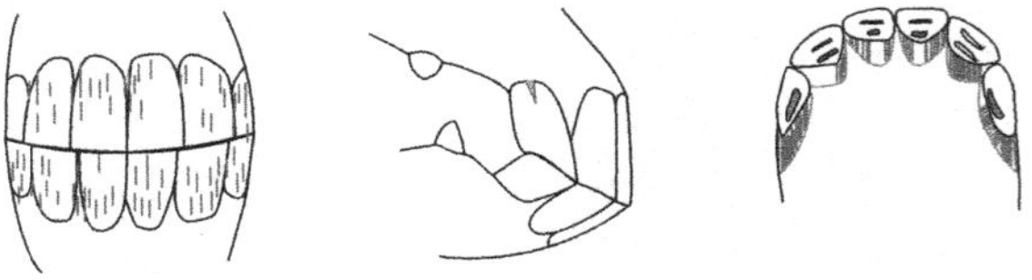

12 años

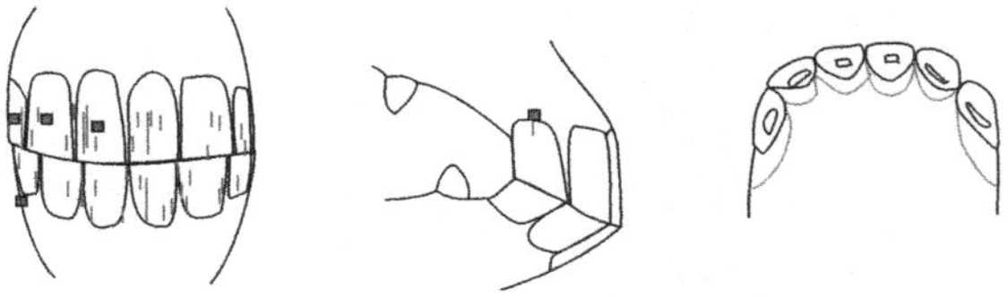

15 años

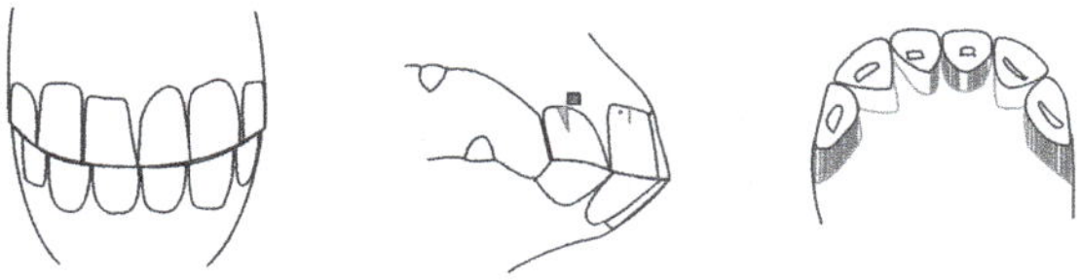

19-20 años

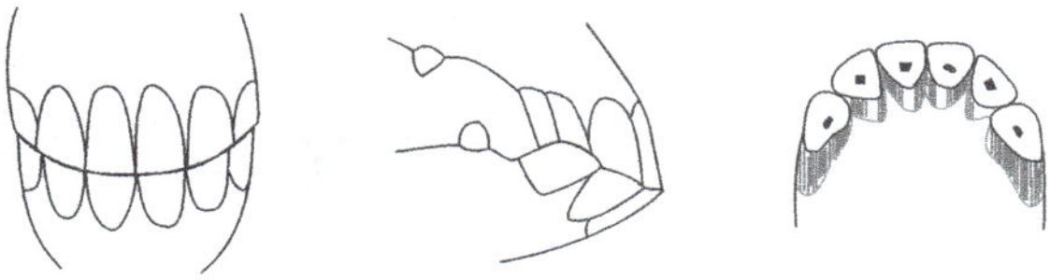

20-25 años

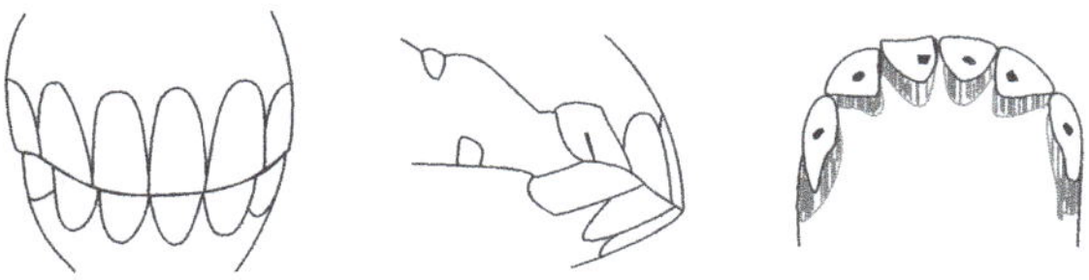

3. Razas y capas equinas

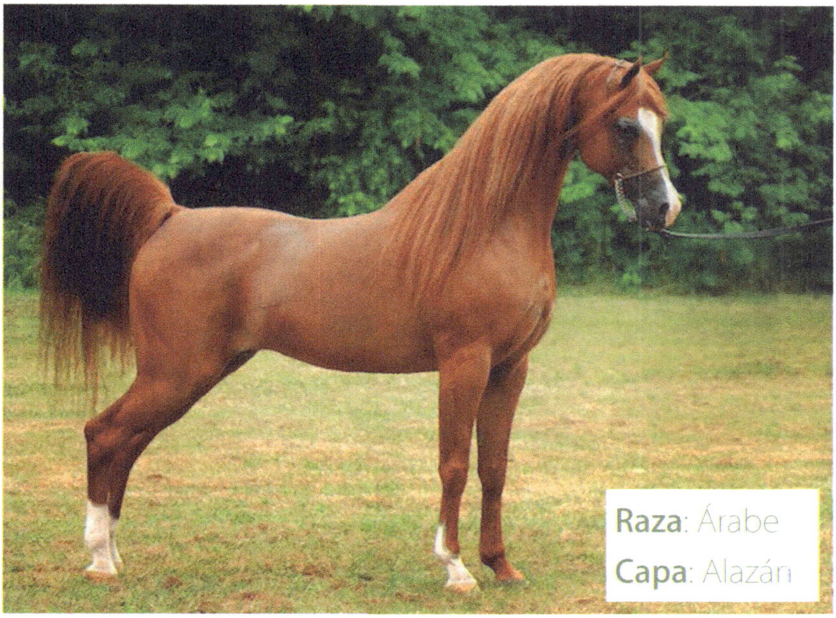

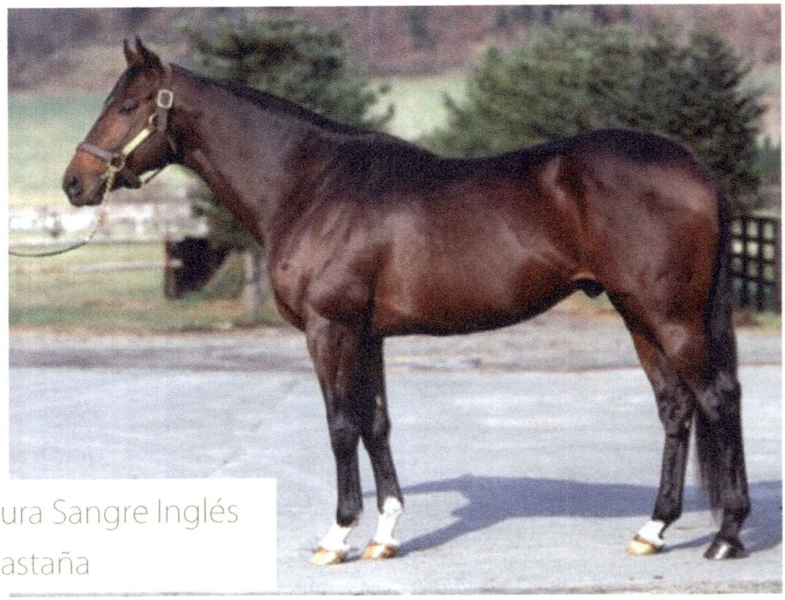

Raza: Pura Sangre Inglés
Capa: Castaña

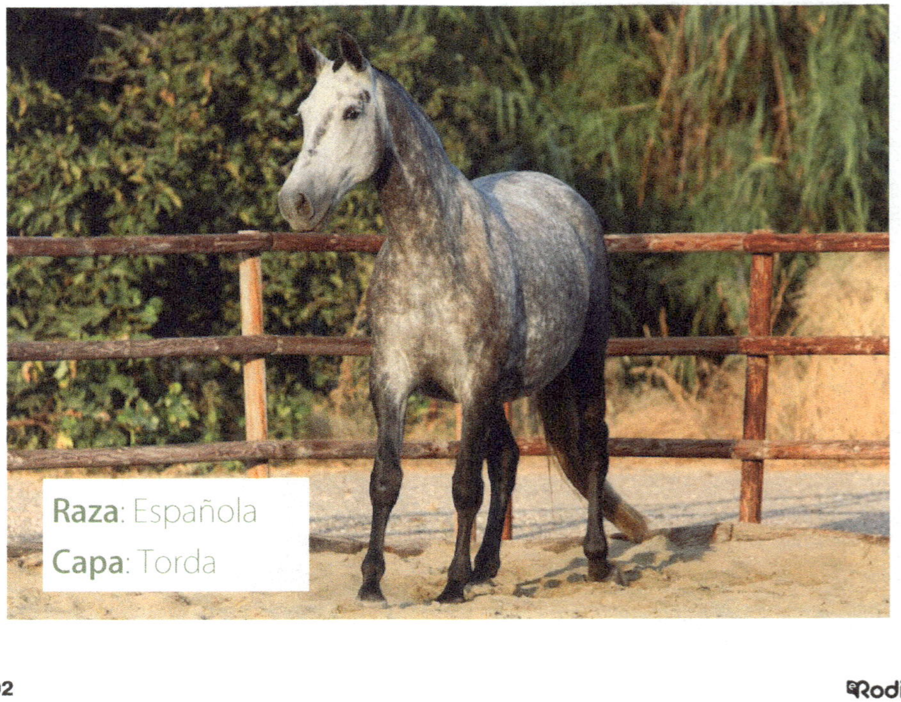

Raza: Española
Capa: Torda

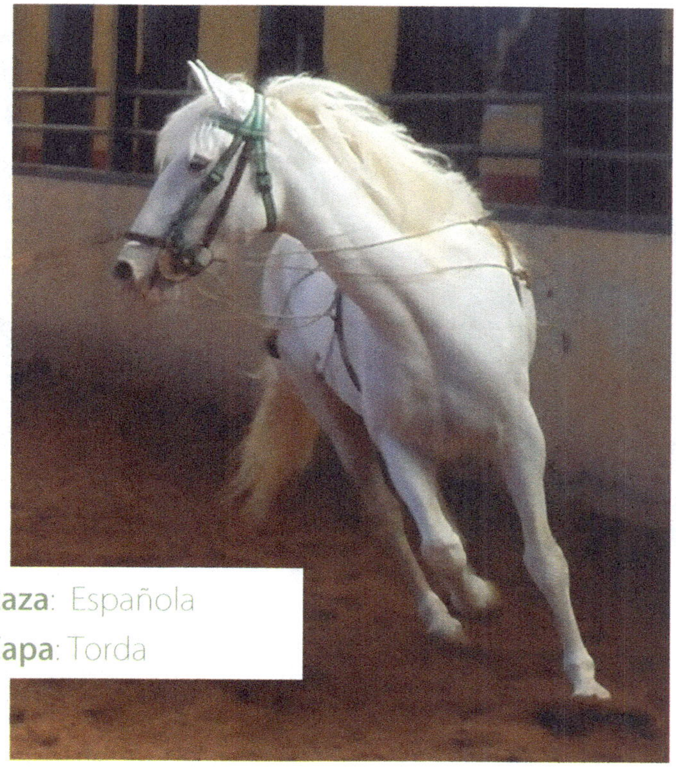

Raza: Española
Capa: Torda

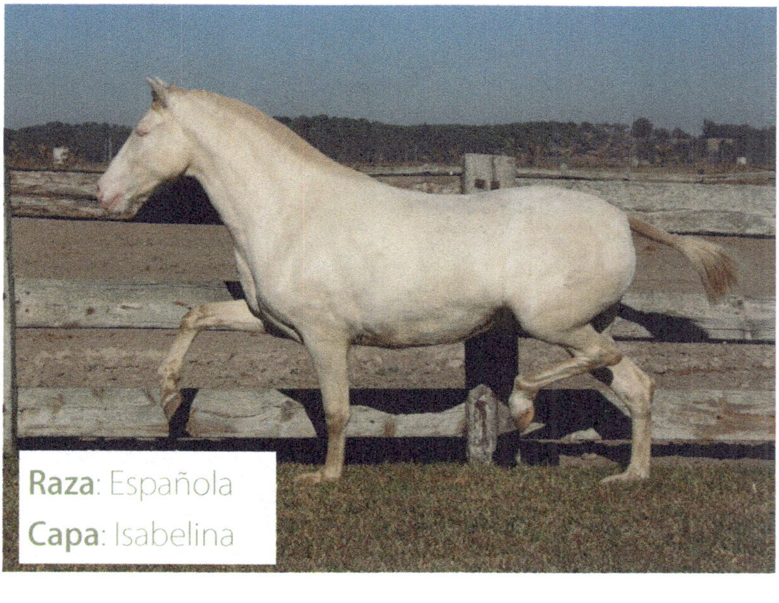

Raza: Española
Capa: Isabelina

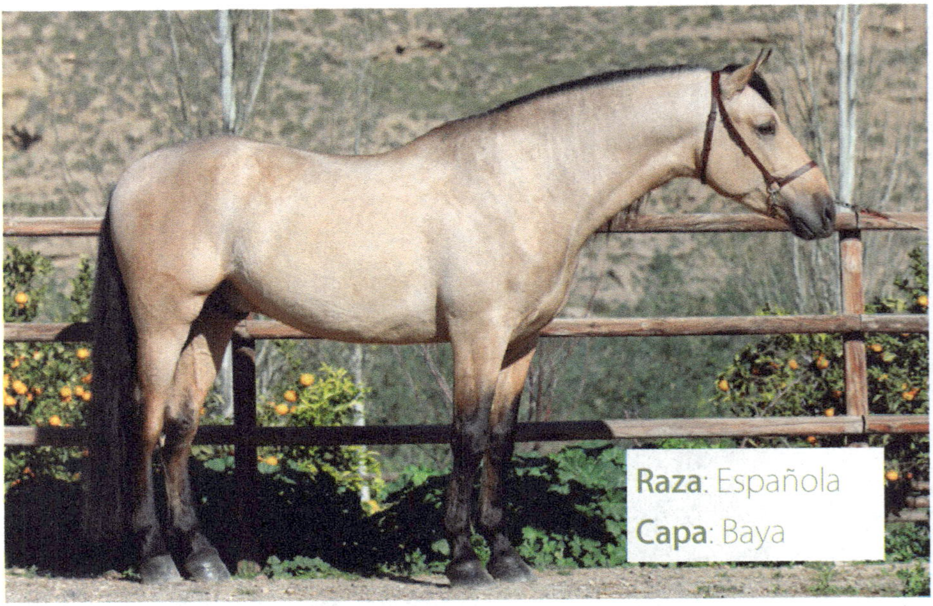
Raza: Española
Capa: Baya

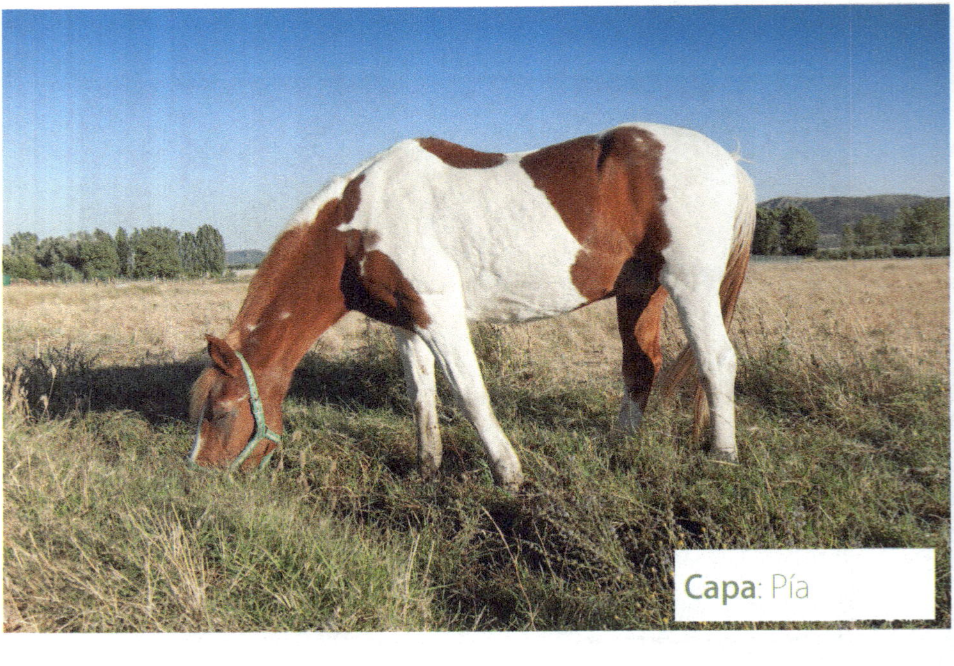
Capa: Pía

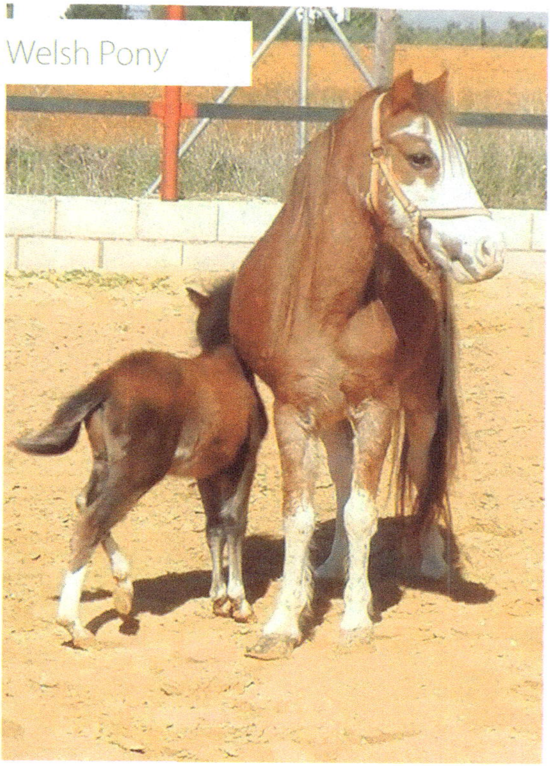

Raza: Welsh Pony

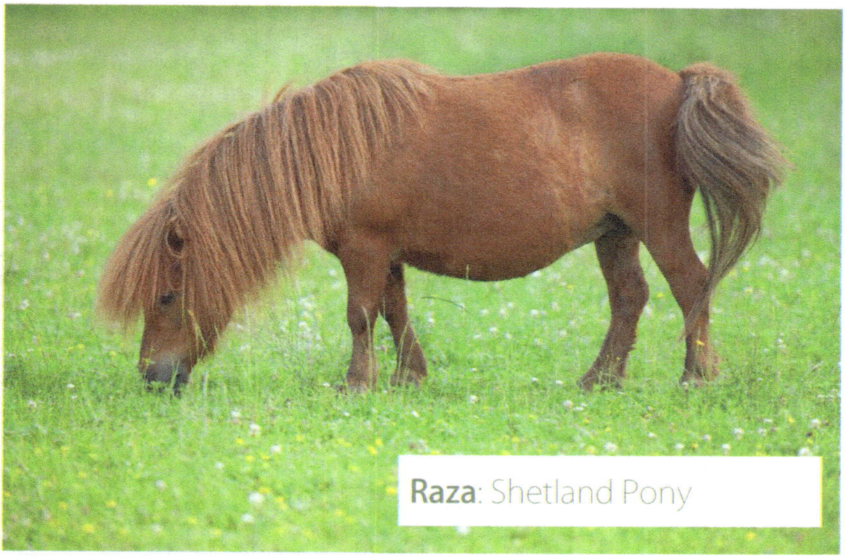

Raza: Shetland Pony

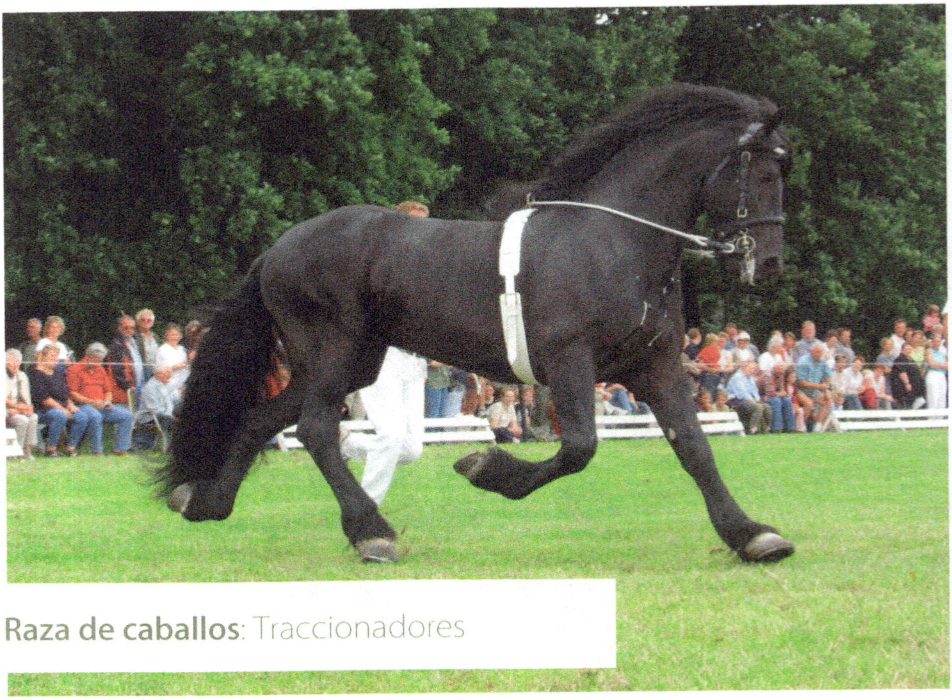

Raza de caballos: Traccionadores

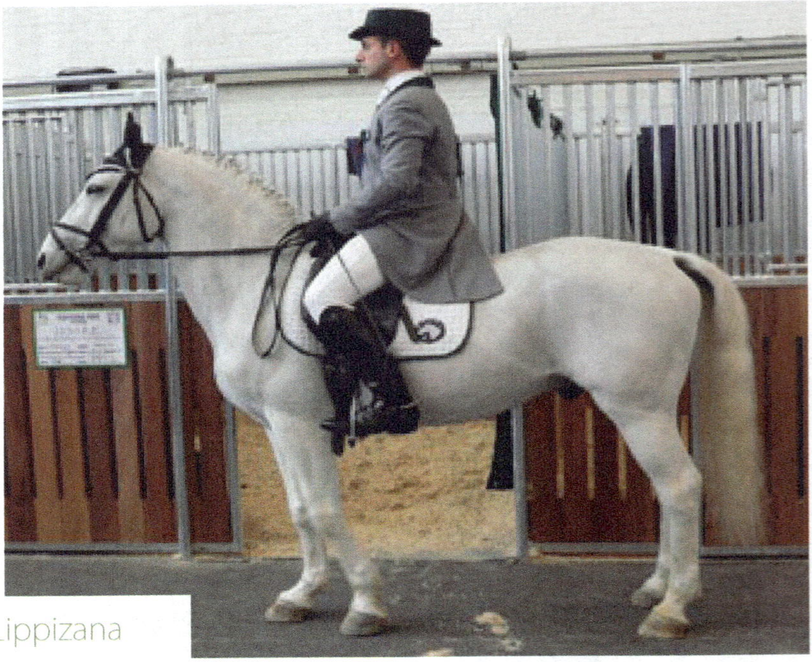

Raza: Lippizana

Anexo V.1

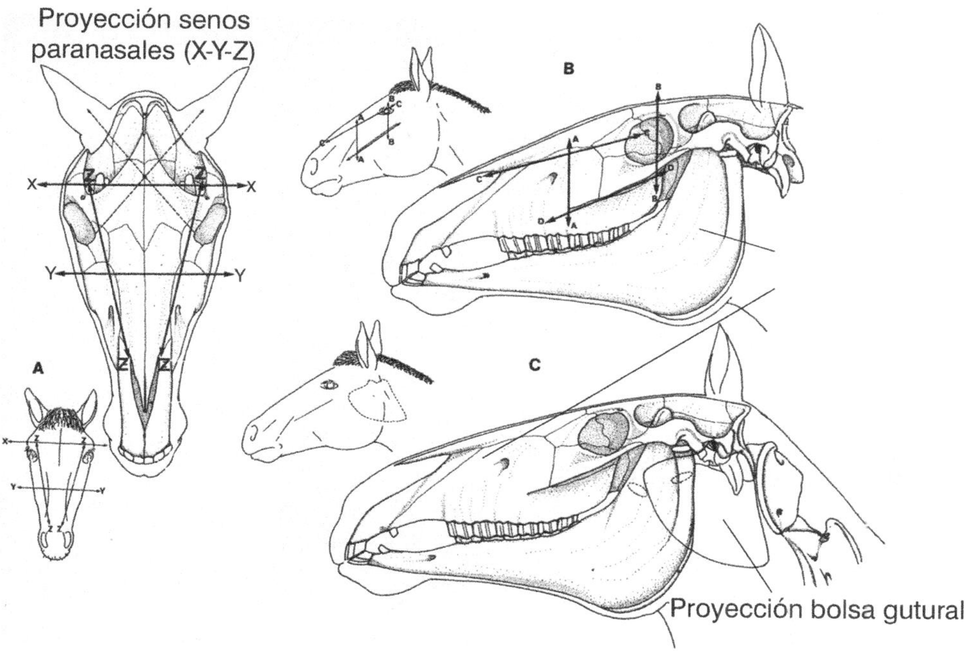
Proyección senos paranasales (X-Y-Z)
X
X
Y
Y
Z
Z
Z
Z
A
B
C
Proyección bolsa gutural

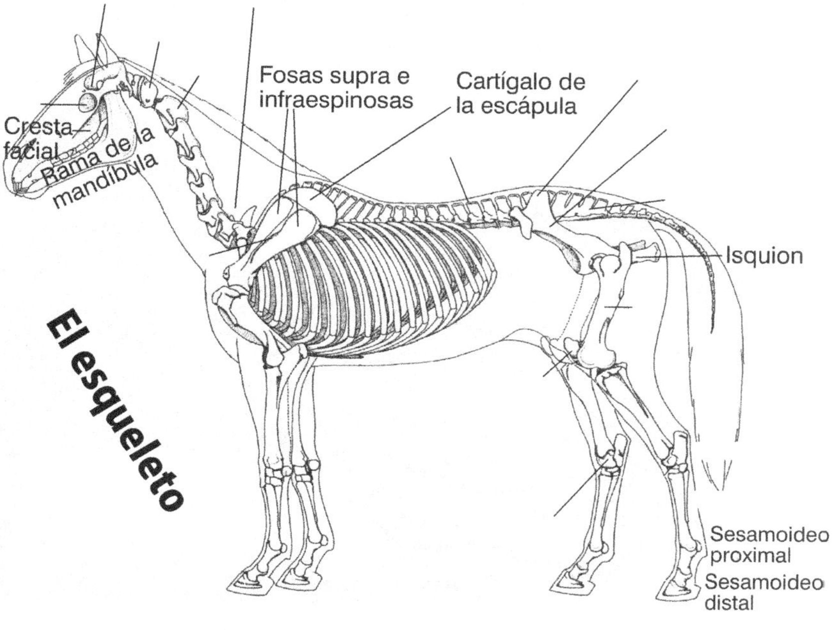
El esqueleto
Cresta facial
Rama de la mandíbula
Fosas supra e infraespinosas
Cartígalo de la escápula
Isquion
Sesamoideo proximal
Sesamoideo distal

Sexta vértebra cervical (cara craneal)

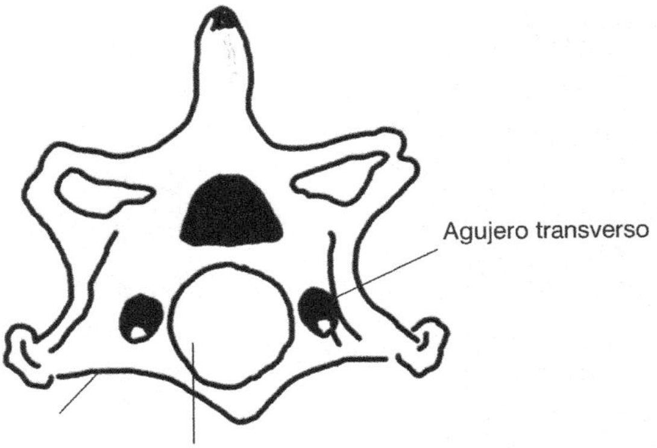

2ª vértebra cervical axis

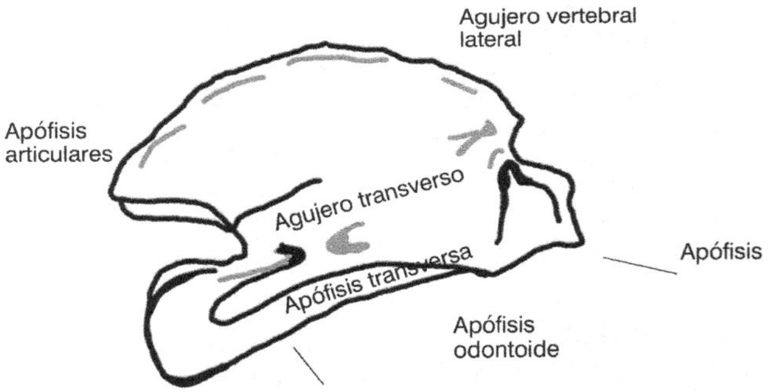

1ª vértebra cervical atlas

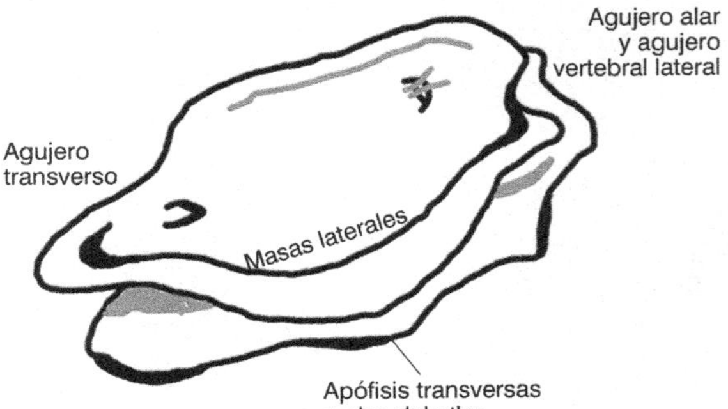

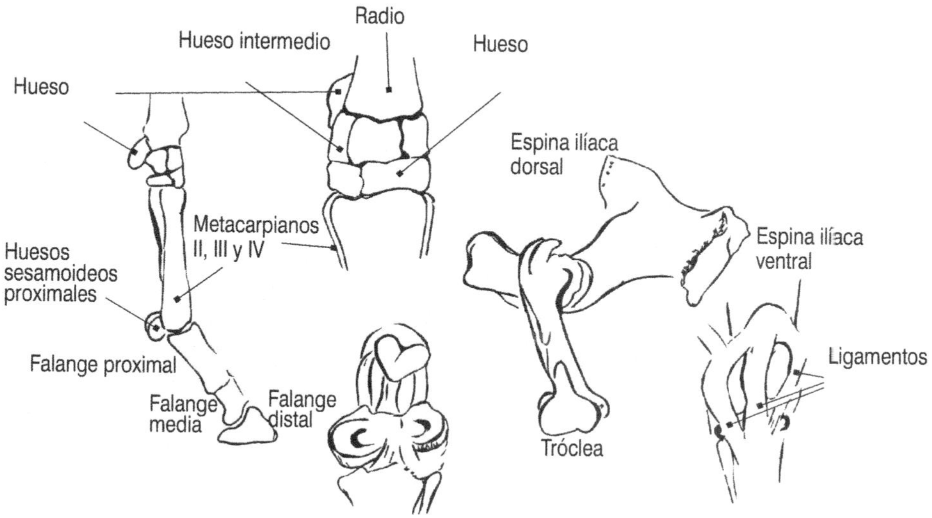

Musculatura superficial

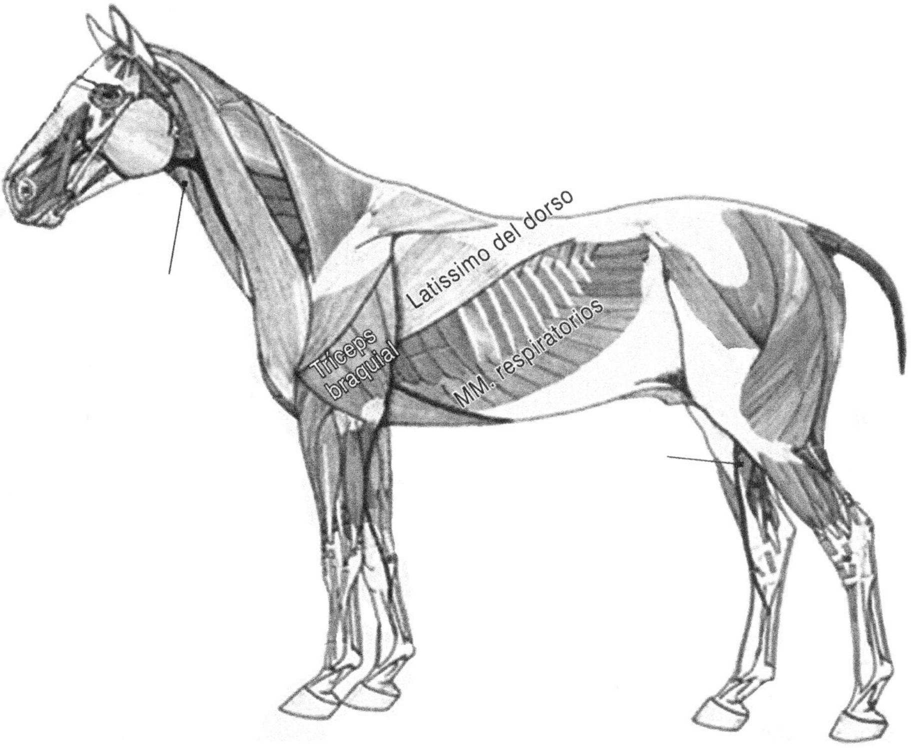

Musculatura profunda

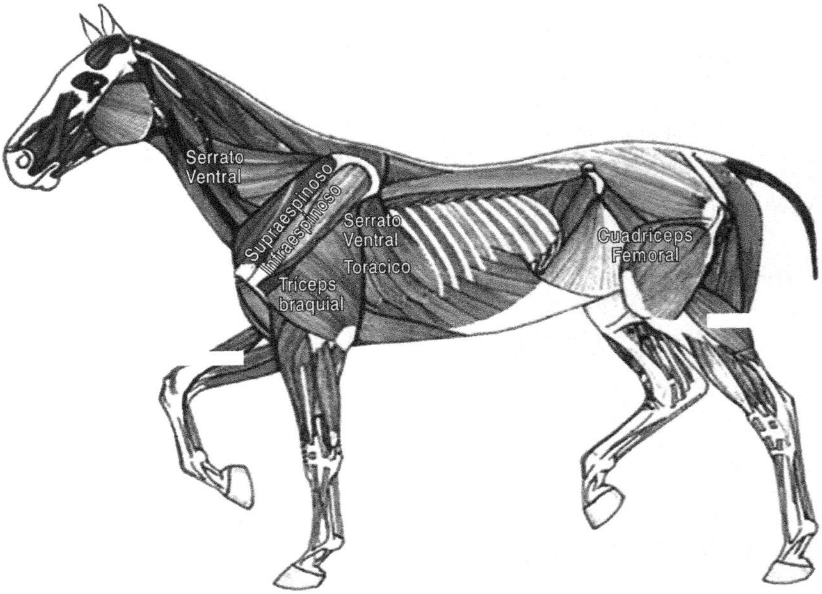

Huesos cabeza y cuello

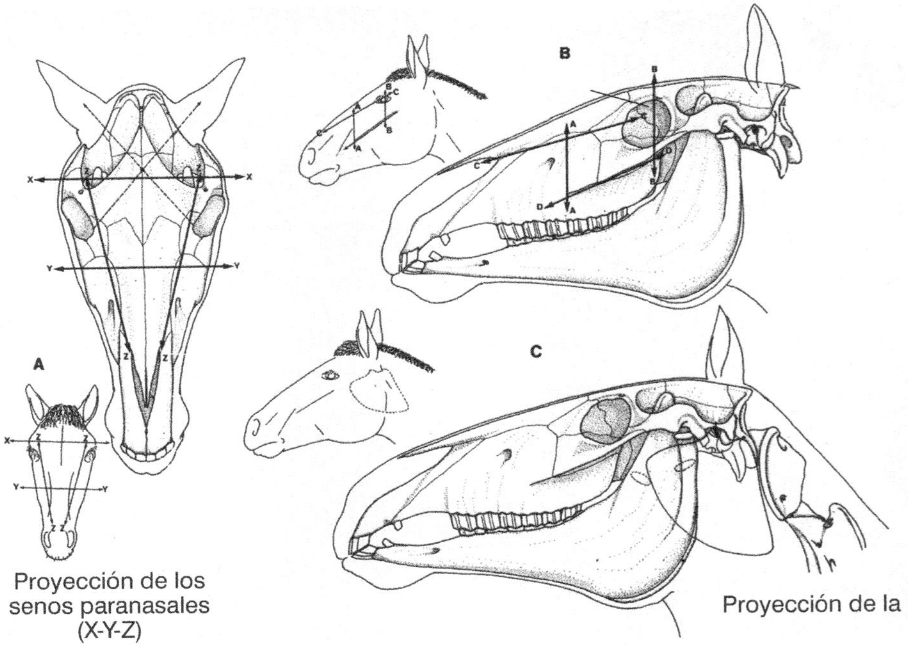

Proyección de los senos paranasales (X-Y-Z)

Proyección de la

Músculos cabeza y cuello

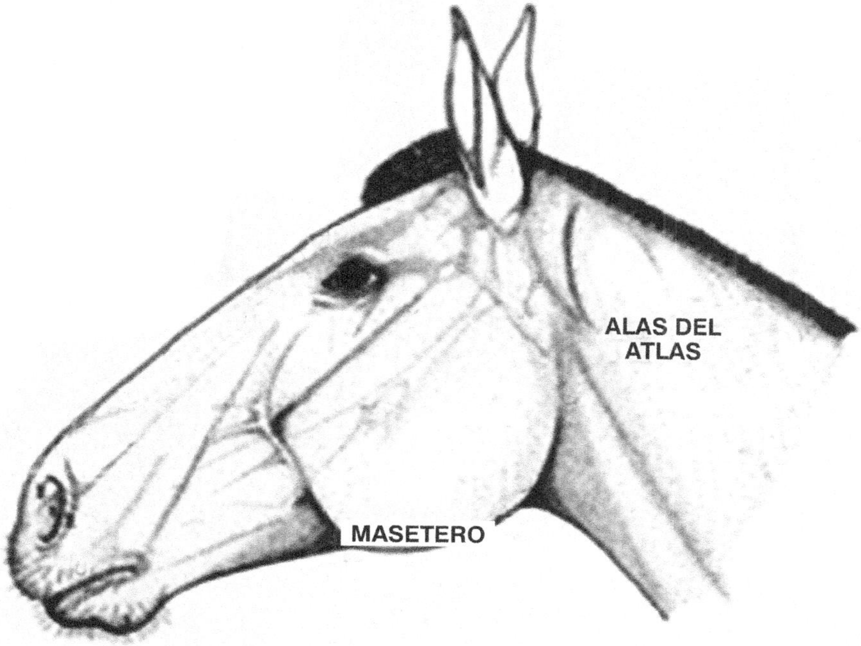

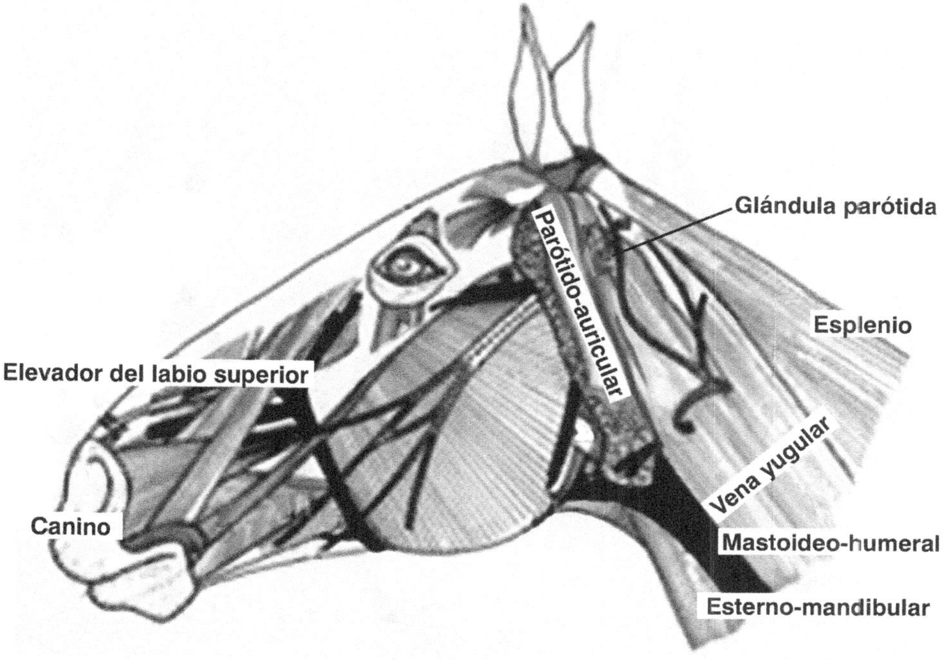

Sistema sustentador del caballo

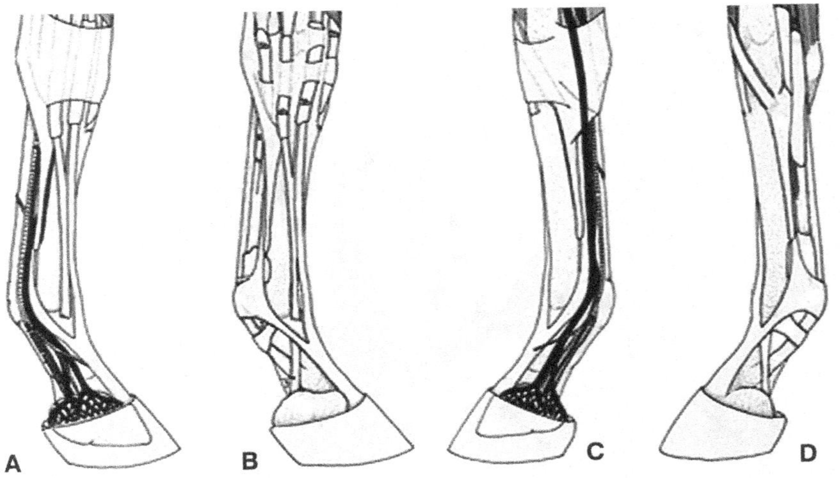

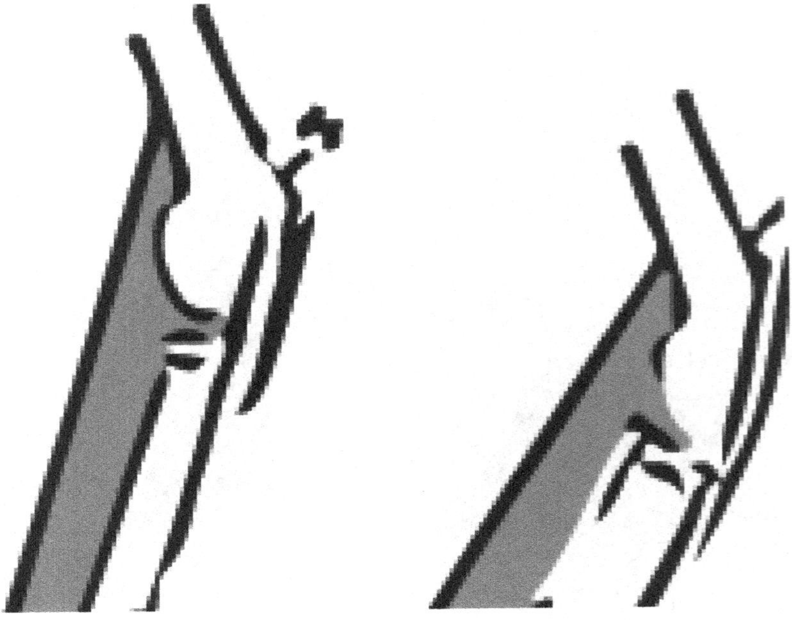

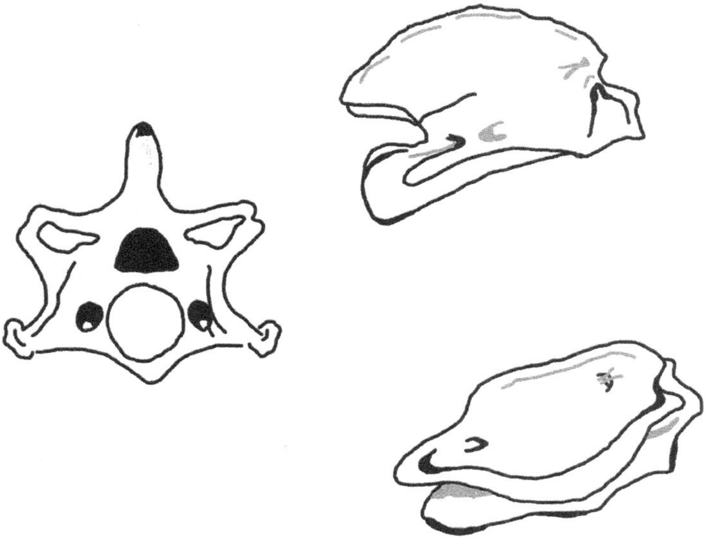

Anatomía del pie

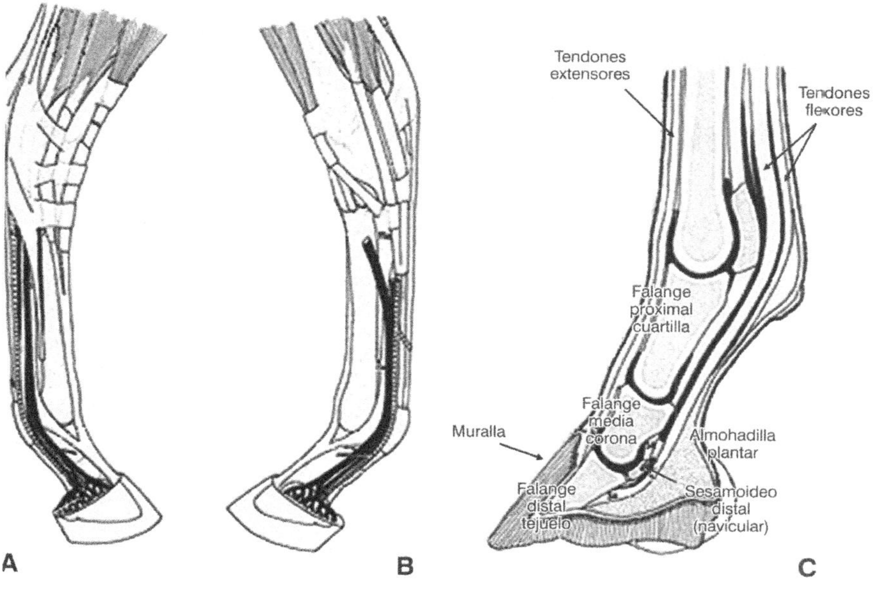

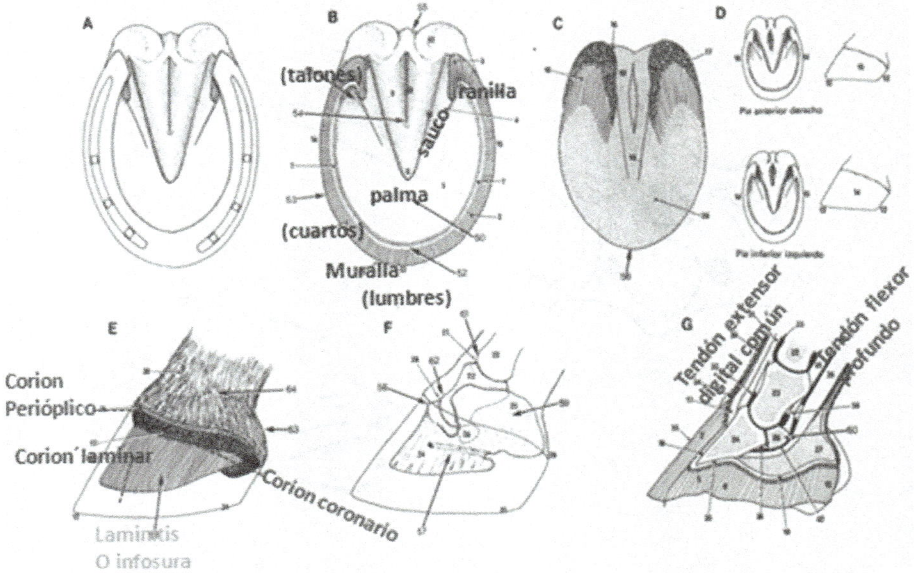
A
B
C
D
(talones)
ranilla
sauco
palma
(cuartos)
Muralla
(lumbres)
E
F
G
Corion
Perióplico
Corion´laminar
Corion coronario
Laminitis
O infosura
Tendón extensor
digital común
Tendón flexor
profundo

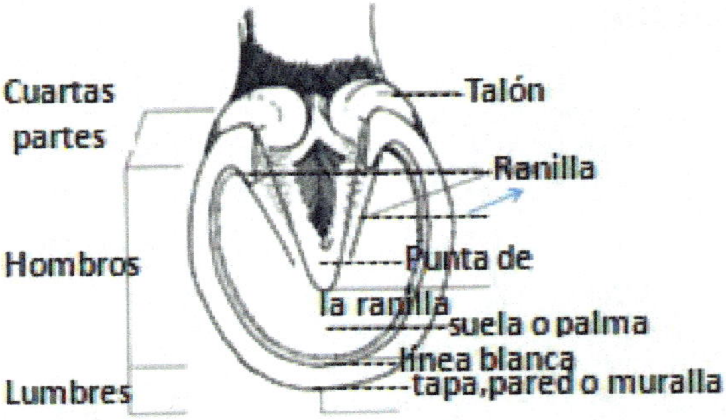
Cuartas
partes
Hombros
Lumbres
Talón
Ranilla
Punta de
la ranilla
suela o palma
línea blanca
tapa,pared o muralla

Anexo V.2

Anatomía visceral comparada

Vísceras torácicas, abdominales y pelvianas, plano superficial y profundo izquierdo. Hembra

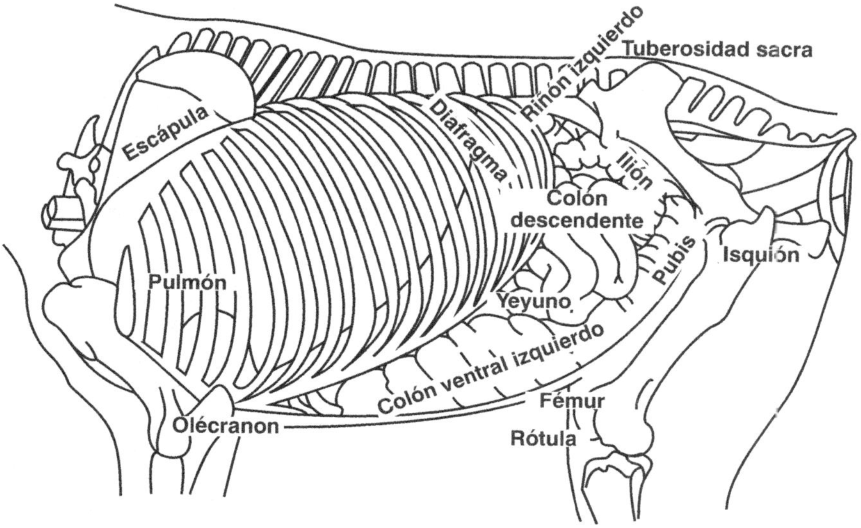

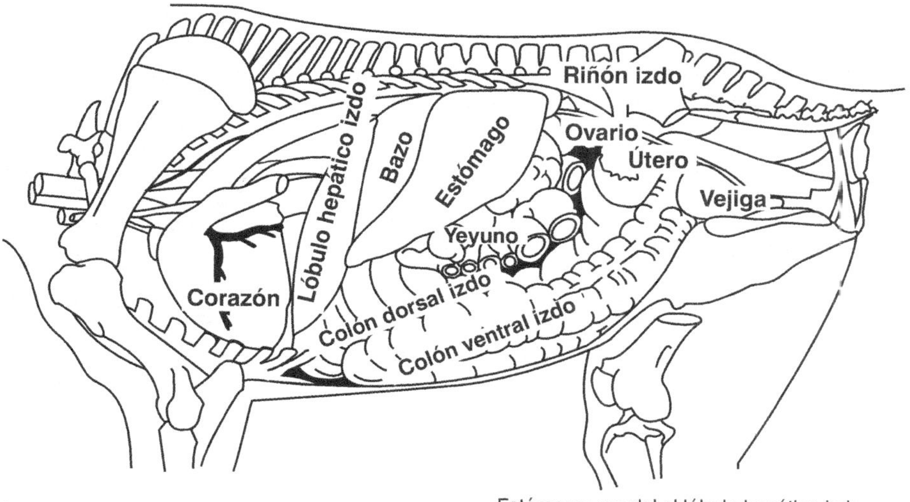

Colon ventral izquierdo: ventralmente.

Yeyuno: I.D. dorsal al colon ventral izquierdo.

Colon descendente: dorsal al anterior.

Lóbulo hepático izdo.: caudal al corazón.

Estómago: caudal al lóbulo hepático izdo.

Bazo: caudal al estómago.

Ovario: a la altura de la punta del anca.

Útero: desciende a la altura de la grupa.

Vejiga: a la altura del sacro.

Vísceras torácicas, abdominales y pelvianas, plano superficial y profundo derecho. Macho

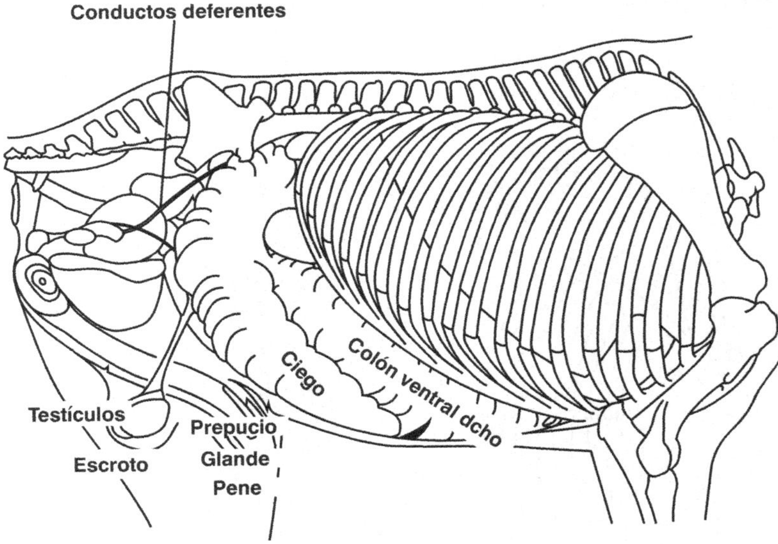

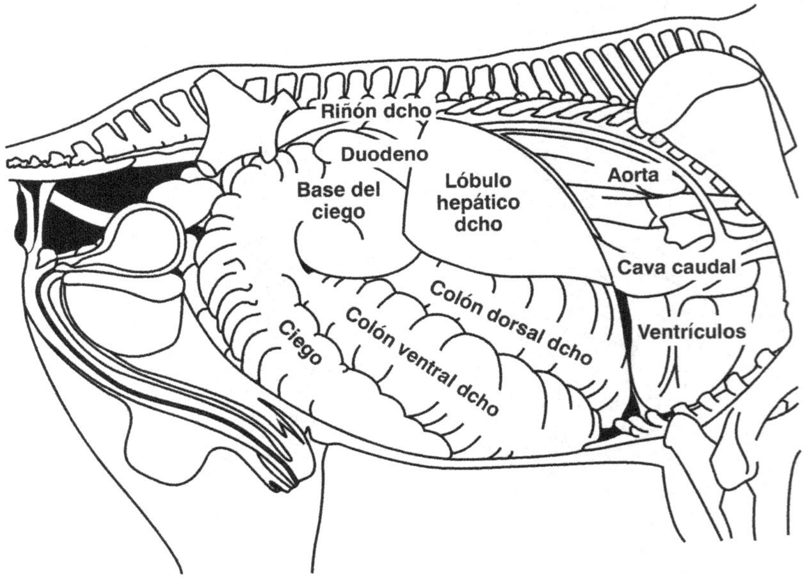

Colon ventral derecho: ventralmente al costillar. Ocupa la mayor parte, dejando solo el espacio más caudal para el ciego.

Ciego: caudalmente al anterior. Apéndice queda al final del primer tercio del espacio ente extremidades.

Lóbulo hepático derecho: a unas cinco vértebras de la punta del anca, empieza su borde caudal y hacia delante.

Base del ciego: caudalmente al lóbulo hepático derecho.

Anexo V.3

El casco

Afecciones del casco:

- **Escarza**: Traumatismos en las láminas sensitivas e insensibles generalmente en los ángulos formados por la muralla y las barras.
- **Heridas punzantes o clavo halladizo**: En ranilla o palma.
- **Tapa hueca**: cavidad entre la muralla y la tercera falange.
- **Razas**: grietas en la pared del casco.
- **Degeneración de la ranilla**: putrefacción de ranilla.
- **Encastilladura**: estrechamiento del casco, más frecuente en manos.
- **Laminitis o infosura**: inflamación de las láminas sensitivas, dolorosa por falta de expansión debido al casco.
- **Osteitis podal**: inflamación del periostio del tejuelo.
- **Enfermedad navicular**: inflamación de la bolsa sinovial sesamoidea situada entre el hueso navicular y el tendón flexor profundo.
- **Anillo óseo**: inflamación bordes falanges.
- **Rozaduras**: por alcances. Más frecuente en delanteros.
- **Escoriaciones, heridas**.

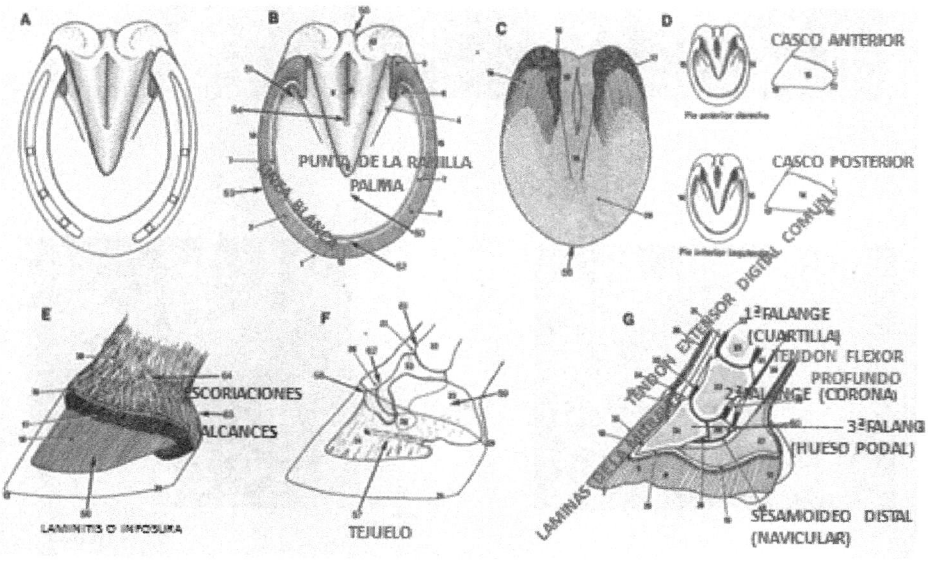

Anexo VI

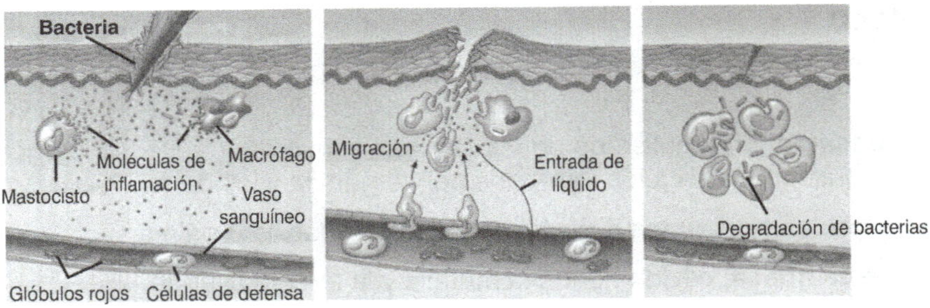

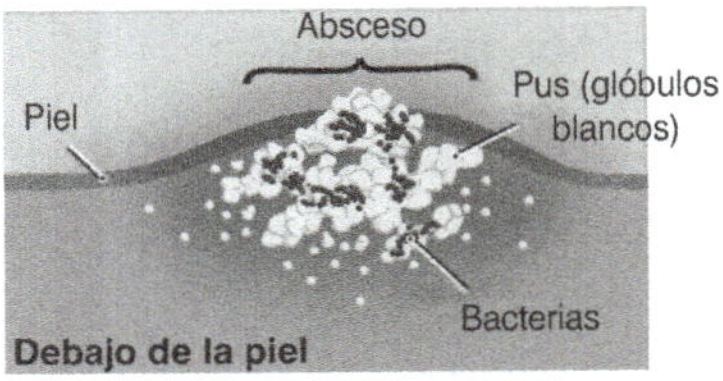

ABSCESO

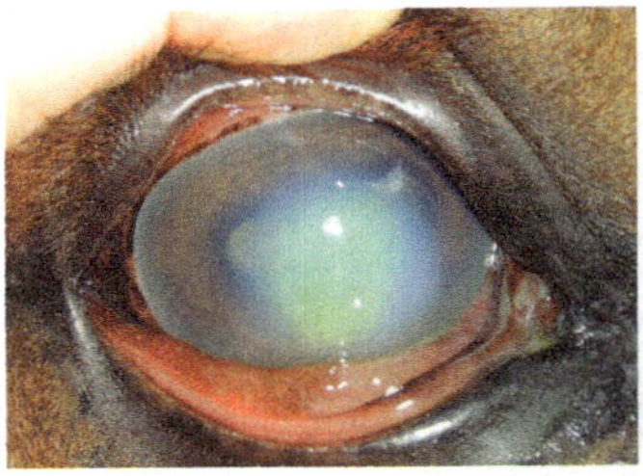

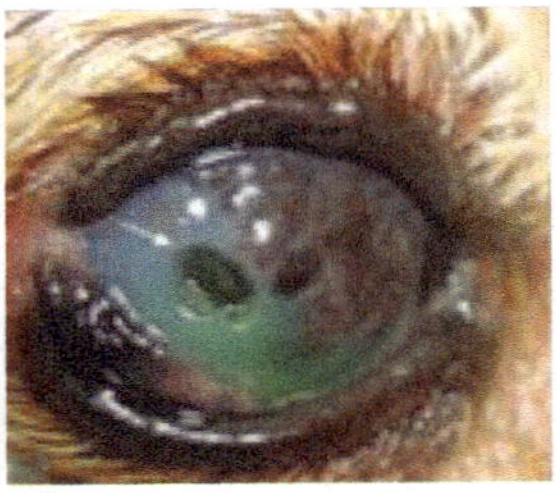

Úlcera corneal

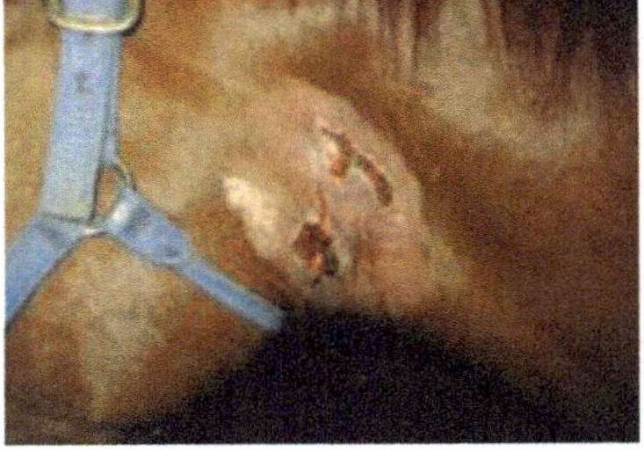

Fístula

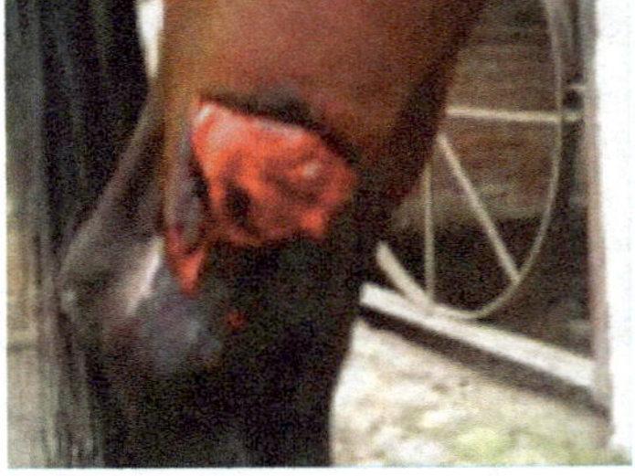

Herida

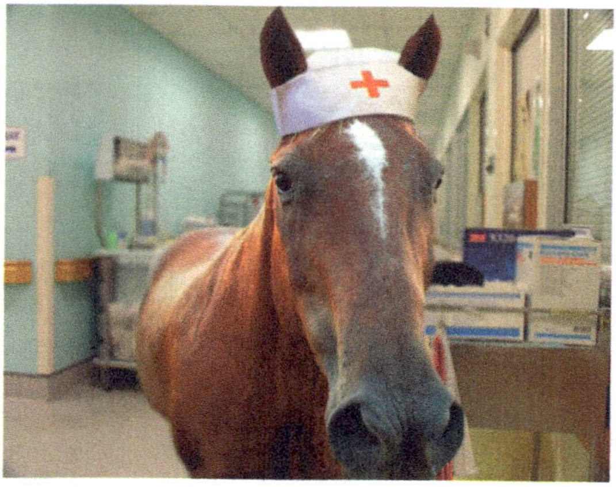

Contusión

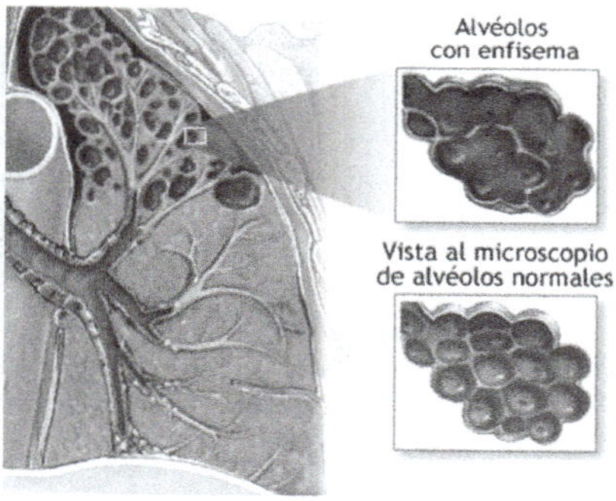

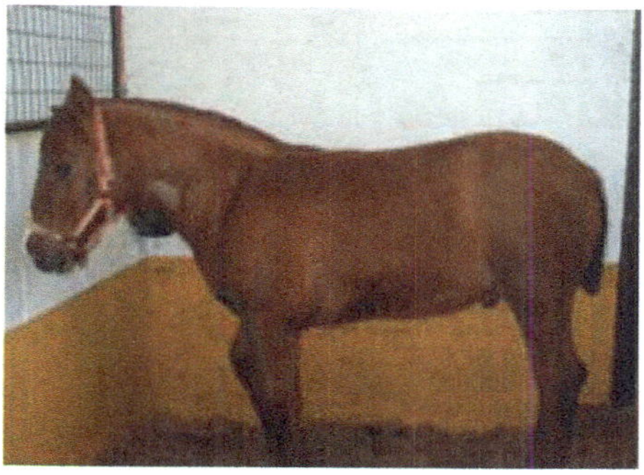

Enfisema

EMPIEMA DE SENOS PARANASALES

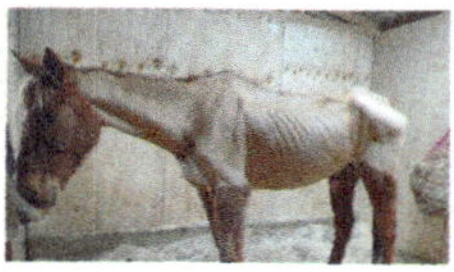

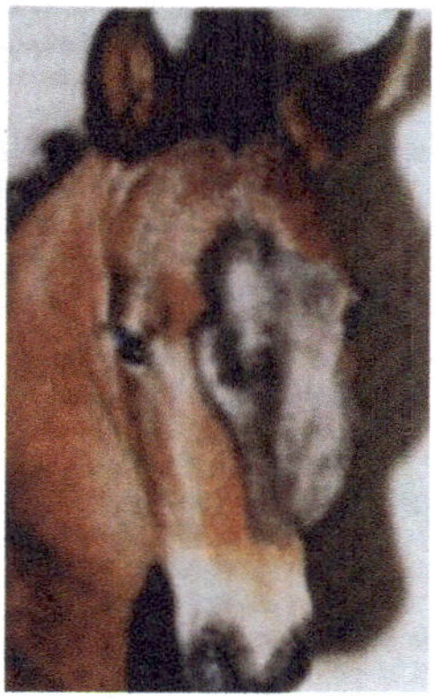

Síntomas y lesiones. Síndrome cólico

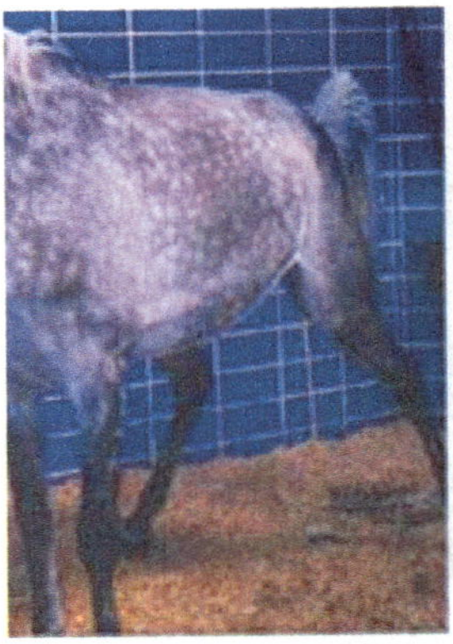

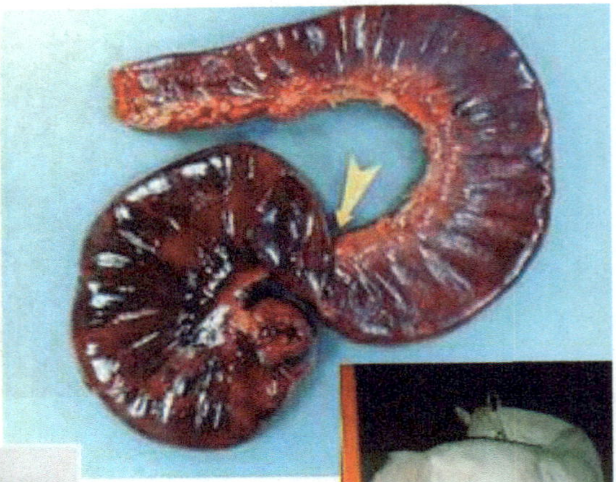

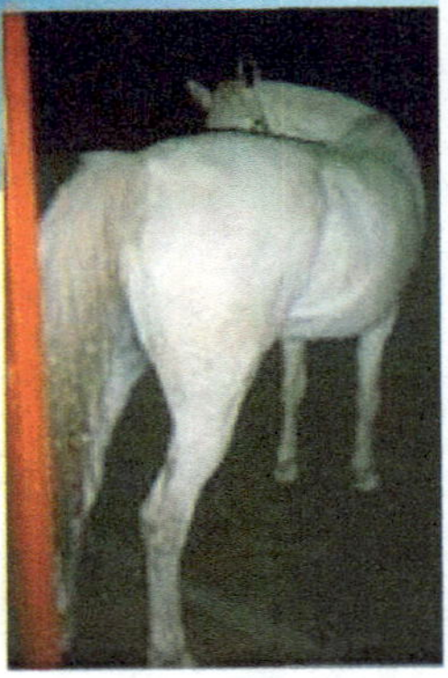

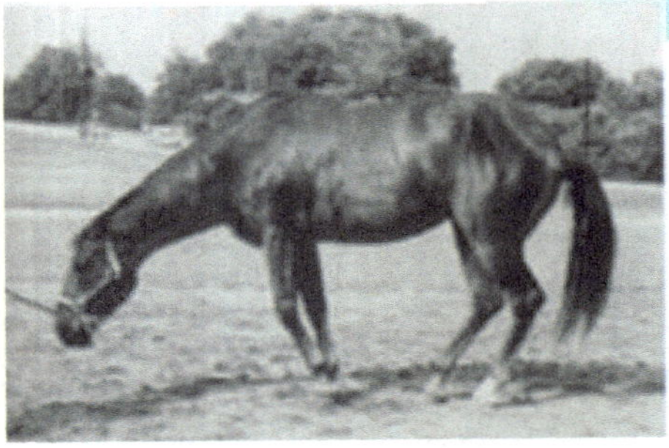

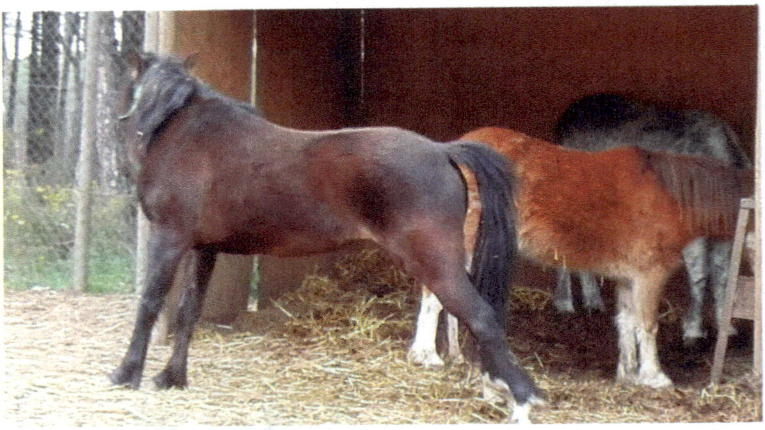

Postura típica de caballo con cólico

Síndrome cólico del equino. Enfoque clínico y terapéutico

Generalidades

El equino es la especie que presenta en forma más frecuente cuadros cólicos de origen digestivo. Las características anatómicas del tracto digestivo, constituido por 30 a 40 metros de longitud, con enorme variación del diámetro luminal y grandes porciones con mínima o ninguna fijación a la pared abdominal, así como también a la labilidad del sistema neurovegetativo del caballo son los factores predisponentes.

Cualquier factor externo como cambios climáticos, modificaciones en el tipo, cantidad y calidad del alimento o alteraciones del manejo habitual (stress, transporte, enfriamiento, exceso de ejercicio, etc.), puedan ser factores predisponentes o incluso desencadenantes de cuadros cólicos.

El síndrome cólico se caracteriza por alteración de la motilidad del sistema gastrointestinal y, por lo tanto, modificación de la velocidad de tránsito del contenido, lo que se manifiesta clínicamente como dolor abdominal y compromiso sistémico de magnitud variable.

El dolor cólico aparece a consecuencia de dos factores principalmente: la hipermotilidad y la distensión. La presión directa sobre la mucosa digestiva inflamada, la distensión o contracción de la muscularatura, la tracción de las inserciones mesentéricas y la injuria del peritoneo se traducen en dolor. Este se caracteriza por ser de baja intensidad al comienzo del proceso pero rápidamente aumenta hasta alcanzar un pico, para luego decrecer bruscamente y después de una pausa variable, iniciarse de nuevo.

Tres tipos de dolor configuran el Síndrome Cólico en el equino

- Dolor Visceral.
- Dolor Referido.
- Dolor Peritoneal.

Los impulsos que provocan la sensación de dolor van por los paquetes nervios desde las vísceras hasta ganglios sensitivos de las raíces posteriores de la médula, luego al tálamo desde donde son conducidos a la corteza cerebral produciendo la sensación dolorosa. Cuando el estímulo doloroso es de gran intensidad algunas neuronas del mismo segmento medular que conducen sensaciones dolorosas de la piel reciben parte del estímulo estableciéndose una convergencia del dolor visceral y cutáneo, produciéndose dolor referido, lo cual es de gran ayuda para la interpretación de los síntomas y la realización de un correcto diagnóstico. Por este mecanismo se explica la hiperestesia cutánea presente en este tipo de cuadros. El daño producido en el peritoneo y en los mesos en la proximidad de sus inserciones produce un dolor localizado en el sitio de lesión, de carácter pungitivo y continuo, acompañado de hiperestesia cutánea y contracción de la musculatura estriada de la pared abdominal, por el reflejo peritoneo muscular.

A nivel sistémico el cuadro cólico afecta de diversas maneras:

- Absorción de toxinas a través de la mucosa digestiva alterada.
- Desvitalización de la pared del tracto gastrointestinal con propagación del daño hacia el peritoneo.
- Aumento de secreciones y disminución de la capacidad de absorción de una porción intestinal que se encuentra distendida o con tránsito acelerado.

Este compromiso sistémico es responsable de un estado de shock que frecuentemente compromete seriamente la vida del animal. De allí la importancia de tomar las medidas terapéuticas que permitan revertir el proceso, por lo que se hace necesario un diagnóstico rápido y certero del cuadro clínico

En un cuadro cólico las alteraciones, la magnitud del daño, el grado de compromiso sistémico, el tipo e intensidad del dolor, la rapidez con que se manifiesta los síntomas, la gravedad del cuadro, etc. van a depender del segmento afectado.

Estómago

Las alteraciones de estómago tienen su origen en la modificación de la normal evacuación gástrica. En condiciones de normalidad esta función esta controlada por factores hormonales y nerviosos, y depende de la presencia y composición del alimento en el duodeno.

Si existe un componente ácido de pH igual o menor a 3 en contacto con la mucosa duodenal, se desencadena el reflejo enterogástrico, que por vía neurógena inhibe la evacuación gástrica. También la presencia de grasas en la porción inicial del intestino delgado, estimula la liberación de la hormona Enterogastrona la que por vía hemática produce la inhibición de la evacuación a nivel del antropilórico.

En el equino, situaciones tales como sobreingestión de alimento sumado al consumo de agua helada o en caso de existencia de parasitismo gástrico, actúan como factores predisponentes que pueden desencadenar la instalación de un cuadro cólico por dilatación gástrica de carácter grave, de rápida evolución y generalmente de mal pronóstico.

Según las causas se distinguen dos formas de dilatación gástrica:

- **Dilatación gástrica primaria**: Se produce por sobreingesta de alimento, actuando como factor predisponente la presencia de parásitos en estómago. La activación de los mecanismos inhibidores de la motilidad y el espasmo del esfínter pilórico son los responsables de la retención progresiva del contenido gástrico.

- **Dilatación gástrica secundaria**: Se produce por obstrucción mecánica a nivel de duodeno.

Cualquiera sea la causa, el acumulo de alimento, la formación de gases y la falta de secreciones, son responsables del aumento de la presión interna sobre las paredes del estómago, alcanzando un punto crítico en el que se produce ruptura gástrica y muerte del animal. Esta presión crítica se alcanza en un período inferior a 12 horas de iniciado el cuadro, fundamentalmente por la imposibilidad de vomitar del equino, de allí, que el cuadro de dilatación gástrica debe ser considerado una urgencia clínica.

La ruptura gástrica se debe entre otros factores a la imposibilidad de evacuar el contenido gástrico debido a la disposición anatómica del estómago, situado internamente de modo que no puede ser ayudado por la musculatura abdominal para recibir contracciones y expulsar el vómito. A esto se une la longitud del velo del paladar que impide igualmente que el vómito salga por la boca. Cuando el caballo vomita y expulsa el contenido por la nariz se debe a rotura gástrica.

Rápidamente aparece un compromiso sistémico. El dolor es de tipo prosopático (profundo y difuso) de gran intensidad transformándose en continuo y pungitivo a medida que avanza el cuadro. Es frecuente la presencia de dolor referido que se evidencia por aumento del reflejo mastoideo humeral e hiperestesia cutánea generalizada.

El compromiso sistémico surge como consecuencia del bloqueo de secreciones. Se debe considerar que diariamente un equino produce el 8% del peso corporal en jugo gástrico, pancreático y bilis. El jugo gástrico tiene la siguiente composición:

- 100 mEq/L de NaCl - 60 mEq/L de Na^+ - 10 mEq/L de K^+ - 50 meq/L de H^+

En condiciones fisiológicas este contenido está sometido a un intercambio con la sangre a través de la absorción gástrica existiendo una continua progresión hacia intestino delgado. Sin embargo, en la dilatación gástrica al existir una obstrucción, se produce un secuestro del contenido a nivel de estómago que se traduce en una pérdida importante de agua y electrolitos. Esto se evidencia clínicamente como deshidratación, hipovolemia e hipotensión arterial.

El secuestro hidrosalino y el desequilibrio ácido base está en relación directa con el tiempo de evolución del cuadro. A todo esto se suma la toxemia y la rápida instalación de un estado de shock.

Intestino delgado

Las alteraciones del intestino delgado relacionadas con el síndrome cólico en el equino tienen su origen en una alteración de la función normal de motilidad, absorción y secreción.

La alteración de la motilidad intestinal que está regulada por sistema simpático, parasimpático, purinérgico y plexos intramurales, debe ser considerada en cuanto al tipo, dirección y velocidad de la onda contráctil.

La absorción a nivel de intestino se realiza por las raíces mesentéricas de la vena porta y por vasos linfáticos. Esta función se ve comprometida al estar presente, distensión, inflamación o compromiso de la irrigación del intestino.

Un equino adulto produce entre 15 a 30 litros de jugo digestivo al día, del cual 2/3 corresponden al yeyuno y 1/3 al íleon. Del total, un 90% es reabsorbido a nivel de la porción terminal de íleon y proximal de colon. La composición del jugo digestivo es la siguiente:

- 120 mEq/L de Na^+ - 100 mEq/L de Cl - 10 mEq/L de K^+ - 30 mEq/L de HCO-3

Al existir un fenómeno oclusivo parcial o total se dificulta el normal tránsito del contenido digestivo. Inicialmente, una oclusión parcial ya sea producto de un exceso de contenido, de una presión extraluminal aumentada o de una disminución anatómica del lumen, en el sitio de oclusión se origina un espasmo, posicionándose como un factor añadido al fenómeno oclusivo.

Al existir una zona de estrechamiento luminal el proceso que sigue es siempre el mismo,

El aumento de movimientos peristálticos caudalmente, es decir, por detrás de la obstrucción, el estrechamiento del lumen y el rebote de la onda de contracción en la zona proximal (por delante) a la oclusión, son responsables de la continuidad del proceso obstructivo.

En términos de gravedad, este proceso tiene una mayor trascendencia clínica en el intestino delgado con respecto al intestino grueso, ya que en el primero es de curso más rápido, existe un mayor compromiso sistémico y los síntomas son mas intensos y agudos. Esto se debe a que en intestino grueso la disposición de las fibras musculares es mayoritariamente longitudinal junto al mayor diámetro de éste. También influye la diferente irrigación de un segmento con respecto al otro. En el intestino delgado los vasos sanguíneos discurren por la submucosa siendo por lo tanto, son más vulnerables a la distensión que en el intestino grueso en el cual la irrigación se encuentra a nivel de subserosa interponiéndose entre ellos y el lumen una capa muscular.

Causas de oclusión intestinal

- Causas Mecánicas.
- Causas Funcionales.
- Causas derivadas de un compromiso circulatorio primario.

Las **causas mecánicas** se relaciona con masas compactas de alimento, enterolitos, fecalomas, parásitos, cálculos, procesos hiperplásicos cicatriciales, compresión extraluminal y accidentes intestinales (vólvulos, intusucepciones, invaginaciones, torsiones, encarcelamientos, etc.).

El vólvulo intestinal se produce por rotación del eje mesentérico sobre su inserción debido a la longitud de los mesos que poseen íleon y colon menor, y tambié debido a trastornos de la motilidad.

La torsión intestinal consiste en la rotación de un asa intestinal sobre su propio eje. Esta situación se observa a nivel de colon mayor y ciego en el cual el cuerpo o porción distal rota sobre la porción proximal de éste. Para que se produzca torsión intestinal es necesaria la existencia de una masa pesada en el intestino junto a movimientos pendulares y peristálticos irregulares.

La intusucepción o invaginación intestinal se produce cuando existe espasmo en un segmento anterior a una zona dilatada y la porción contraída se introduce en el interior de la zona dilatada. Se produce el espasmo generando un verdadero movimiento de deglución de la masa invaginada. Esta alteración es más frecuente en el potrillo lactante a nivel de la válvula íleo-cecal.

Las **causas funcionales** que pueden inducir un proceso oclusivo a nivel de intestino se relacionan mayoritariamente con la alteración de la motilidad, siendo el caso más frecuente el íleo intestinal, también denominado *íleo paralítico*.

Este cuadro de íleo puede tener su origen en causas intra, extraabdominales y compromiso circulatorio primario.

Las causas extraabdominales pueden ser: toxemia, uremia, traumatismos de médula espinal, shock, anestesia prolongada, desequilibrios electrolíticos.

Las causas intraabdominales se puede deber a infecciones bacterianas, traumas, ingestión de tóxicos, irritación de peritoneo, que por vía refleja induce una mayor actividad simpática. Una de las formas más frecuentes de ileus paralítico es el producido posterior a cirugía abdominal.

Por último, dentro de las causas de oclusión intestinal está el **compromiso circulatorio primario** del tracto digestivo, producido por la obstrucción de la irrigación mesentérica por parasitosis intestinal (presencia de larvas de estróngilos).

Cualquiera sea la causa de la obstrucción de intestino delgado la detención de la progresión del contenido compromete la función de absorción y secreción, lo que se traduce clínicamente en deshidratación marcada por secuestro de agua y electrolitos en el lumen intestinal y la acidosis metabólica que caracteriza la oclusión de intestino delgado.

Intestino grueso

La principal función de este segmento es la de absorción de agua y electrolitos para lo cual se requiere permanencia del contenido un tiempo adecuado, esto es posible por el tipo de motilidad del intestino grueso en forma de movimientos de propulsión a diferencia del segmento anterior donde las ondas predominantes son del tipo peristálticas. El análisis del jugo digestivo a nivel de intestino grueso revela la siguiente composición:

- 130 mEq/L de Na^+ - 100 mEq/L de CL^- - 30 mEq/L de. HCO3 - 30 mEq/L de K^-

La deshidratación e hipovolemia no tienen mayor significancia clínica en las primeras horas de evolución del cuadro, ya que existe compensación por paso de agua endógena a circulación.

1. Examen clínico

El diagnóstico debe ser rápido y certero.

- Dilucidar la causa y los mecanismos que la producen.
- Determinar la localización del problema.
- Determinar el grado de compromiso sistémico.
- Estimar si se trata de una oclusión simple, en instalación o instalada y detectar si existe compromiso vascular y/ o peritoneal.
- Realizar un pronóstico y determinar las medidas terapéuticas para controlar proceso, ya sean médicas o quirúrgicas.

Desde un punto de vista práctico hay que establecer si nos encontramos ante un cuadro de:

- Obstrucción alta (Estómago - Duodeno)
- Obstrucción de intestino delgado.
- Obstrucción de ciego.
- Obstrucción de colon mayor.
- Obstrucción de colon menor.

Anamnesis

Es fundamental realizar una completa y ordenada anamnesis la cual debe incluir antecedentes sobre: edad, sexo y uso del animal, duración del problema, manejo del equino, tipo y cantidad de alimento, cambios en la cantidad y calidad del alimento, control de parásitos, enfermedades anteriores, cirugías recientes, problemas anteriores similares, tratamientos efectuados, tipo, dosis y resultados de drogas usadas. Hay que registrar el inicio, duración e intensidad del dolor cólico.

En potros los cuadros cólicos más frecuentes tienen relación con retención de meconio, ruptura de vejiga y malformaciones congénitas del tracto intestinal. En el caso de cólicos recurrentes en potros la causa generalmente se debe a la presencia de úlceras a nivel de estómago o duodeno. En potrillos entre 3 y 9 meses de edad una causa frecuente de cólico es el desarrollo de vólvulos nodulares en la porción terminal de yeyuno e íleon.

La presencia de tumores (carcinomas, fibromas, lipomas y linfosarcomas) es más frecuente en equinos adultos.

El sexo y uso del animal puede ser un factor predisponente a determinados tipos de cólico, por ejemplo los potros tienen una mayor prevalencia de hernias escrotales e inguinales al igual que desplazamientos dorsales de colon mayor.

La torsión completa de colon ocurre en forma más frecuente en yeguas paridas, en este caso es necesario el diagnóstico diferencial con torsión o ruptura uterina, laceraciones intestinales, ruptura de vejiga y hematomas de ligamentos uterinos.

Los parásitos gastrointestinales pueden originar un severo timpanismo provocado por la administración exagerada de organofosforados, al ser usados como antiparasitario.

Inspección

Es indispensable evaluar la condición general y la actitud del animal (alerta, deprimido, apático, excitado), si existe sudoración (ausente, leve moderada, marcada), el grado de dolor que presenta y los signos cólicos (leve, moderado, marcado), el tamaño abdominal (normal, reducido, aumentado), el aspecto de la masa fecal (ausencia, presencia, consistencia, color, olor) y orina (presente, ausente), el aspecto de las mucosas (normales, congestivas, cianóticas, ictéricas), etc.

2. Evaluación del compromiso sistémico

Se basa en el examen detallado del sistema cardiovascular, respiratorio, temperatura y examen de mucosas y permite estimar la posible instalación de un estado de shock y su gravedad.

El sistema respiratorio: se debe considerar la frecuencia, tipo y ritmo respiratorio. El aumento de la frecuencia respiratoria es directamente proporcional a la magnitud de los síntomas cólicos. El timpanismo, dilatación gástrica primaria o secundaria, ruptura de estómago o intestino, hernia diafragmática y acidosis metabólica, muestran frecuencias respiratorias extremadamente altas, mayor de 80 por minuto. La respiración es únicamente costal en casos de dilatación gástrica, ruptura de estómago y todas aquellas situaciones que generan gran dolor abdominal.

El sistema cardiovascular: refleja en gran medida el grado de compromiso sistémico. A un estado de shock hipovolémico y/o séptico en un cuadro digestivo se puede llegar por diferentes vías:

- Por pérdida de líquido intravascular (deshidratación).
- Por desequilibrio ácido base. Por déficit de electrolitos.
- Por toxemia producto de la absorción de toxinas desde el intestino y peritoneo.

Para llegar a este estado de shock por disminución del volumen de sangre circulante, debido lógicamente a una inadecuada perfusión generalizada y a una disminución del retorno venoso y presión sanguínea, es necesario que la pérdida de volumen sea equivalente a un 30% del volumen sanguíneo y además debe ser rápida. Esto explica la velocidad de instalación de un estado de shock en el compromiso oclusivo anterior (estómago, intestino delgado) y lo lento que resulta cuando la obstrucción es a nivel de intestino grueso.

Clínicamente el estado de shock en el equino se puede evaluar por los siguientes síntomas:

- Disminución del retorno venoso, que se evidencia por taquicardia (mayor de 80 latidos por minuto), pulso arterial débil e hipotensión (presión sistólica menor de 70 mmHg).
- Deshidratación que se evalúa pliegue cutáneo en el cual se mide como el tiempo que tarda en regresar la piel a su posición normal después de haber sido pellizcada, el valor normal es de 2 segundos y se estima 1% de deshidratación (% peso corporal) por cada segundo que exceda el valor de referencia.

TIEMPO Segundos	**DESHIDRATACIÓN** (% del peso corporal)
2	Normal
3	3
4	4
5	5
6	6
7	7

Además, la piel se encuentra fría y sudorosa, especialmente en las extremidades y orejas, las venas periféricas se encuentran ingurgitadas, y las mucosas (ocular, nasal y bucal) secas, opacas, pegajosas y congestivas o cianóticas.

Otro parámetro importante de considerar es el tiempo de llenado capilar medido en la mucosa gingival, el cual en condiciones de normalidad no excede los

1,5 segundos. Cuando la perfusión capilar periférica se encuentra comprometida el tiempo de llenado se prolonga, caracterizando la gravedad del cuadro a través del tiempo de prolongación.

Tiempo de llenado capilar en segundos	Gravedad
1,5	NORMAL
2-3	LEVE
4-5	MODERADO
6-8	SEVERO
7-10	MUERTE

Así, a mayor gravedad del cuadro mayor tiempo de llenado capilar y cambio de color en la mucosas, que van de rosado pálido a rojo por congestión y azul por cianosis. En casos de cólicos en los cuales se encuentran involucrados ciego y colon la conjuntiva puede llegar a ser amarilla (ictéricas) por la duración prolongada del cuadro clínico.

La frecuencia cardíaca aumenta directamente proporcional a la magnitud del dolor. En cólicos espasmódicos que no requieren solución quirúrgica, la frecuencia cardíaca alcanza a 80 latidos por minuto, sin embargo, en cólicos moderados como la obstrucción de ciego o colon en los que es suficiente un tratamiento conservativo, la frecuencia cardíaca no excede las 50 pulsaciones por minuto. En equinos con timpanismo severo o dilatación gástrica, la frecuencia de corazón puede ser mayor de 100 por minuto. En accidentes intestinales (torsión, vólvulos, etc.) la frecuencia cardíaca va entre 80 y 90 por minuto.

Se ha visto que de acuerdo al número de latidos cardíacos por minuto se puede establecer un pronóstico de vida del animal con cólico.

FRECUENCIA CARDÍACA (Lat/min)	MORTALIDAD (%)
40	0
41-60	17
61-80	25
81-100	46
101-120	71
121-	80

3. Temperatura rectal

La temperatura rectal es indispensable incluir en el examen clínico. Debe ser registrada previo a la palpación rectal con el fin de evitar obtener un dato erróneo al entrar aire al recto. Estará aumentada en la medida que aumenta la gravedad y duración del cuadro, temperaturas de 38.5 a 39 °C al existir isquemia o necrosis a nivel de intestino delgado o grueso y temperatura mayor a 39,5 °C, en casos de ruptura gástrica o intestinal. Temperatura menor de 37,5 °C, es indicativo de shock.

4. Auscultación de abdomen

Se debería realizar la auscultación del flanco derecho, izquierdo y porción ventral de abdomen por un período no inferior a 3 a 5 minutos, con el objeto de detectar y localizar áreas de motilidad normal o anormal. Aumento de borborigmos intestinales se escucha en cólicos espasmódicos y enteritis, a diferencia de procesos oclusivos en que los sonidos intestinales disminuyen o incluso desaparecen en determinadas áreas.

El borborigmo de intestino delgado se ausculta con mayor claridad en el flanco izquierdo y en condiciones normales son continuos. En el flanco derecho se detecta la entrada de líquido a través de la válvula íleo cecal en el ciego, lo cual ocurre normalmente. En estados obstructivos hay presenciad de silencios.

5. Percusión

La percusión de abdomen es de utilidad como una forma de determinar la presencia de líquido, masas compactas y gas en grandes segmentos intestinales. Sonido timpánico a la percusión de flanco derecho es indicativo de meteorismo cecal.

6. Sonda nasoesofágica

En el uso de sonda nasoesofágica debe ser tenido en cuenta en casos de cólicos equinos, ya que independiente de la causa que induce el cólico, existe el riesgo de dilatación gástrica primaria o secundaria, pudiéndose agravar ante la imposibilidad anatómica del equino para regurgitar.

El uso de sonda nasoesofágica tiene fines diagnósticos. La introducción de sonda puede en algunas ocasiones ser difícil o imposible ya que al existir una exagerada presión intraestomacal se induce un cierre hermético del cardias. En estos casos nunca se debe intentar forzar la sonda sino introducirla suavemente con leves movimientos de rotación.

La presencia de reflujo, salida de gas y características físicas y químicas del contenido estomacal, deben ser observados con fines diagnósticos. El reflujo ácido (ph 3) a gran presión orienta el cuadro a una dilatación gástrica primaria. Si el contenido refluye a baja presión con ph 6 el problema se encuentra localizado en segmentos posteriores y la dilatación gástrica es secundaria.

7. Palpación rectal

Nos ayuda a determinar la presencia o ausencia de masas fecales, orientando al veterinario la posibilidad de la existencia o no de un proceso oclusivo. Además, permite determinar cambios de posición de segmentos intestinales, detección de cuerpos extraños, asas intestinales distendidas en relación a las colapsadas, mayor tensión y sensibilidad de mesos digestivos, presencia de gases, desplazamiento de ciego, etc.

8. Paracentesis abdominal

Es un método semiológico simple que permite obtener información adicional de los cambios fisiológicos en el abdomen. Es de gran utilidad especialmente en aquellos cuadros en que los otros métodos diagnósticos no han sido suficientes para aportar la información necesaria en el diagnóstico. Constituye un paso imprescindible previo a la intervención quirúrgica de un cuadro cólico complicado.

La paracentesis se realiza con catéter de 2G 14 o con aguja estéril de 80 mm en la línea alba, en el punto más ventral del abdomen entre el apéndice xifoide y la cicatriz umbilical, previa desinfección y sujeción del paciente. El riesgo de infección es muy bajo. El líquido peritoneal se recoge en dos tubos, uno con anticoagulante y otro sin anticoagulante. Se analizan características físicas, químicas y celulares. Se debe considerar volumen, color y turbidez, recuento celular total, recuento celular diferencial, proteínas. En condiciones normales se obtiene 1 a 2 ml de líquido peritoneal, de color claro transparente, estéril, con 0,5 a 1 g por dl de proteínas y una cuenta de leucocitos aproximadamente de 3.500/μl. Estos valores normales se alteran dependiendo del tipo de lesión del tractodigestivo.

En la obstrucción intestinal simple, aumenta el volumen del líquido peritoneal, pero su color, niveles de proteína y recuento celular siguen en los rangos normales. Estos hallazgos también son encontrados en casos de obstrucción de colon, ciego y desplazamiento de colon ascendente dentro del espacio nefroesplénico, en estos casos el diagnóstico diferencial debe incluir ascitis.

En obstrucciones producto de accidentes intestinales (vólvulos, torsiones, etc.) en etapas tempranas del cuadro se observa un aumento de volumen de líquido peritoneal, como también los niveles de proteína, eritrocitos y leucocitos. El color es amarillo oscuro y ligeramente turbio. A medida que progresa el cuadro obstructivo es frecuente detectar en el líquido peritoneal presencia de bacterias.

En pacientes con infarto intestinal sin estrangulación, el líquido peritoneal aumenta de volumen, de color amarillo sucio y turbio.

Cuando-ocurre ruptura gástrica o intestinal existe un aumento considerable del volumen de líquido peritoneal el cual es de color gris turbio. Es posible, al teñir la muestra con lugol, detectar al examen microscópico partículas de alimento y abundante sedimento. La ruptura de vejiga es una situación clínica frecuente en potrillos de 1 a 10 días de edad, el diagnóstico puede ser realizado fácilmente a través de la paracentesis abdominal la cual entrega volumen aumentado y presencia de urea y creatinina en la muestra.

En el caso de cólico trombo embólico, producto de la formación de trombos en la arteria mesentérica por larvas de estrongilos, se observa un aumento del volumen, color turbio, aumento de proteínas y aumento del recuento celular donde lo más característico es la predominancia en el líquido peritoneal de eosinófilos.

9. Exámenes de laboratorio

Debido a que uno de los principales efectos clínicos del cuadro cólico es la deshidratación e hipovolemia, es fundamental la determinación del volumen globular y proteínas plasmáticas totales. El volumen globular puede variar (valor normal entre 32 y 46%), como producto de la administración de drogas que puedan interferir en el rango normal del volumen globular, como es el caso de tranquilizantes.

Leucopenia es posible observar en casos avanzados de necrosis intestinal y peritonitis. Leucocitosis en abscesos intraabdominales y leucosis.

10. Radiología

En ponies y potrillos en los que la palpación rectal es de imposible realización el estudio radiológico constituye una alternativa diagnóstica especialmente en casos de obstrucciones mecánicas donde las masas compactas se alternen con bolsas de aire.

Sintomatología y terapia del síndrome cólico

1. Obstrucción alta (estómago, duodeno)

Dolor intenso, frecuente, sudoración profusa, gran excitación, taquipnea, taquicardia, mucosas congestivas, reflejo mastoideo humeral aumentado. Esta sintomatología aparece en las primeras 3 a 4 horas postingesta con el antecedente de sobreingesta de grano, paja o alimentos en mal estado, asociado en algunas ocasiones al consumo de agua helada.

Además es característico en los cuadros de dilatación gástrica el rápido y progresivo compromiso sistémico y la rápida instalación de un estado de shock capaz de producir en muchos casos la muerte del animal dentro de las primeras 10 a 12 horas. La frecuencia cardíaca ascendente en las primeras 12 horas y el pulso arterial que se va haciendo más débil dentro de las primeras 6 a 8 horas. Todo esto refleja una hipotensión grave y progresiva.

La temperatura rectal es ascendente en las primeras 6 a 8 horas producto del dolor y el paso de gérmenes a circulación, luego el animal se hace hipotérmico como consecuencia de la toxemia generalizada.

La frecuencia respiratoria es mayor de 40 por minuto en las primeras de dos horas de indicado el cuadro, alcanzando valores de 60 a 80 por minuto a las 6 a 8 horas.

Las mucosas congestivas por el dolor rápidamente se hacen cianóticas, el tiempo de llenado capilar aumenta progresivamente en las primeras horas llegando de 3 a 6 segundos dentro de las 6 a 12 horas de iniciado el cuadro.

La auscultación de abdomen refleja silencio abdominal precoz, el tacto rectal es siempre negativo. Es de gran utilidad en el diagnóstico de la dilatación gástrica el uso de sonda nasoesofágica en la cual se de detecta reflujo y alteraciones de pH.

El pronóstico en todos estos casos es reservado.

Dada la gravedad del cuadro oclusivo anterior, debe ser considerado de un punto de vista terapéutico como una urgencia clínica y su abordaje debe contemplar una actuación rápida del Veterinario.

2. Obstrucción del intestino delgado

No más de un 10% de los casos corresponde a procesos oclusivos de fácil y espontánea resolución. La mayoría de ellos son situaciones clínicas complejas de difícil resolución.

La sintomatolgía de la obstrucción intestinal de un cuadro no complicado (6 a 8 horas) de granos u otros alimentos concentrados, asociado al consumo de agua helada y ejercicio violento inmediatamente después de comer. El dolor cólico es de onda frecuente mientras más anterior sea la oclusión, y de onda más espaciada, mientras más cerca de la válvula ileocecal se encuentre.

Gran excitación, sudoración profusa con intermitencias de corto tiempo. La auscultación de abdomen refleja aumento del borborigmo a nivel de flanco e hipocondrio izquierdo en las primeras 4 a 5 horas de iniciado el cuadro, el cual va progresivamente disminuyendo hasta instalarse, donde existe silencio abdominal.

A la palpación rectal se localizan asas intestinales en mesogastrio posterior derecho y mesogastrio anterior izquierdo junto a asas contraídas. La identificación de estas se realiza por ausencia de bandas musculares longitudinales las que son propias de intestino grueso.

El reflujo que se obtiene al introducir la sonda nasoesofágica, se caracteriza por pH 5 a 6 lo que indica la progresión de la distensión hacia el estómago. La ausencia de reflujo por la sonda no excluye el diagnóstico de obstrucción de intestino delgado.

El compromiso sistémico evoluciona en un período de hasta 36 horas, durante el cual se observa que va aumentando la frecuencia cardíaca de 80 a 90 pulsaciones por minuto lo que es ya indicativo de shock, taquipnea, deshidratación que va en aumento alcanzando un 6% a las 20 horas de haberse iniciado el cuadro y las mucosas que en un comienzo son congestivas y luego cianóticas al alcanzar el estado de shock, durante el cual se observa un tiempo de llenado capilar superior a 4 segundos.

Toda esta sintomatología se magnifica bruscamente en torsión, vólvulo, intusucepción, etc.

Rápida progresión del estado de shock. En 2 ó 3 horas el pulso arterial aumenta a 120, el tiempo de llenado capilar es mayor a 4 a 5 segundos, la deshidratación supera el 6% y la presión arterial sistólica es menor de 70 mmHg.

Dentro de la terapia, lo primero es resolver si ésta es médica o quirúrgica.

3. Obstrucción de intestino grueso

El síndrome cólico en intestino grueso está relacionado con disminución de la motilidad y acumulación de contenido desecado y fibroso, incompletamente digerido. La evolución y el compromiso sistémico son de lenta evolución. La meteorización constituye un facto común.

En el intestino grueso se pueden caracterizar los siguientes cuadros clínicos:

3.1. Impactación de ciego

La iniciación del cuadro no tiene relación con ingesta reciente de alimento. Dado que el ciego es un saco cerrado, con su abertura de acceso (ileocecal) y su abertura de salida (cecocólica) ubicadas en la parte superior, la acumulación de masas fecales, a pesar de estar interrumpida su progresión, puede permitir el paso de líquidos y gases.

El dolor es moderado a leve, intermitentes, en el transcurso de varios días se intensifica el dolor dependiendo de la distensión gaseosa. La auscultación de abdomen refleja ruidos hidroaéreos exacerbados en la zona del flanco derecho en las primeras horas, luego se atenúan para quedar sólo ruidos resonantes aéreos. Puede haber peristaltismo normal en algunas zonas incluyendo diarrea por dos o tres días. La palpación rectal revela distensión gaseosa en la zona superior derecha del abdomen. La evolución del cuadro puede durar hasta 15 días, durante el cual se va produciendo desvitalización de la pared del ciego y alteración de peritoneo. La rotación del ciego sobre su base precipita un cuadro de necrosis y peritonitis con rápida progresión de las alteraciones sistémicas responsables de la instalación de un estado de shock.

La terapia quirúrgica se indica cuando no se restablece el tránsito después de 2 ó 3 días.

3.2. Impactación de colon mayor

Se observa abultamiento del abdomen y de sonoridad timpánica a la percusión. La auscultación de abdomen refleja ruidos hidroaéreos en las primeras horas, detectándose silencio abdominal a las 6 a 8 horas de iniciado el cuadro. A la palpación rectal es posible identificar asas del colon distendidas y zonas de contenido pastoso abultadas. La impactación de la flexura pélvica es palpable como masas voluminosas proyectadas a la entrada de la pelvis.

La evolución del cuadro es de lenta progresión, 36 horas o más.

3.3. Obstrucción de colon menor

La sintomatología es semejante a lo descrito anteriormente para intestino grueso.

En la obstrucción de colón menor complicada con vólvulos o torsiones, aparecen al tacto rectal signos de gran distensión que rechaza el brazo al tratar de avanzarlo.

En el tratamiento del síndrome cólico, independiente de su causa, existen un conjunto de medicamentos que actualmente se contraindican en el abordaje inicial del cuadro. Es por eso por lo que se recomienda avisar al Veterinario ante la aparición de los primeros síntomas y no medicar al caballo por cuenta propia. Sólo él será capaz de realizar un diagnóstico correcto y de decidir si el tratamiento ha de ser médico o quirúrgico. La indicación quirúrgica del cuadro cólico se basa en un diagnóstico exacto del problema y la posibilidad de compensar el estado de shock, en un plazo máximo de 3 a 4 horas.

Anexo VII

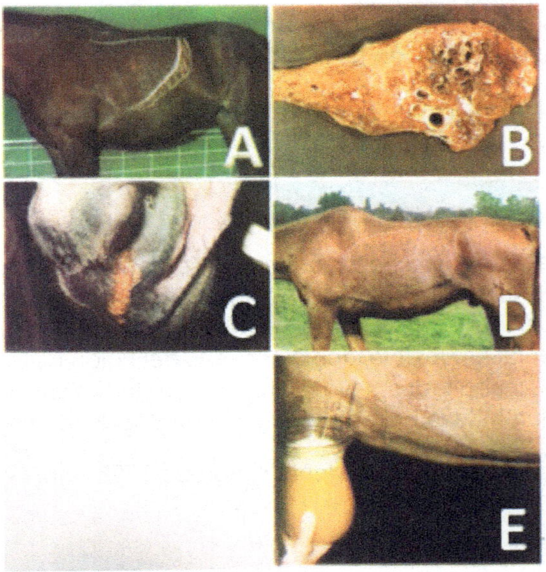

Pleuritis exudativa

A. Área pulmonar ampliada en enfisema pulmonar.

B. Lesión. Foco neumónico.

C. Flujo sanguinolento.

D. Matidez pulmonar por absceso en pleura.

E. Función torácica.

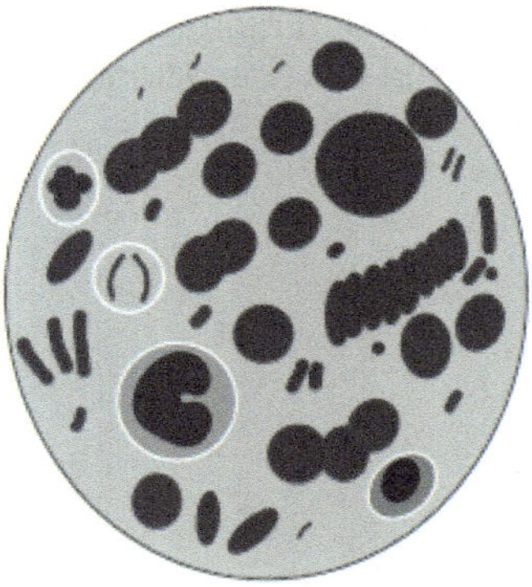

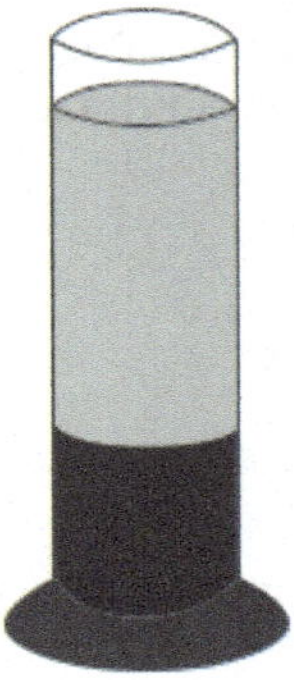

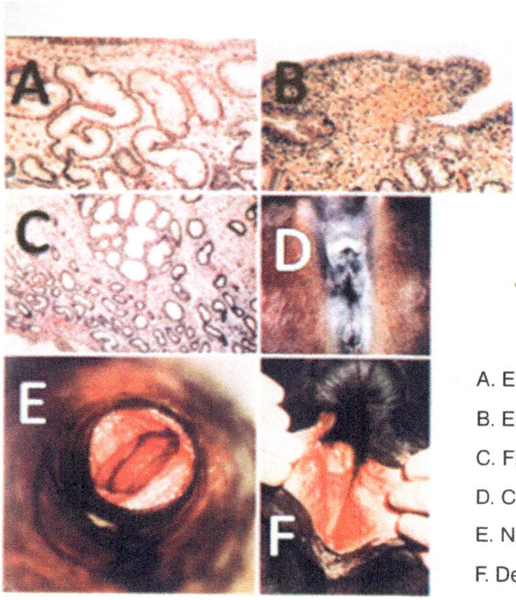

A. Endometrio en estro.

B. Endometritis.

C. Fibrosis en endometritis crónica.

D. Cierre deficiente de la vulva. Neumovagina.

E. Neumómetra en útero.

F. Desgarro perineal.

Aparato reproductor

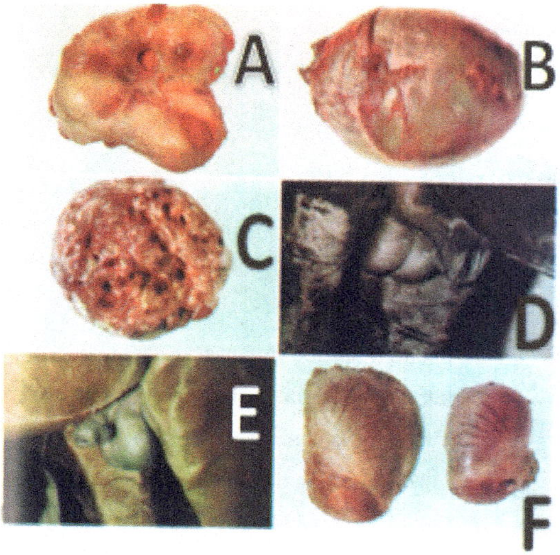

A. Ovario multifolicular.

B. y C. Tumor.

D. Tamaño y ubicación de los testículos.

E. Orquitis.

F. Hipoplasia testicular.

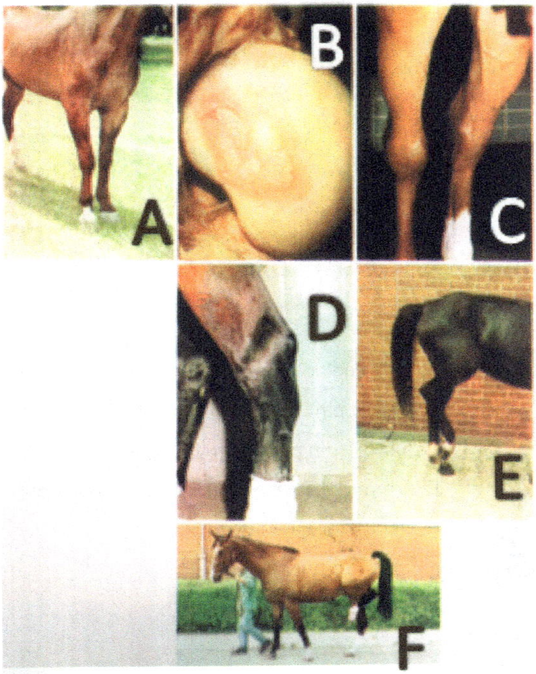

Aparato locomotor

A. Inflamación hombro.

B. Lesión articular en cabeza húmero.

C. Líquido en articulación talocrural.

D. Vendaje.

E. Flexión en inflamación de la rodilla.

F. Arpeo.

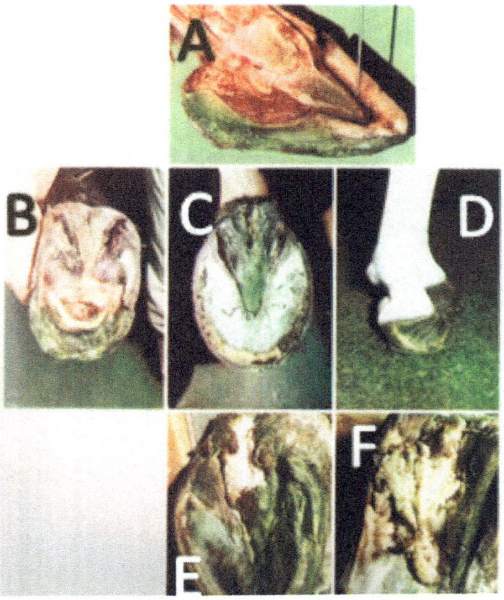

Casco

A. Infosura (pododermatitis aséptica aguda).

B. Infosura (pododermatitis necrótica aguda).

C. Infosura crónica.

D. Anillos córneos divergentes infosura crónica.

E. Cáncer de ranilla.

F. Degeneración de corion en barras y ranilla.

Anexo VIII

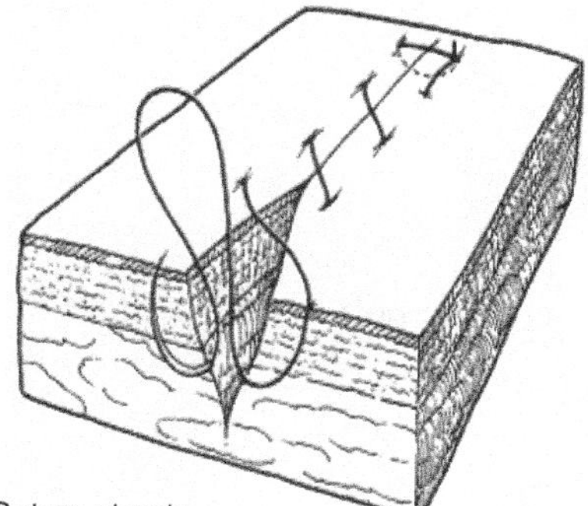

Sutura simple

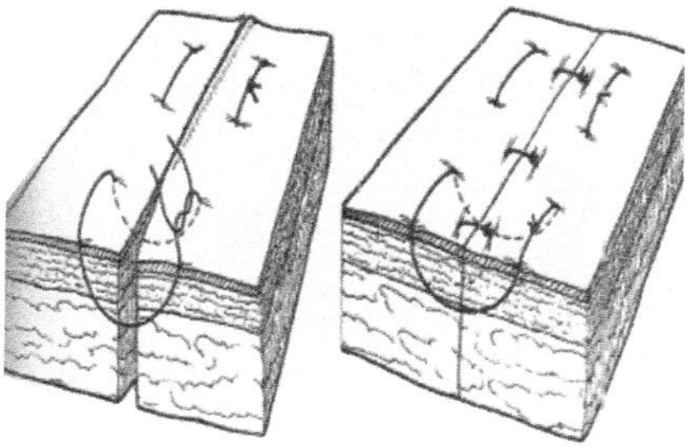

Puntos en "U"

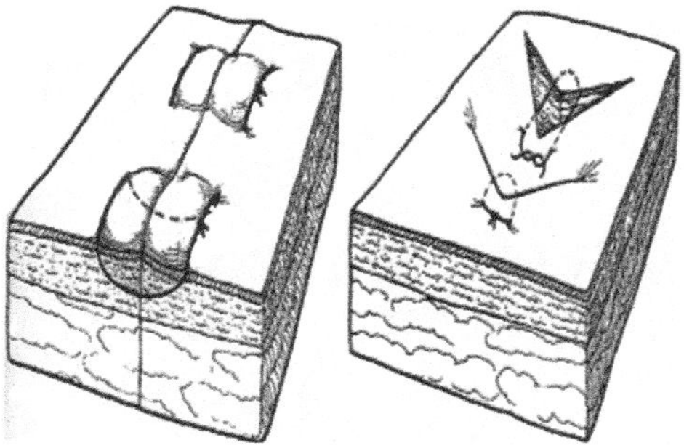

Puntos en "U" horizontales

Técnicas de sutura

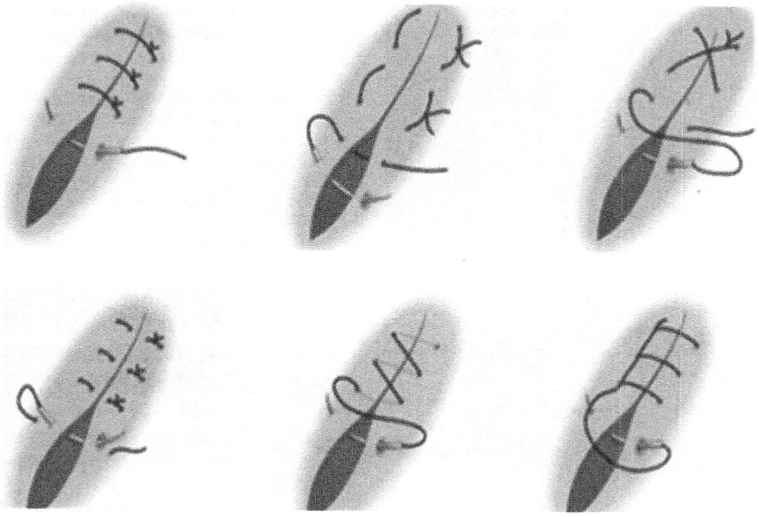

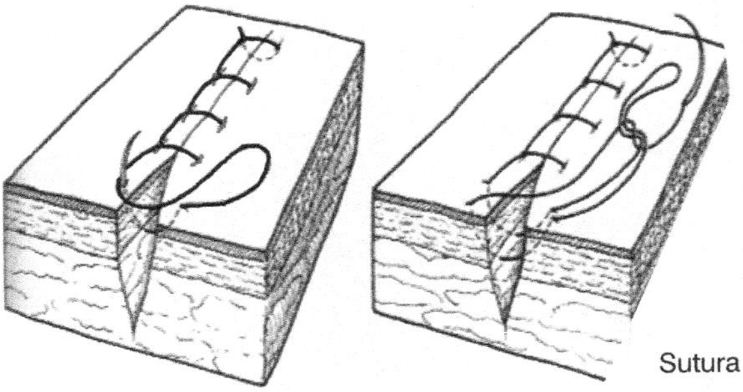

Sutura continua entrelazada

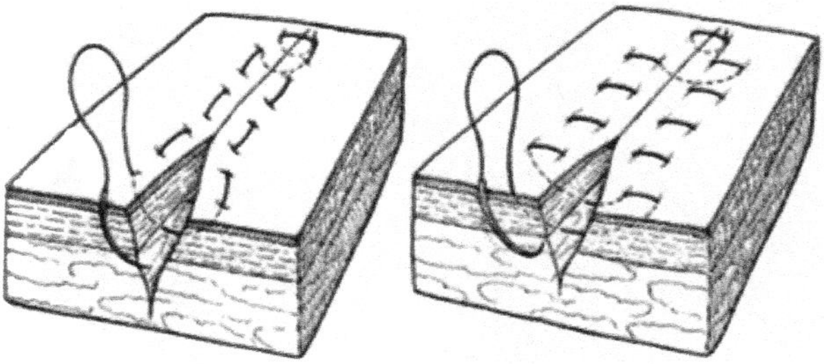

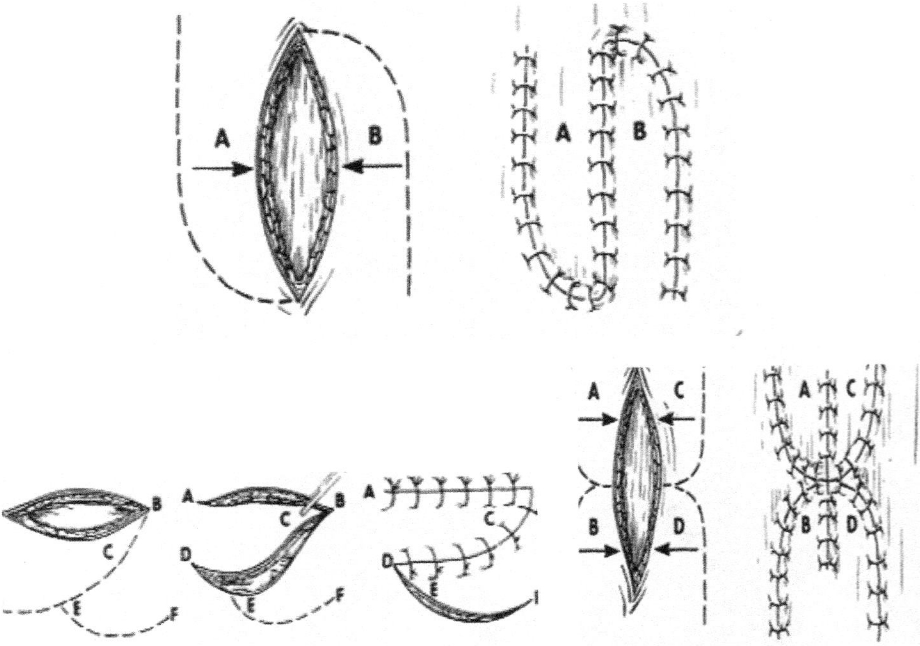

Método de sutura para defectos fusiformes

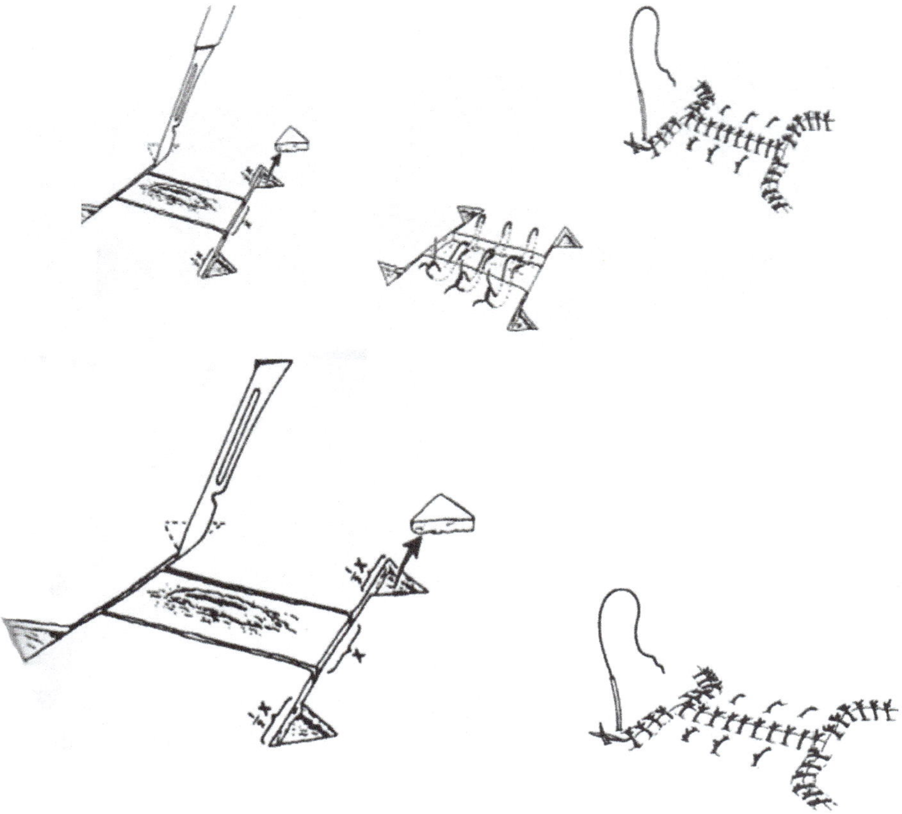

Otras suturas

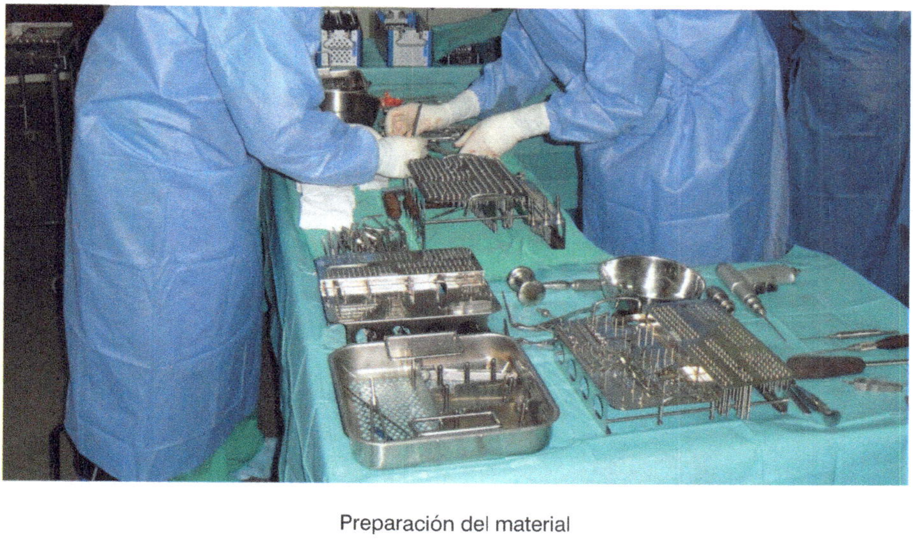

Preparación del material

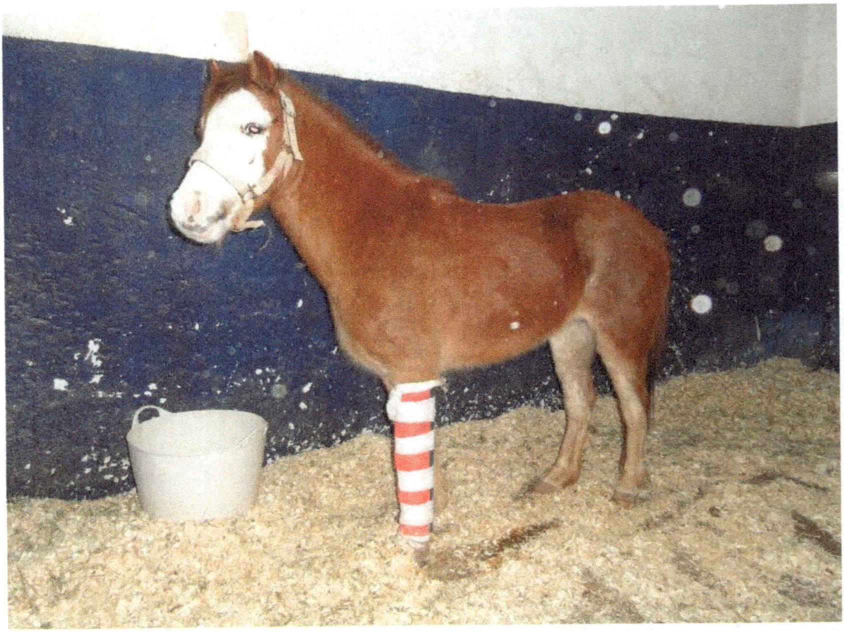

Vendaje del miembro

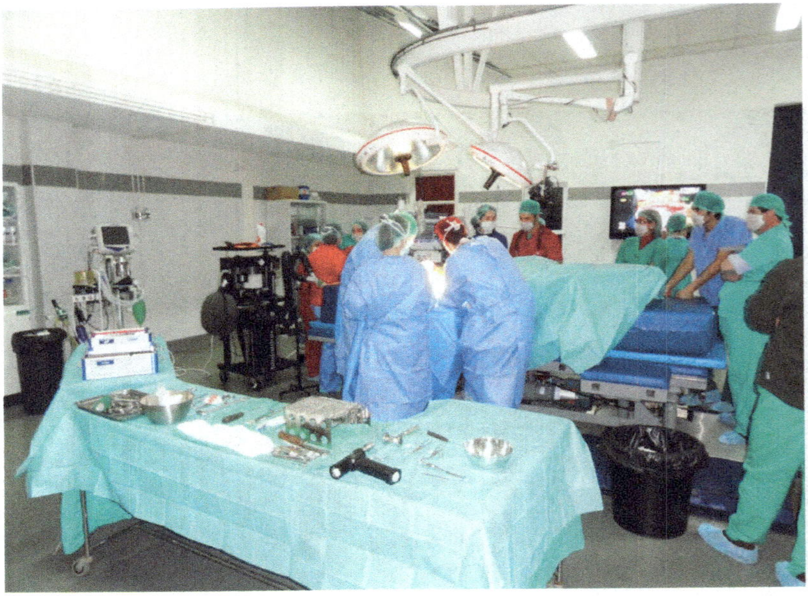

Quirófano de grandes animales

Protocolo de limpieza del instrumental tras su uso

1. Los objetos cortantes o punzantes, tales como hojas de bisturí y agujas, son los primeros que deben desecharse.
2. Los instrumentos delicados deben limpiarse de forma independiente.
3. Limpiarlos lo antes posible una vez concluida la cirugía. La sangre y la solución salina pueden causar deterioro.
4. Desacoplar los instrumentos y sumergirlos en agua fría.
5. Limpiarlos con una solución desinfectante en agua tibia frotando con un cepillo.
6. No usar sustancias abrasivas.
7. No usar jabón normal, pues crean una película que impide la esterilización correcta.
8. Enjuagar y secar.
9. Empaquetado.
10. Esterilización.

Anexo IX

1. Apoyo a la clase práctica

El esqueleto del caballo

Columna vertebral:	7 cervicales
	18 torácicas
	6 lumbares
	5 sacras fusionadas
	18 coxígeas de media
Costillas y esternón:	36 + 1
Cráneo:	31 + 3 huesecillos del oído medio
Miembros torácicos:	20 × 2
Miembros pelvianos:	20 × 2
TOTAL	**205 huesos**

Áreas con prominencia superficial

Cabeza

Nuca, hueso nasal, ollares, barba belfos, ramas de la mandíbula, cresta facial, arco cigomático (por encima de la órbita), región frontal, región parietal.

Cuello

Atlas del atlas, axis, crines, ligamento supraespinoso, tablas del cuello (cuello de gato), gotera de la yugular. Región laríngea (silbido o estridor).

Miembro torácico

- **Región de la espalda**: escápula, cartílago de la escápula, acromion, fosas supra e infraespinosa, articulación escápulo-humeral o del encuentro (cojera del encuentro. Inflamación bolsa sinivial por debajo del bíceps braquial).
- **Región del brazo**: húmero, olécranon (codo). Cojera del codo: inflamación bolsa sinovial. Codillera: abultamiento sobre el codo por inflamación de la vaina sinovial subcutánea.

- **Región del antebrazo**: cúbito, radio, espejuelo.
- **Región de la rodilla**: huesos carpianos (lupia o higroma del carpo, inflamación que comienza como rodilleras y rozaduras. Rodilleras: laceraciones o magulladuras en cara dorsal de la rodilla).
- **Región metacarpiana**: gran metacarpiano (caña), (sobrecañas: inflamación del periostio), dos metacarpianos rudimentarios, ligamento suspensor del menudillo, tendones flexores (cara posterior, tendonitis por rotura o torsión de fibras tendinosas). Alifafe: inflamación vaina sinovial del tendón flexor profundo.
- **Articulación metacarpofalangiana o del menudillo**.
- **Cuartilla** : es la primera falange. Alcances.
- **Región del casco**: tapa, pared o muralla, lumbres, hombros, cuartas partes, talón, suela o palma, ranilla, línea blanca (en suela). Razas: roturas en pared del casco. Encastilladuras: estrechamiento del casco.

Tronco

Cruz (mal de la cruz: infección en bolsa sinovial supraespinosa), dorso, costillar, región de la cincha, riñones, epigastrio (tras costillar), ijar, fosa del ijar, flancos (por debajo fosa ijar), lomo, grupa, tuberosidad coxal (punta del anca), anca (cadera), punta de la grupa (tuberosidad sacra).

Miembro pelviano

- **Región de la cadera**: cadera (anca), punta de la nalga (isquion), muslo, glúteo, babilla.
- **Región de la rodilla** (bloqueo rotuliano).
- **Región crural o de la pierna**: tibia, peroné, tendón calcáneo común (por detrás pierna).
- **Región tarsiana**: corvejón (agrión: inflamación punta del corvejón a consecuencia de la inflamación de la bolsa sinovial adyacente), astrágalo, huesos tarsianos.
- **Región metatarsiana**: tercer metatarsiano (caña), dos metatarsianos rudimentarios. Esparaván: inflamación del periostio del extremo superior interno de la caña y de la superficie interna de los tarsianos tercero y central.

Articulación del menudillo

Falanges proximal o cuartilla, media o corona y distal o tejuelo. (Rotación)

2. Casos clínicos. Actuación del ATV

Introducción

El estudiante de ATV deberá realizar una reseña y anamnesis del animal, así como la recogida de datos en relación a las constantes vitales fisiológicas del caballo.

Deberá manejar y preparar al animal para realizar pruebas complementarias que ayuden al diagnóstico de la enfermedad por parte del veterinario.

Deberá conocer el manejo adecuado del animal sano y enfermo.

1. Reseña

Existen enfermedades en las que la reseña puede orientar hacia su diagnóstico. Por ejemplo, se pueden presentar según la edad, enfermedades congénitas en potros y adquiridas en animales adultos (en general mayores a 4 años de edad). Cada raza y especie una posee predisposición genética a determinadas enfermedades o anomalías. Del mismo modo, el sexo, el tamaño y la edad pueden ser importantes en la presentación de ciertas enfermedades cardíacas.

En los equinos también es primordial indagar su utilización ya que el estado cardiovascular debe ser explorado en el entrenamiento o la práctica de ciertas actividades, y en estos casos es menester la detección de cualquier patología cardiovascular en forma precoz.

2. Anamnesis

En e caso de equinos que realizan actividad física es necesario comprobar el estado de su sistema cardiorespiratorio. Los signos asociados a enfermedades cardíacas se manifiestan debido a una inadecuada perfusión de los órganos (por ejemplo intolerancia al ejercicio, debilidad, fatiga o síncope) o por la acumulación retrógrada de sangre en órganos en los cuales el drenaje venoso es evacuado de forma inadecuada (por ejemplo, ascitis, edemas periféricos o generalizado –anasarca–, derrames y edema pulmonar).

La presencia de disnea, actitud ortopnéica y/o la interrupción del sueño nocturno acompañado de cambio de decúbito o deambulación, denominado disnea paroxística nocturna con ortopnea, es causada por la molestia que le imparte el líquido que se ha acumulado en los alvéolos pulmonares.

En caso de presentar tos se debe caracterizar el tipo de expectoración y momento de presentación en el día ya que, en general, ante una falla cardíaca se presenta inicialmente tos nocturna y seca para luego avanzar hacia una tos productiva (nocturna o durante todo el día) en casos de desarrollar edema pulmonar.

3. Examen físico

El examen clínico siempre debe iniciarse con el examen objetivo general (EOG) el cual aporta datos importantes sobre el estado de salud del animal. Posteriormente se continúa con el Examen Objetivo Particular (EOP) que permite recabar mayor información sobre el aparato o sistema en estudio. Los métodos complementarios permitirán al clínico establecer el diagnóstico definitivo.

4. Pruebas auxiliares

La posibilidad de llegar a un diagnóstico válido dependerá en alto grado de las pruebas complementarias que se realicen a posteriori de la determinación de constantes vitales.

- Venopunción, arteriopunción, biopsias, paracentesis, exploración rectal, examen vaginal, aspiración traqueal, bloqueo nervioso de extremidades, radiografías, ecocardiografías, ecografías, etc.

1. Ejemplo de Caso clínico en un equino con cojera

Reseña

Nombre: "AZUL".

Raza: PRE.

Capa: Castaño oscuro.

Particularidades complementarias: calzado bajo bípedo posterior. Marca a fuego en nalga izquierda.

Sexo: Macho entero.

Edad: 8 años.

Peso: 450 kg.

Uso: silla.

Anamnesis

(Como en todo examen clínico se inicia con la recolección de los datos o anamnesis, los cuales deben tomarse a título de inventario, y confirmarlos con los síntomas objetivos encontrados.)

- ¿Qué le ocurre?

  El caballo cojea, no quiere andar.
- ¿Cómo se presentó la cojera?

  Aparición poco a poco.
- ¿Cuánto tiempo lleva el animal cojeando?

  Un mes aproximadamente.
- ¿El animal se encontraba en reposo o ha efectuando algún tipo de ejercicio o trabajo?

  El caballo sale a pasear los fines de semana. El resto del tiempo permanece en cuadra.
- ¿La claudicación ha empeorado, mejora o se mantiene igual?

  Empeora con el ejercicio.
- ¿Cuándo fue herrado el animal?

  Hace un mes, pero ha empeorado en tres últimos días.
- ¿Ha sido tratado? ¿Con qué medicamentos?

  No
- Alimentación:

  Grano. Estaba muy delgado y le ha aumentado la ración de grano con avena.
- Vacunaciones:

  Ninguna en el último año.
- Desparasitaciones:

  EmivetR

Examen clínico

(Se hará un examen del estado general y otro regional. El estudiante deberá conocer las técnicas de exploración tales como toma de temperatura, pulso, frecuencias, estado de mucosas, etc)

- Estado general:

  El animal presenta decaimiento y apatía, se tumba con frecuencia.
- Constantes vitales:
  - Temperatura: 39,5 °C

- ▹ Frec. cardíaca: 70ppm
- ▹ Frec. respiratoria: 25/m

- Examen de mucosas: conjuntiva ocular enrojecida.
- Determinación del miembro que cojea.

  (El primer paso, dentro del examen clínico de las cojeras, es la determinación de cual o cuales son los miembros que cojean del miembro que cojea. Para lograr este propósito se empleará el examen por inspección, tanto en estación como en movimiento. Este examen debe ser ordenado y meticuloso, observado con atención cualquier anomalía que se aprecie en la constitución de cada uno de lo miembros, como las alteraciones de los movimientos al desplazarse.)

  - ▹ Inspección en estación:
    - En la cuadra el animal se encuentra en decúbito. Al obligarle a levantarse lo hace con mucha dificultad.
    - Extremidades delanteras dirigidas hacia afuera y adelantadas.
  - ▹ Inspección en movimiento:
    - Fuera de la cuadra: camina con dolor, apoya talones más que lumbres. Dificultad al moverse hacia adelante y atrás.
    - Al paso, observando el animal de frente, por detrás y de costado, se observa dificultad y cojera del tercio anterior. Alza la cabeza al apoyar miembros anteriores.

- Actitudes y movimientos anormales:

  (En las cojeras de apoyo de alguna intensidad que asientan en el bípedo anterior, el animal alza la cabeza cuando apoya en el suelo el miembro afectado.)

  - ▹ Movimientos rígidos.

- Características del paso:

  (Se entiende por paso la distancia comprendida entre dos huellas de una misma extremidad).

  - ▹ Hay diferencia entre miembro sano y enfermo. Claudicación al apoyar indistintamente cada una de las dos manos.
  - ▹ Dolor bilateral.

Pruebas complementarias:

- Palpación y manipulaciones diagnósticas:
  - ▹ Cascos muy calientes y muy sensibles a la percusión.
  - ▹ Limpieza y blanqueo del casco.

- ▹ Crecimiento irregular de la tapa córnea. Lumbres oblicuas.
- ▹ Ligero abombamiento de la palma.
- ▹ Arterias digital lateral y medial presenta el pulso aumentado y fuerte.
- ▹ No se encuentran alteraciones en estructuras superiores de la extremidad.

- Radiología: se aprecia rotación del tejuelo: 52° en relación a la horizontal.
- No se precisa bloqueo nervioso.

Diagnóstico y tratamiento: corresponde al veterinario establecer el diagnóstico basándose en las pruebas realizadas.

En este caso no se precisan más pruebas complementarias. Pudiera tratarse de un claro caso de infosura o laminitis por sobrecarga de alimentación.

2. Ejemplo de caso clínico de inapetencia

Reseña

Nombre: "AZUL".

Raza: PRE.

Capa: Castaño oscuro.

Particularidades complementarias: calzado bajo bípedo posterior. Marca a fuego en nalga izquierda.

Sexo: Macho entero.

Edad: 8 años.

Peso: 450 kg.

Uso: silla.

Anamnesis

- ¿Qué tiempo lleva con inapetencia? Tres días.
- Decúbito: se tumba mucho.
- Micciones y deposiciones: orina muy oscuro y defeca poco.
- ¿Qué ha comido antes de presentar síntomas? Grano y paja, sin cambios en alimentación.
- ¿Hay más animales afectados? No
- Algo significativo: hay muchas garrapatas.

Examen clínico

- Temperatura: 41 °C.
- Frecuencia cardíaca: 80 ppm.
- Frecuencia respiratoria: 30/m.
- Conjuntiva ocular amarillenta y mucosas rojizo amarillentas. Mucosa vulvar amarilla (característico).
- Sudoración.

Pruebas complementarias

- Recuento hematíes: 3,2 × 106/ml.
- Hematocrito: 22%.
- Suero casi 75% del volumen extraído.

Otras pruebas sanguíneas confirmarán el diagnóstico:

- Orina: Hemoglobinuria.

El **diagnóstico diferencial y tratamiento** lo realizará el veterinario descartando ictericias o anemia infecciosa equina. Se trata de un posible caso de piroplasmosis.

Prueba de evaluación

El alumno ATV deberá elegir una enfermedad y exponer la sistemática de actuación para realizar una ficha clínica del paciente.

El resultado de la misma debe orientar al veterinario sobre el diagnóstico de la enfermedad en cuestión.

Para ello, expondrá cronológica y ordenadamente las actuaciones previas al diagnóstico, explicando de qué forma realiza los métodos de sujeción y las pruebas complementarias.

P. ej.: si realiza extracción de sangre, explicará el procedimiento de extracción, lugar y condiciones de la misma, para a continuación exponer los valores (orientativos) que puedan corresponder con la enfermedad elegida.

Si se trata de diagnóstico de cojeras, deberá exponer cómo realiza la inspección del miembro, elevación, observación, etc.

Siempre se llevará a cabo con las limitaciones de una anamnesis sin involucrarse en diagnósticos ni tratamientos, cuya determinación corresponderá siempre al Veterinario.

3. Valores de referencia en équidos

Estimación del peso

Método de Crevat: $Pv = Pt^3 \times k$, donde k =

= 70, caballos de silla en trabajo.

= 75, caballos de silla sementales.

= 80, caballos de tiro ligeros.

= 85, caballos de tiro pesados.

Pt = perímetro torácico en metros.

Alzadas

Alzadas: Árabe: 149-151 cm

Españo-l: 153-157 cm

PSI: 161-164 cm

Pony de Shetland: 110-119 cm

Lugares y tipos de inyección

Subcutánea, intramuscular, intravenosa e intraarticular.

Constantes vitales

- Temperatura: 38 °C (37,5-38,2)
- Frecuencia cardíaca: 30-42 ppm (más en jóvenes y recién nacidos).
- Frecuencia respiratoria: 10-15/minuto.
- Micciones: 4/7 al día, 4-10 litros, pH: 7,1-7,4.
- Necesidades de agua: 25-45 litros/día.
- Sueño: discontinuo, menos de tres horas, tumbados unas dos horas/día.
- Velocidad máxima: 50-70 Km/h.

Exploración

Cabeza, reflejo de la tos, examen de ganglios, auscultación, percusión (borborigmos abdominales), cojeras en frío y en caliente, exploración rectal.

Hematología:

- **Tiempo de relleno capilar:** 2-3 segundos.
- **Recuento de hematíes** (eritrocitos o glóbulos rojos): 6-9 × $10^6/mm^3$

  Los glóbulos rojos se cuentan por millones de hematíes/mm^3
- **Hemoglobina:** 11-16 gr/100 ml.
- **Valor hematocrito:** en mamíferos oscila entre 35-45%.

  El valor del hematocrito se determina mediante centrifugación de sangre heparinizada e indica la proporción existente entre el volumen plasmático y el volumen globular.

  hematocrito = volumen celular/volumen de sangre × 100

Valor corpuscular medio

Se cuantifica en micras al cubo y es la relación entre valor hematocrito/recuento.

Hemoglobina corpuscular media

La hemoglobina corpuscular media es otro valor frecuente en las analíticas sanguíneas. Su valor se cuantifica en picogramos:

HbCM = Hb/recuento

Recuento leucocitario: 5-10.000/mm^3

Fórmula leucocitaria

- Polimorfonucleares.................................. 50%
- Linfocitos.. 45%
- Basófilos 1%
- Eosinófilos 2%
- Monocitos 2%

Recuento plaquetario: 113-299 (× 10^9/l)

- pH: 7,3-7,45
- Proteínas totales: 6-8,5 gr/100ml
- Glucosa: 53-83 mg/100ml
- Creatinina: 0,7-1,8 mg/100ml
- Fosfatasa alcalina: 83-283 UI/l
- GOT: 153-411 UI/l
- GPT: 11-44 UI/l

Orina

- Ph: 7,5-8,5
- Volumen/día: 20-50 l

Recomendaciones

- Hemograma: con anticoagulante.
- Recuento plaquetario: EDTA
- Citología y recuento celular: EDTA
- Casi todas las determinaciones bioquímicas incluida glucosa se pueden hacer a partir de suero sin añadir anticoagulantes.

4. Exámenes complementarios en cojeras

Las cojeras suelen ser uno de los motivos de consulta más frecuente en la clínica equina. Algunas cojeras se diagnostican a simple vista pero otras requieren una inspección estática y dinámica (estación y movimiento) más detallada y precisan de pruebas complementarias más complejas.

Anestesia troncular

Consiste en inocular una sustancia anestesiante en un nervio para insensibilizar la zona que inerva y así lograr la desaparición temporal del dolor y por tanto de la cojera

La anestesia troncular se comienza por las partes más distales de los miembros, es decir, empezando por la inervación del pies del caballo. Se dejan pasar unos minutos para que la anestesia produzca efecto. Si la lesión está localizada en la zona anestesiada, el animal no presentará cojera. Si por el contrario, el problema se encuentra en otra zona inervada por otro nervio que el anestesiado, la cojera seguirá presentándose.

Es entonces cuando iremos anestesiando distintos ramos nerviosos en sentido ascendente de la extremidad hasta, por el mismo método, localizar la cojera.

Bloqueo de nervios metacarpianos palmar y digital palmar lateral y medial

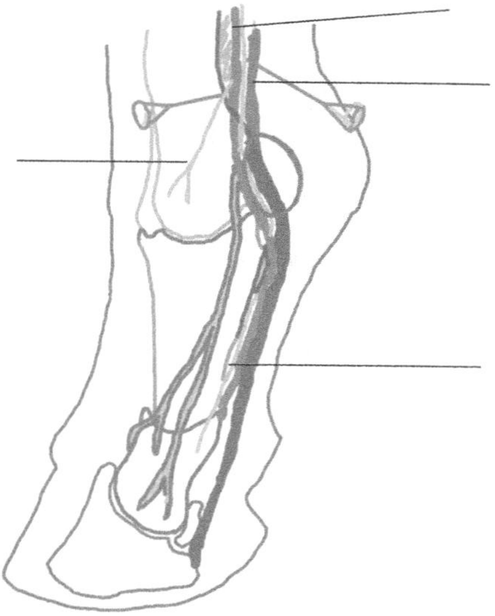

Áreas desensibilizadas: tendones flexores digitales superficial y profundo (porción distal).

Aplicación: localización de dolor por laminitis que no mejora al desensibilizar el nervio digital palmar a nivel del hueso sesamoideo proximal.

Anestesia intraarticular

El anestésico no se inocula en ningún nervio sino directamente en la articulación de la que sospechamos alguna patología.

Radiografía

Esta técnica es la más común y permite hallar patologías en huesos y articulaciones. Existen aparatos portátiles de uso en medicina equina que permiten obtener imágenes digitales al instante.

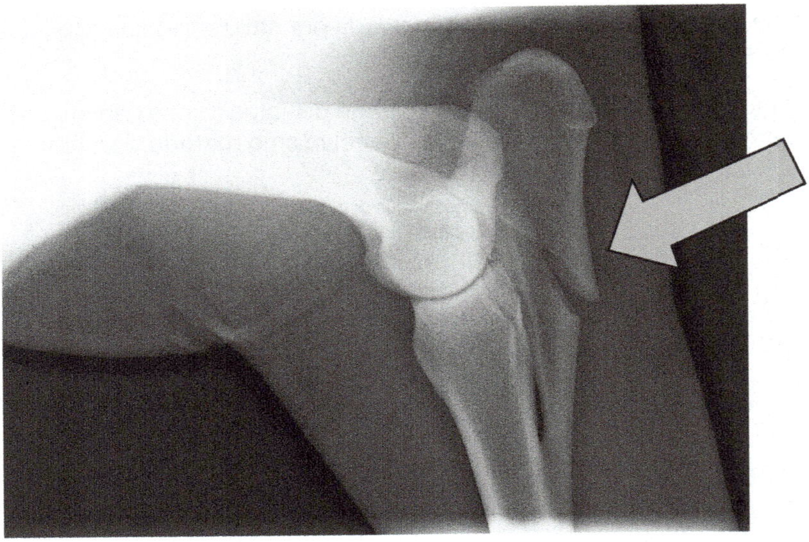

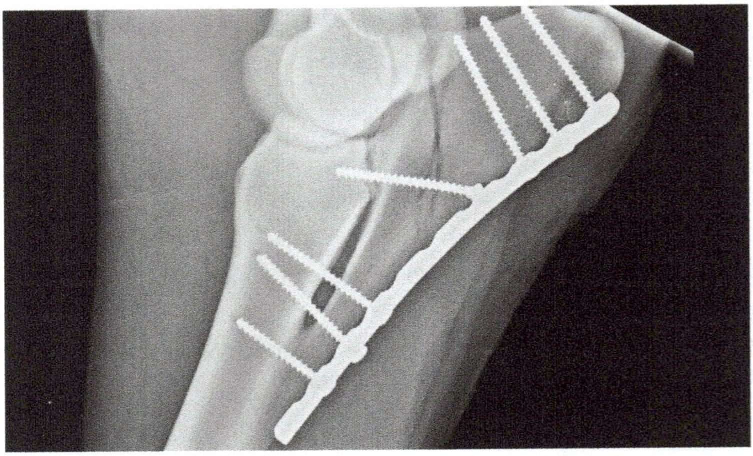

Ecografía

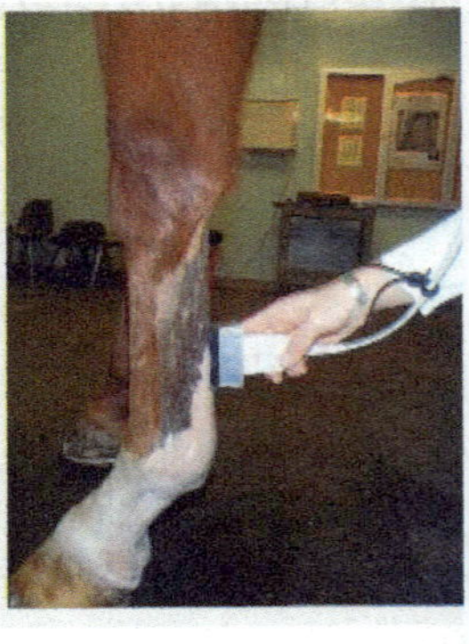

Permite realizar un examen clínico de los tendones, ligamentos y otras estructuras blandas. En articulaciones permite visualizar imágenes, de menisco, cartílago articular, etc. Es complementaria a la radiografía.

Termografía

Consiste en registrar la temperatura de la piel para determinar las localización de la inflamación.

Imagen por resonancia magnética

Es otro método diagnóstico para diagnóstico de patologías osteo-articulares.

5. Intervención del ATV en casos clínicos

El ATV deberá conocer determinados aspectos de las principales patologías equinas para ofrecer apoyo al Veterinario y realizar una correcta anamnesis, las pruebas específicas previas al diagnóstico para cada tipo de patología y un adecuado manejo del animal en cuanto a tratamiento y profilaxis.

Temas generales

Vacunaciones y desparasitaciones:

- 1/2 Vacunaciones año y 2/6 desparasitaciones/año.

Como evitar infecciones:

- Protocolo de limpieza y desinfección.

Con los siguientes datos el ATV elaborará un caso práctico.

Prueba práctica 1

- Cólicos:
    - ▹ Cambio de dieta o no.
    - ▹ Retirar comida y agua.
    - ▹ Que camine.
    - ▹ Decúbito prolongado.
    - ▹ Carencia reacción estímulos.
    - ▹ Rechazo alimento hierba.
    - ▹ Coceo suelo anteriores y vientre posteriores.
    - ▹ Acuesta/levanta/revuelca.
    - ▹ Mira flancos.

   - ▹ Extiende extremidades hacia delante y atrás.
   - ▹ Fiebre.
   - ▹ Aumento frecuencia respiratoria y cardíaca.
   - ▹ Aumento peristaltismo y borborigmos.
   - ▹ Piel caliente. Sudoración.
- Pulso alterado.
- Heces escasas.
- Exploración rectal:
   - ▹ **Impactación colon**: heces en recto, masa pastosa desde la entrada pélvica.
   - ▹ **Impactación ciego**: masa al extremo del brazo, en área inferior de la línea media.
   - ▹ **Timpanismo**: paredes rectales distendidas o adheridas entre sí.

Manejo: retirar alimento. Controlar estado general.

Prueba práctica 2

- Postparto:
   - ▹ Mamitis.
   - ▹ Exudado purulento vaginal: vaginitis.
   - ▹ Fiebre.
   - ▹ Diarrea.
   - ▹ Dolor tras parto (retraso involución uterina).
   - ▹ Exploración rectal: útero grande, blando y rugoso.
   - ▹ Frotis vaginal: análisis citobacteriológico.
   - ▹ Aire vagina: vagina muy por encima del suelo pélvico. Aire. Caslick.

Manejo: cuidado del potro.

Prueba práctica 3

- Influenza
   - ▹ Fiebre.
   - ▹ Hacinamiento, concentraciones o concursos.
   - ▹ Tos seca, no productiva, áspera y frecuente.

- ▹ Debilidad muscular, dolor, inapetencia.
- ▹ Ganglios submaxilares con dolor pero no inflamados.
- ▹ Aumento frecuencia respiratoria.
- ▹ Rx.
- ▹ Auscultación: sonidos respiratorios anormales.
- ▹ Vacunados o no.
- ▹ Mucosas nasal y conjuntival rojizas.
- ▹ Descarga nasal acuosa a purulenta en complicaciones bacterianas.
- ▹ Recomendada vacunación cada seis meses.

Manejo: contagiosa. Cuarentena, reposo y confinamiento.

Prueba práctica 4

- Paperas:
  - ▹ Fiebre.
  - ▹ Catarro nasal.
  - ▹ Descarga mucopurulenta y abundante por nariz.
  - ▹ Engrosamieto glándulas submaxilares y parótidas.
  - ▹ Cabeza baja.
  - ▹ Mandíbula inferior redondeada por la inflamación glandular.
  - ▹ Abscesos submaxilares (sube fiebre).
  - ▹ Depresión.
  - ▹ Dificultad deglución.
  - ▹ Abscesos en zonas distintas (corvejón).
  - ▹ Favorecer la rotura de abscesos, irrigar dentro con H_2O_2 y solución yodada.
  - ▹ Aislar streptococus equi. Pruebas laboratoriales.
  - ▹ Complicaciones: cólicos, neumonías.

Manejo: ventilación, limpieza, fumigación con desinfectantes.

Prueba práctica 5

- Tétanos:
  - ▹ Neurotoxina de clostridium tetani que está en suelo en forma de espora.

- Presencia de heridas punzantes, castraciones, complicaciones postparto y ombligo de recién nacidos.
- Condiciones de anaerobiosis y necrosis.
- Incubación de una a tres semanas.
- Rigidez muscular y mandibular, de cuello, cabeza adelantada, elevación de cola paralela al suelo y envaramiento (caballo de madera).
- Orejas tiesas.
- Espasmos musculares y de membrana nictitante.
- Opistótonos, si se excita, el tercer párpado se cae.
- Hasta 14° días del inicio, puede recuperarse.
- Recomendada vacunación.

Manejo: relajado, localización de herida, limpiar, sangrar y drenar.

Prueba práctica 6

- Piroplasmosis:
  - Depresión.
  - Ictericia, mucosa conjuntival y vaginal.
  - Disminuye apetito.
  - Orina marrón.
  - Edema extremidades.
  - Anemia.
  - Taquicardia, disnea, lacrimeo.
  - Edemas palpebrales y en zonas ventrales.
  - Parásito en sangre en hematíes [babesia caballi o theileria equi (cruz de malta)] y detección de anticuerpos en suero.
  - Dificultad deglutoria.

Manejo: control garrapatas y otros parásitos externos, desinfección box.

Prueba práctica 7

- Huelfago o enfisema pulmonar:
  - Tos seca con cabeza baja.
  - Dilatación de ollares.
  - Respiración anal.

    - ▹ Marcación de la última costilla al respirar.
    - ▹ No fiebre.
- Espiración en dos tiempos en ijar.
- Tos pequeña, quintosa, abortada.
- Murmullo respiratorio y estertores sibilantes.
- Complicación de anteriores bronquitis. Flujo nasal.

Manejo: heno y grano con agua para evitar polvo. Evitar alimentación grosera que dilate estómago.

Prueba práctica 8

- Anemia infecciosa equina:
    - ▹ Anemia. Disminución hematíes. Test de Cogging (+).
    - ▹ Edemas prepucio, vientre, extremidades.
    - ▹ Fiebre 39-39,5 °C.
    - ▹ Latidos cardíacos muy fuertes y pulso acelerado.
    - ▹ Inflamación estómago y extremidades.
    - ▹ Ictericia boca y ojos.
    - ▹ Disminución de peso aunque apetito normal.
    - ▹ Diferenciar de piroplasmosis.

Manejo: mosquitos y tábanos. Fumigar. Agujas hipodérmicas desde un animal enfermo a otro sano.

Prueba práctica 9

- Fiebre del Nilo:
    - ▹ Virus utiliza mosquitos (cúlex) como vector de transmisión. Aves son el reservorio del virus.
    - ▹ Caballo es hospedador final.
    - ▹ Alteraciones nerviosas.
    - ▹ Fiebre o no-pérdida de apetito.
    - ▹ Depresión.
    - ▹ Cambios de conducta.
    - ▹ Caída del labio inferior.
    - ▹ Dificultad deglución.

- ▷ Disminución visión.
- ▷ Rechinar dientes.
- ▷ Debilidad miembros posteriores.
- ▷ Ataxia, incoordinación motora.
- ▷ Movimientos en círculos.
- ▷ Fasciculaciones.
- ▷ Pruebas serológicas que detecten anticuerpos en suero y pruebas de detección directa del virus.

Manejo: evitar exposición a los mosquitos (charcas, pantanos) y vacunación.

Prueba práctica 10

- Laminitis o infosura:
  - ▷ Arrastra casco.
  - ▷ No se quiere mover.
  - ▷ Apoya primero talones y luego lumbres (en navicular apoya primero lumbres).
  - ▷ Delanteras se dirigen hacia afuera.
  - ▷ Rx. Tejuelo inclinado hacia la palma.
  - ▷ Ingestion excesiva de grano de maíz (almidón), avena o trigo, liberación de endotoxinas debido aun cambio en la flora intestinal, que afectan a circulatorio. Es una intoxicación.
  - ▷ Laminitis de la hierba (atracón de hierba).
  - ▷ Por no eliminar secundinas.
  - ▷ Por golpe de calor.

Manejo: alimentación, ejercicio, limpiar casco antes de Rx.

Prueba práctica 11

- Enfermedad del navicular:
  - ▷ Apoya lumbres antes que talones.
  - ▷ Extremidades anteriores casi siempre.
  - ▷ Caballos de coche o silla.
  - ▷ Rx atrofia sesamoideo distal.
  - ▷ Paso más corto.

- ▹ Prueba de la cuña.
- ▹ No recula.
- ▹ Bloqueo NN digital palmar.
- ▹ Denervación del NN digital palmar.
- ▹ Cuidado de no seccionar el ligamento que va por encima del NNE. El ligamento es nacarado y plano y el nervio es redondo y blanco amarillento y va acompañado de un vaso sanguíneo.

Manejo: herradura ortopédica

Pruebas prácticas 12 y 13

- Bloqueo rotuliano patológico:
  - ▹ Pseudoluxación.
  - ▹ Camina y el miembro se bloquea y queda atrás.
  - ▹ Ligamento femorrotuliano medio es muy corto y hay que seccionarlo.
  - ▹ Si lumbres muy altas, arrastra el casco.

Manejo: dejar los talones más altos

- Esparaván
  - ▹ Depósito cálcico sobre el corvejón.
  - ▹ Flexión brusca de posteriores. Arpeo llega a golpear el casco el vientre.
  - ▹ Arrastra lumbres y gasta herraduras por las lumbres.
  - ▹ Al flexionar miembro hasta vientre y mantener así 2-3', al soltar rápidamente y caminar parece que sufre como calambres y solo apoya lumbres.
  - ▹ Rx y ver depósito cálcico.
  - ▹ Bloqueo NN.

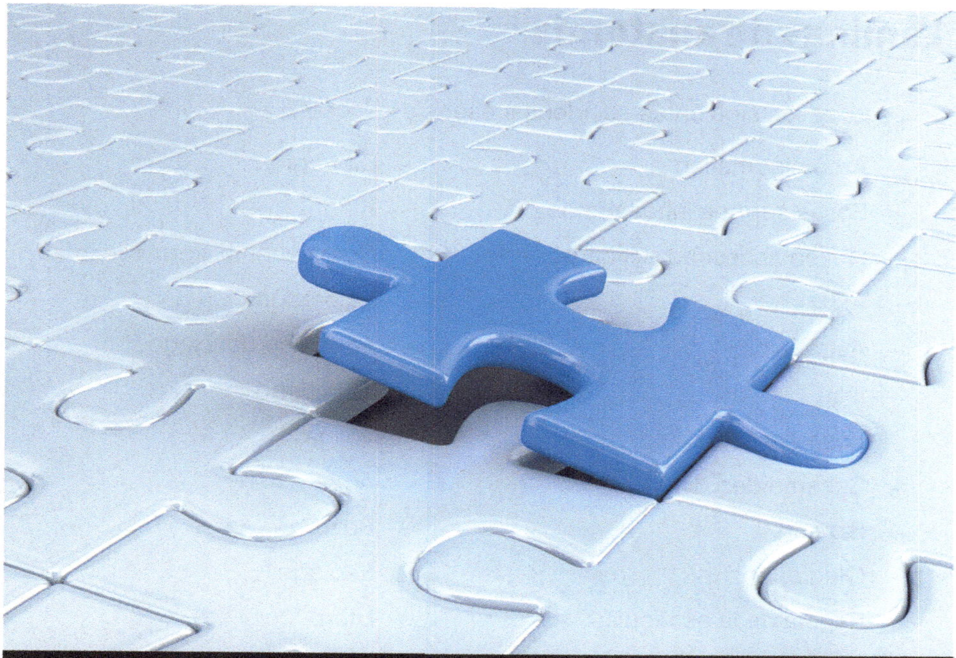

TEMARIOS DE FORMACIÓN

Autoevaluación anatomía

TF OFICIOS

eRodio ediciones

Láminas de anatomía

Localiza los siguientes accidentes óseos y vísceras:

- Arco cigomático.
- Fosas supra e infraespinosa.
- Hueso accesorio del carpo.
- Axis.
- Astrágalo.
- Ilion
- Fosa del acetábulo.
- Sesamoideo distal.
- Isquion.
- Olécranon.
- Espina de la escápula.
- Ligamento supraespinoso.
- Pubis.
- Tibia.
- Sesamoideo proximal.
- Hueso navicular.
- Esternón.
- Diafragma.
- Riñón.
- Colon ventral izquierdo.
- Estómago.
- Apéndice del ciego.
- Epidídimo.
- Vejiga.
- Aorta.
- Bazo.
- Esófago.
- Útero.
- Rama de la mandíbula.
- Tercer Metacarpiano.
- Hígado.
- Atlas.
- Tejuelo.
- Ovarios.

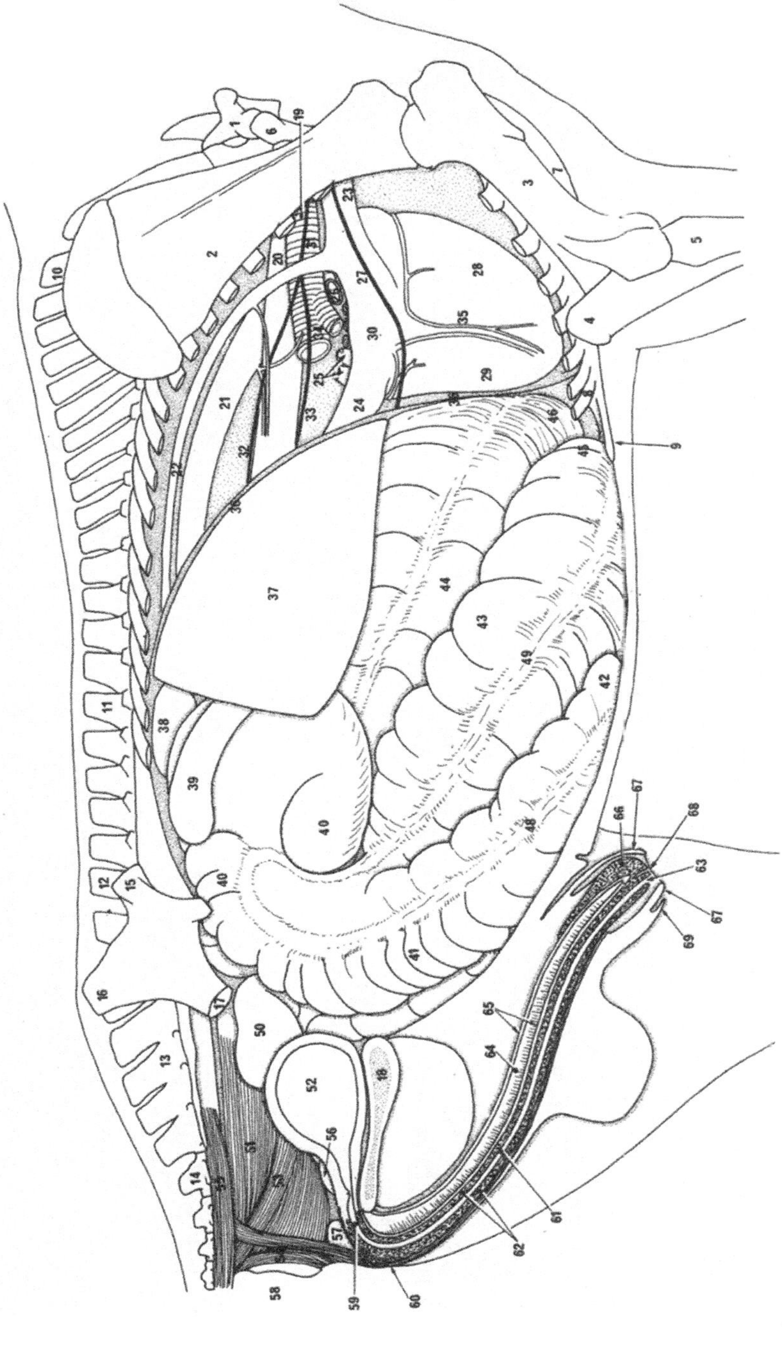

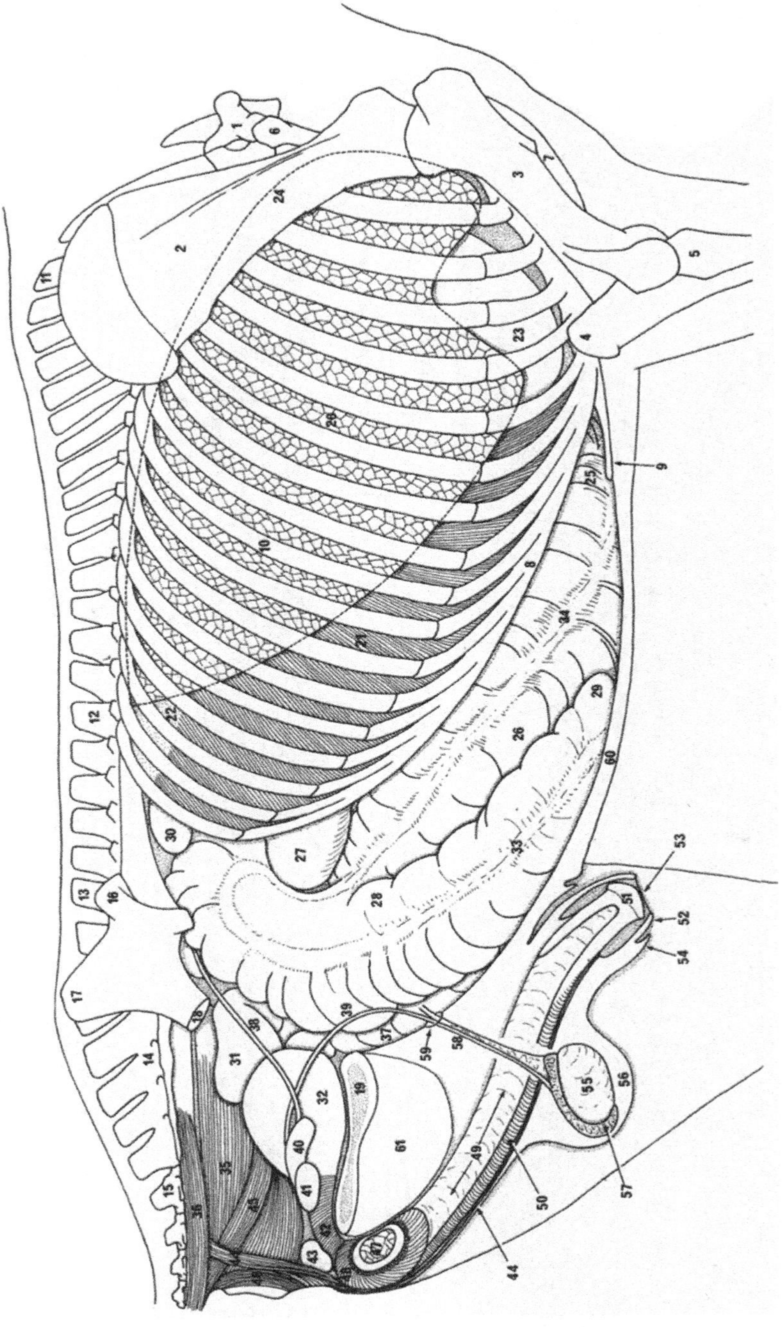
1
6
2
3
24
11
5
4
23
20
9
25
10
8
34
21
29
12
22
26
60
30
27
33
53
13
16
28
51
52
54
17
18
38
39
37
59
58
14
31
32
19
55
56
40
61
35
41
45
15
36
49
50
57
42
43
47
44

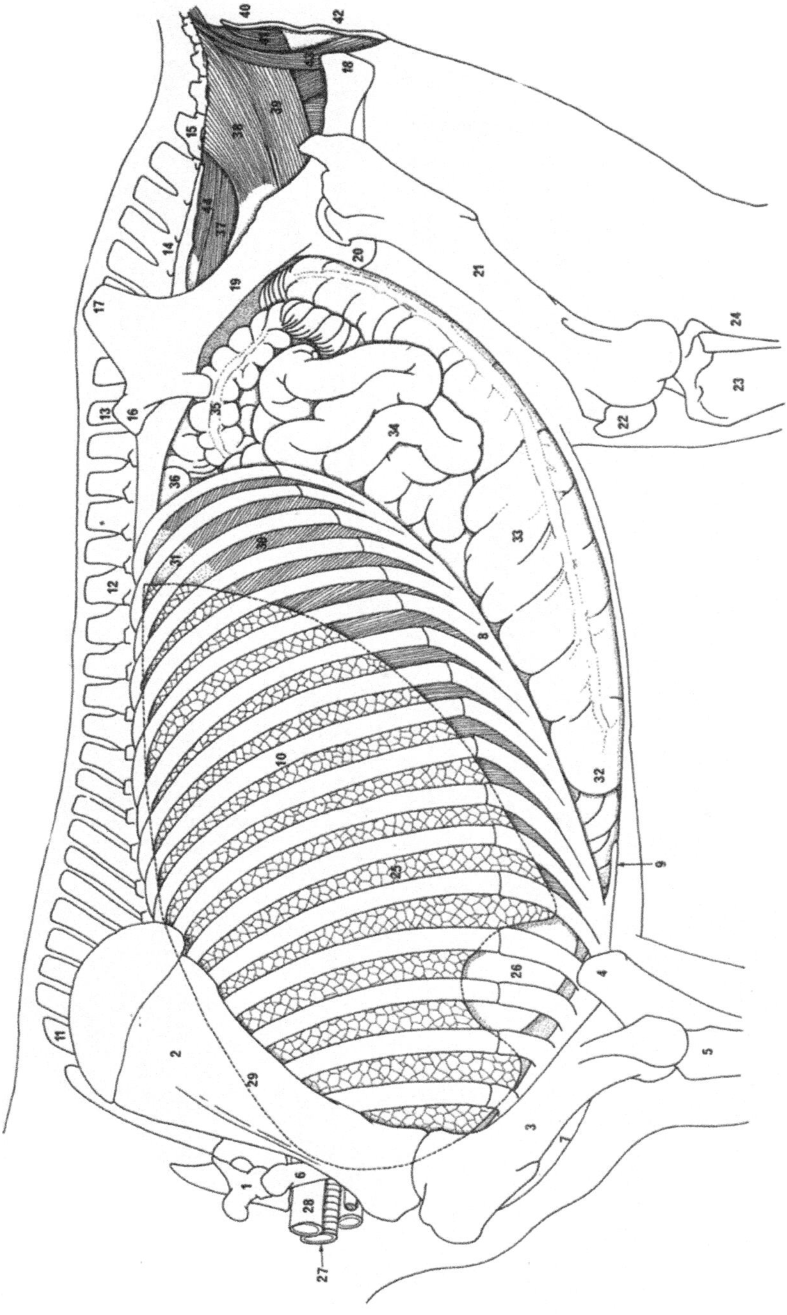
40
42
41
43
18
15
38
39
44
37
14
20
19
21
17
24
23
22
13
16
35
34
36
33
31
30
12
8
10
32
9
25
26
4
11
2
29
5
3
7
6
1
28
27

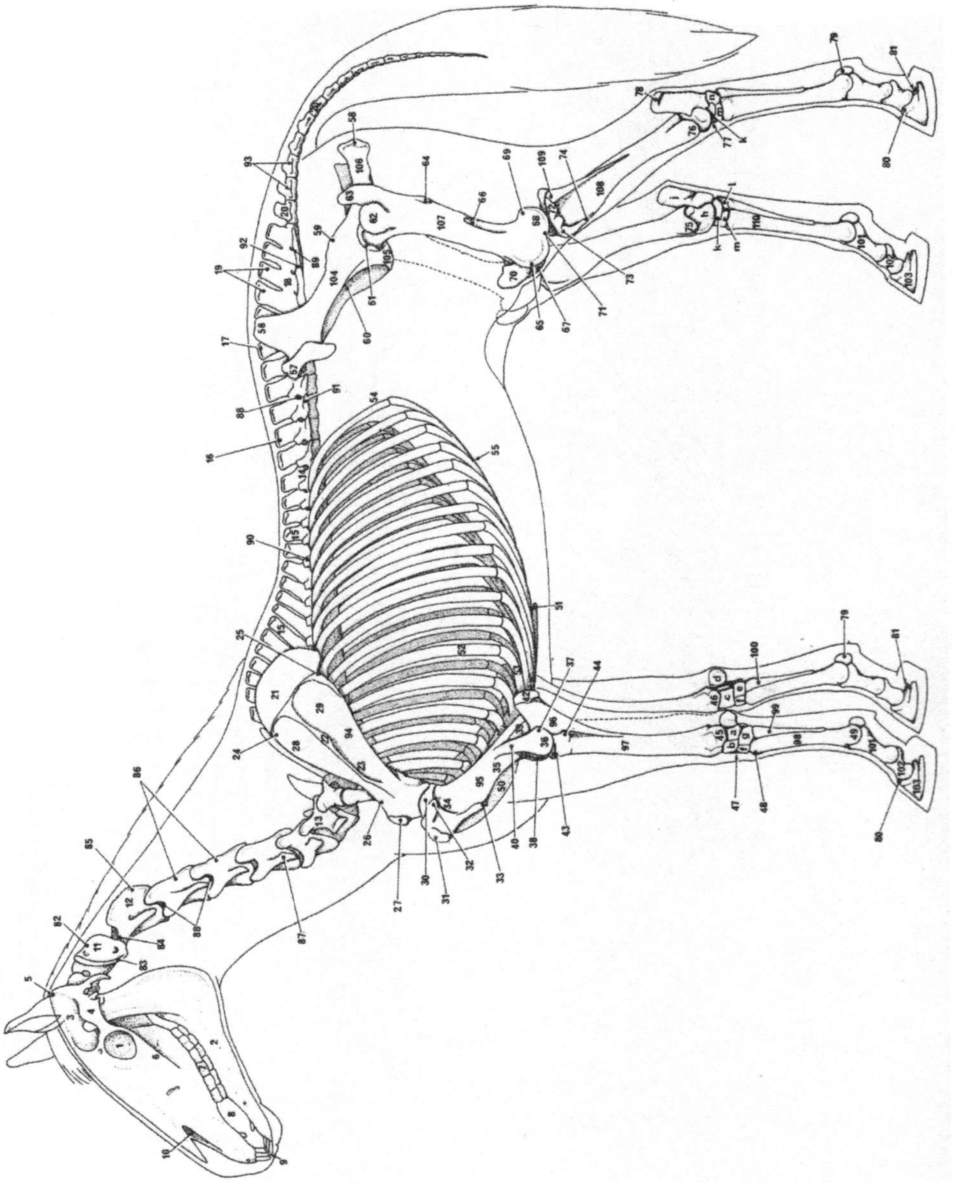

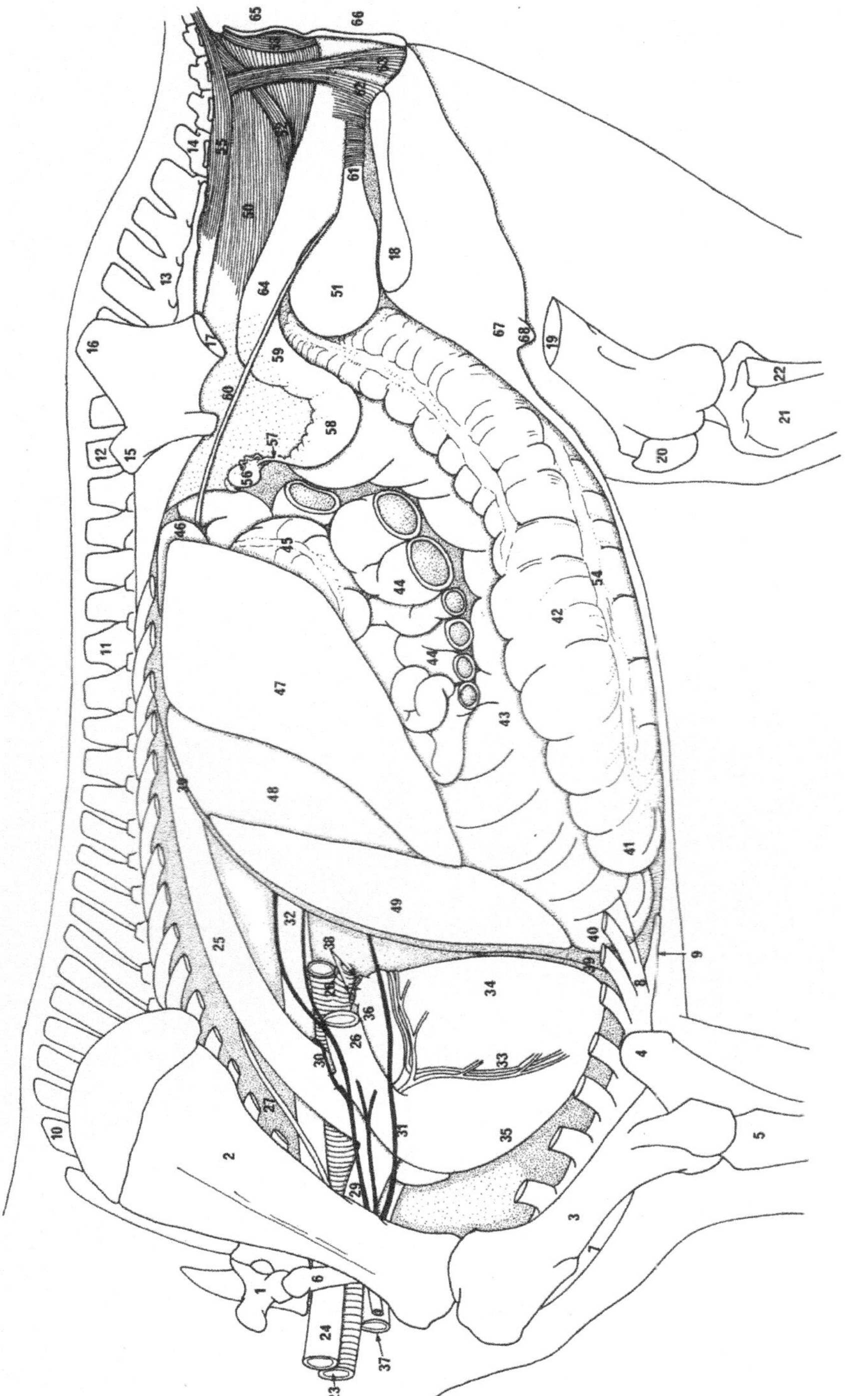

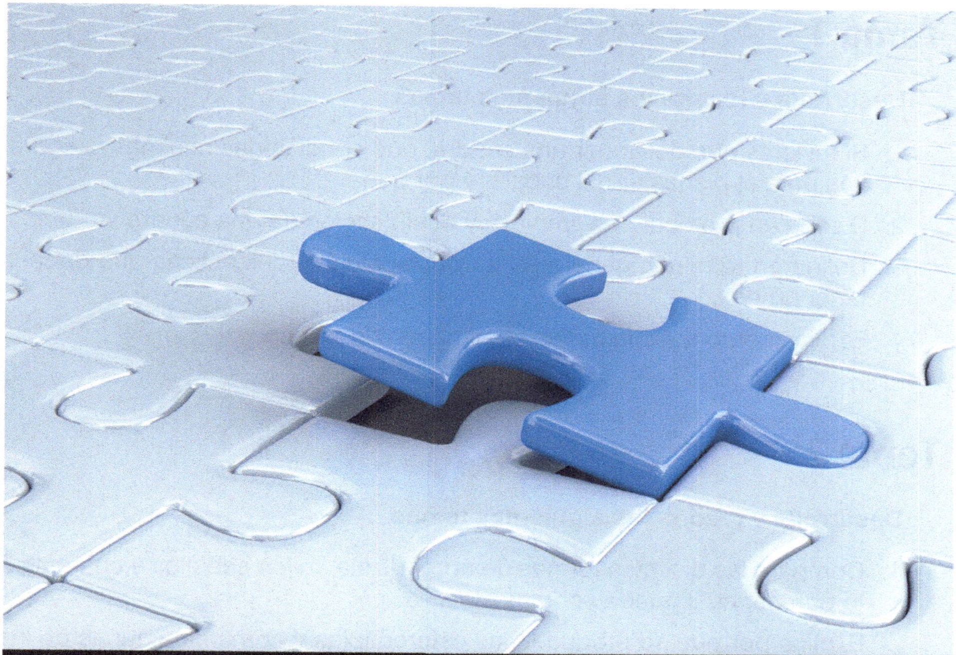

TEMARIOS DE FORMACIÓN

Preguntas sobre los temas

TF OFICIOS

eRodio ediciones

Tema 1

Desarrolla y razona los siguientes temas

1. Si tuvieras que gestionar una cuadra, qué condiciones mínimas asegurarías para el bienestar del caballo y por qué.
2. Diseña un protocolo de limpieza y desinfección de una cuadra.
3. Define en términos generales las principales características que debería tener un box.
4. Explica cómo desinfectarías un almacén de pienso.

Tema 2

Desarrolla y razona los siguientes temas

1. Compara las distintas formas de aprendizaje en los caballos y comenta a tu parecer cuál puede ser más efectiva.
2. Explica por qué se producen las estereotipias y comenta algunas de las más frecuentes.
3. Describe, resumidamente, cómo harías una anamnesis del comportamiento.

Tema 3

Desarrolla y razona los siguientes temas

1. Explica por qué la grasa se utiliza en la dieta del caballo como fuente de energía para la distancia.
2. De qué forma obtiene el caballo las vitaminas que necesita para su desarrollo correcto.
3. Explica qué diferencia existe entre digestibilidad y digestión y las etapas de ésta última.
4. ¿Por qué se dice que el almidón es fuente de energía explosiva?

Tema 4

Responde y razona los siguientes temas

A) Diferencias entre defecto y tara. Ejemplos.

B) Estructura del diente y fórmula dentaria en el caballo.

Tema 5

1. Fines de la anatomía aplicada al equino. Ejemplos.
2. Mecanismo del bloqueo rotuliano y utilidad en el caballo.
3. Por qué puede existir variabilidad numérica en el esqueleto del caballo.
4. Impedimento anatómico del vómito en el caballo.
5. Utilidad del sistema sustentador del caballo.

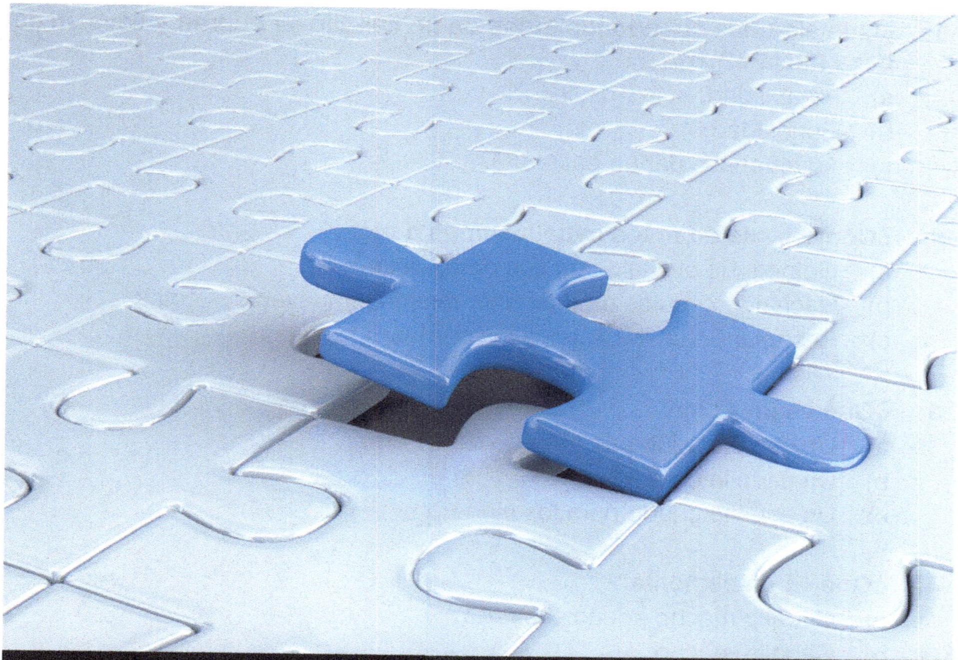

TEMARIOS DE FORMACIÓN

Cuestionario de conocimientos sobre caballos

tF OFICIOS

eRodio ediciones

1. **¿Qué significa cuando los oídos de un caballo se cubren y lleva su cabeza hacia ti?**
   a) Amabilidad.
   b) Curiosidad.
   c) Advertencia, dar un paso atrás.

2. **¿Cómo se saludan los caballos unos a otros?**
   a) Golpeando el suelo con sus patas delanteras.
   b) Haciendo círculos mutuamente mientras mueven sus colas.
   c) Resoplando en lo ollares a los demás.

3. **¿Qué es un pony?**
   a) Un caballo adulto de menos de 147 cm.
   b) Un caballo castrado.
   c) Un caballo criado para los niños.

4. **¿Qué es un semental?**
   a) Caballo macho adulto castrado.
   b) Caballo macho.
   c) Un caballo macho adulto entero.

5. **¿Cómo se le llama a una yegua joven?**
   a) Potra.
   b) Mare.
   c) Potranca.

6. **¿Los caballos son básicamente solitarios?**
   a) Los caballos femeninos son solitarios.
   b) Los caballos domésticos son individualistas.
   c) Los caballos se mueven en manadas en libertad.

7. **¿Cuál es el promedio de vida de un caballo?**
   a) 20 a 30 años.
   b) 15 a 20 años.
   c) 10 a 15 años.

8. **Un caballo estabulado debe comer:**
   a) Una vez al día.
   b) De tres a cinco veces al día.
   c) Solo grano.

9. La edad aproximada de un caballo se conoce por:
a) Su dentición.
b) Según la raza.
c) Por el ángulo de maxilo-nasal.

10. Al caballo, hay que acercarse siempre:
a) Por delante.
b) Lateralmente.
c) Por detrás.

11. Un caballo aburrido puede:
a) Padecer raquitismo.
b) Tragar aire.
c) Cocear a su cuidador.

12. La altura de un caballo se mide:
a) Por la altura a la cruz.
b) Por la altura de sus extremidades.
c) Por la distancia suelo-punta de la oreja.

13. Un potro se desteta artificialmente a:
a) Los dos meses.
b) A los tres meses.
c) A los cuatro meses.

14. Para extraer sangre de un caballo, el lugar de elección es:
a) La arteria aorta.
b) La vena digital palmar.
c) La vena yugular.

15. Los colmillos son propios de:
a) Yeguas.
b) Caballos machos.
c) Potros.

16. La gestación de una yegua suele ser de:
a) 9 meses.
b) 10 meses.
c) 11 meses.

17. Un caballo monórquido es:

a) Un caballo entero.
b) Un caballo castrado.
c) Un caballo con un testículo.

18. La frecuencia respiratoria del caballo es de:

a) 10 / minuto.
b) 12-15/minuto.
c) 20-25/minuto.

19. En caso de cólico:

a) Retiramos comida.
b) Damos pienso de alta calidad.
c) Damos alfalfa.

20. Para evitar roedores en una cuadra:

a) Tendremos gatos.
b) Se colocarán cebos con raticida.
c) Los roedores no suponen peligro para los caballos.

21. Se llama protocolo de aislamiento:

a) Al box de cuarentena o aislamiento.
b) A la limpieza y desinfección de las cuadras de forma periódica.
c) A una serie de medidas para evitar la propagación de enfermedades.
d) A mantener las condiciones antihigiénicas en una cuadra, así como el hacinamiento.

22. La EPOC es:

a) Una enfermedad parasitaria obstructiva que produce cólicos en el caballo.
b) Una enfermedad pulmonar obstructiva crónica.
c) Una enfermedad pulmonar que se presenta por alergia al polen.
d) Una enfermedad parasitaria obstructiva crónica producida por mala alimentación.

23. La iluminación idónea en un box es:

a) Con la acción directa del sol sobre el animal.
b) Con bombillas colgantes o tubos fluorescentes.
c) Natural o artificial programada y directa.
d) Ninguna de las anteriores es cierta.

24. El material idóneo para el pavimento de un box es:
a) El cemento.
b) La madera.
c) La viruta.
d) La paja.

25. Una buena gestión de una caballeriza debe asegurar:
a) Que el caballo se sienta cómodo y seguro.
b) Que el caballo esté protegido de lesiones y enfermedades.
c) Que el caballo reciba un nivel óptimo de ejercicio.
d) Todas son ciertas.

26. Del diseño de una cuadra dependerá:
a) Que el caballo reciba una nutrición adecuada a su actividad física.
b) El bienestar físico y psicológico del caballo.
c) Que podamos realizar una anamnesis fiable.
d) La frecuencia con que se establezca el protocolo de limpieza y desinfección.

27. La edificación de una cuadra en el sur, debería estar orientada hacia:
a) Norte-noroeste.
b) Sur-sureste.
c) Norte-sureste.
d) Ninguna de las anteriores.

28. En caballos con problemas de sinusitis, es aconsejable:
a) Colocar la paja en rejillas o redes colocadas a cierta altura.
b) No deben comer paja por el polvo que produce.
c) Es aconsejable mojar la paja abundantemente.
d) Colocar la paja a poca altura del suelo o en el suelo.

29. Las ventanas deberán estar organizadas y situadas de forma:
a) Que eviten corrientes de aire.
b) Que permitan corrientes de aire para mantener la buena ventilación del box.
c) Con ligera inclinación para evitar que penetre el agua de lluvia.
d) Todas son incorrectas.

30. Los comederos y bebederos serán construidos:
a) Con aristas y ángulos para permitir una adecuada limpieza y desinfección.
b) Siempre serán de material plástico.

c) Con bordes redondeados.
d) Siempre serán automáticos.

31. El pavimento de una cuadra debe ser:
a) Con buen drenaje y antideslizante.
b) Antideslizante y confortable.
c) Absorbente y cálido.
d) Ninguna es cierta.

32. Los inconvenientes de una cama de paja son:
a) Poco cálida sin otro material.
b) Polvorienta y aumenta riesgo de EPOC.
c) Es cara y puede ser ingerida.
d) Puede albergar esporas con el consiguiente riesgo de laminitis.

33. Un factor que aumentan el riesgo de infección en una cuadra es:
a) La iluminación constante y directa sobre los animales.
b) La presencia de pequeños roedores en las dependencias anexas.
c) El hacinamiento.
d) La malnutrición y falta de actividad física.

34. En un correcto protocolo de limpieza y desinfección, la cuadra permanecerá vacía durante 48 horas:
a) Cuando se proceda a la limpieza diaria y retirada de material grosera.
b) Cuando se proceda a instalar cebos para roedores.
c) Tras la desinfección.
d) Antes de echar viruta.

35. El material de una buena cama debe ser:
a) Blando,absorbente,cálido y no tóxico.
b) Cálido, fácil de desechar y que pueda ser ingerido.
c) Que contenga alta proporción de fibra.
d) De fácil limpieza y desinfección.

36. En casos de cólicos, la cama debe ser:
a) Suficiente paja para que tenga ración de fibra.
b) Se retirará toda la cama del pavimento para que no pueda ingerir nada.
c) Viruta o material mullido para evitar lesiones.
d) Ninguna es cierta.

37. La laminitis es una enfermedad que cursa con:

a) Inflamación del colon transverso produciendo invaginación.
b) Proceso alérgico producido por esporas que se encuentran er la paja.
c) Proceso respiratorio obstructivo crónico.
d) Inflamación de tejidos internos del casco.

38. En una zona delimitada por vallas, es aconsejable que éstas sea:

a) De alambre de espino para que no escapen.
b) Vallas electrificadas.
c) Es aconsejable no colocar vallas.
d) Todas son ciertas.

39. El tamaño mínimo de un box debería ser:

a) 4 m × 4 m
b) 3 m × 3 m
c) 2 m × 4 m
d) 2 m × 3 m

40. Al aplicar el protocolo de limpieza y desinfección de un box, comenzaremos por:

a) Limpiar con agua a presión dirigiendo el chorro de arriba hacia abajo.
b) Vaciar los comederos y bebederos.
c) Frotar paredes y suelos con detergente que no deje residuos tóxicos.
d) Ablandar y eliminar los restos de materia orgánica y suciedad.

41. Cuando decimos que el caballo es un ser gregario, nos referimos a:

a) Que vive en semiestabulación.
b) Que vive en manadas.
c) Que no existe jerarquía en su manada.
d) Que son autosuficientes.

42. Es conducta innata en el caballo:

a) La autoprotección y supervivencia.
b) La reproducción.
c) El aprendizaje y los refuerzos.
d) a y b son verdaderas.

43. Las exploraciones clínicas en caballos sanos:

a) No tienen sentido porque el caballo está sano.
b) Es imprescindible para detectar una patología.

c) Sirve para conocer los valores fisiológicos de cada animal.
d) Pueden influir en su conducta y comportamiento.

44. En una patología digestiva es interesante conocer:
a) La frecuencia de las deposiciones.
b) La consistencia de las deposiciones.
c) La coloración de las deposiciones.
d) Todas son ciertas.

45. Señala cuál de estas sentencias es verdadera:
a) El movimiento del tercio posterior de un caballo es lento y pausado.
b) El tercio posterior del caballo se mueve de forma más instintiva que el anterior.
c) El tercio anterior tiene movimientos más incontrolados que el posterior.
d) Ninguna es cierta.

46. En cuanto al aprendizaje, un caballo puede aprender mediante:
a) Interacción directa con el medio.
b) Observación.
c) Mensajes.
d) a y b son ciertas.

47. Si la reacción no aprendida que se produce ante un estímulo, cesa o disminuye, se debe a:
a) Acostumbramiento o habituación.
b) Habituación o condicionamiento.
c) Desacostumbramiento o castigo.
d) Refuerzo positivo.

48. Si queremos aumentar la probabilidad de que el caballo tenga un comportamiento concreto en el futuro, aplicaremos:
a) Refuerzo.
b) Acostumbramiento.
c) Adaptación.
d) Sustitución.

49. Una estereotipia es:
a) Un comportamiento repetitivo.
b) Un refuerzo positivo.
c) Un castigo.
d) Ninguna es cierta.

50. Los vicios de cuadra suelen generar:
a) Desgaste de los incisivos.
b) Adicción y dependencia.
c) Aerofagia.
d) Condicionamiento.

51. La lignofagia puede tener su origen en:
a) Una dieta baja en fibra.
b) Aburrimiento y estrés.
c) La ingesta de aire.
d) a y b son ciertas.

52. El tracto digestivo del potro sólo es capaz de absorber los anticuerpos del calostro en:
a) Las primeras 6 horas de vida.
b) Los primeros cinco días hasta que elimina todos los restos de meconio.
c) Las primeras 12-24 horas postparto.
d) No hay anticuerpos en el calostro, sólo nutrientes esenciales.

53. El destete natural se producirá:
a) Durante el segundo o tercer mes de vida.
b) Antes del nacimiento del siguiente potrillo.
c) A los cuatro o seis meses de edad.
d) A la aparición de las pinzas de leche.

54. La anamnesis:
a) Sólo se realizará para diagnosticar una patología.
b) Debe hacerse ante procesos patológicos o de comportamiento.
c) Debe obviar las opiniones personales del cuidador o propietario.
d) Debe comenzar por el diagnóstico.

55. La clave para manipular caballos es:
a) Acercarse por el lado izquierdo del caballo.
b) Anticiparse a sus reacciones más previsibles.
c) Colocarnos delante de su cabeza para estar en su campo de visión.
d) Hacer uso de la fuerza y dominar al animal.

56. Si dejamos un caballo atado, tendremos en cuenta que:
a) Debemos asegurar un nudo firme y permanente.
b) Lo dejaremos amarrado por la cabezada de monta.
c) La cuerda debe dejar libertad controlada de movimientos.
d) Ninguna de las anteriores es cierta.

57. En relación al transporte de caballos:

a) Debe evitarse en los primeros 20 a 45 días de gestación.
b) Puede producir alteraciones metabólicas y ansiedad.
c) Deben cumplirse los periodos de descanso obligatorios según legislación vigente en la materia de bienestar animal.
d) Todas son ciertas.

58. El campo de visión de un caballo es de:

a) 360°.
b) 180°.
c) Tiene zonas "sin visión" debido a la lateralización de los ojos.
d) No alcanza a divisar la zona de enfrente exclusivamente.

59. Los métodos de adiestramiento deben basarse en:

a) La conducta natural del caballo.
b) Reprimir la conducta innata del animal.
c) Desarrollar su comportamiento adquirido.
d) Mantener su interacción jerárquica.

60. Si el caballo coloca sus orejas hacia atrás y las pega a la nuca, nos muestra:

a) Amenaza.
b) Atención.
c) Sumisión.
d) Ninguna es cierta.

61. Los nutrientes esenciales que requiere el caballo son:

a) Agua, hidratos de carbono,fibra,grasas,proteínas, vitaminas y minerales.
b) Agua y minerales.
c) Sólo hidratos de carbono, grasas y proteínas.
d) Ninguna es cierta.

62. El elemento que debe existir en mayor proporción en la alimentación del caballo es:

a) Grasa.
b) Hidratos de carbono.
c) Celulosa.
d) Aminoácidos.

63. La falta de fibra en la dieta:

a) Predispone al aburrimiento.
b) Predispone a estereotipias.

c) Predispone a cólicos.
d) Todas son ciertas.

64. La flora microbiana de intestino grueso es capaz de sintetizar la mayor parte de:

a) Proteínas.
b) Minerales.
c) Vitaminas del complejo B.
d) En intestino grueso sólo se sintetizan enzimas.

65. La hierba seca contiene:

a) Más alto contenido en hidratos de carbono y proteínas que la hierba joven.
b) Menos contenido en Hidratos de carbono y proteínas que la hierba joven.
c) Gran cantidad de azúcares.
d) Gran cantidad de Hidratos de carbono.

66. La paja contiene:

a) Un alto contenido en hidratos de carbono.
b) Tiene escaso valor nutritivo.
c) Tiene un alto nivel de proteína bruta.
d) Ninguna es cierta.

67. En relación a las frutas:

a) No están indicadas en la dieta del caballo.
b) No hay inconveniente en proporcionar algunas frutas.
c) Predispone a cólicos.
d) Es el alimento de contenido calórico más alto para el caballo.

68. Para mejorar la palatabilidad de un alimento:

a) Se aumenta la cantidad de azúcares.
b) Se adicionan cereales de diferentes fuentes proteicas.
c) Se moja antes de ofrecerlo al caballo.
d) Se añaden melazas.

69. La digestibilidad de un alimento revela que:

a) El alimento está sano.
b) La palatabilidad e insalivación fueron insuficientes.
c) El caballo puede absorber los nutrientes que contiene.
d) El heno o paja son de alto valor nutritivo.

70. Se considera el almidón como:
- a) Fuente de energía de liberación lenta.
- b) No aporta niveles significativos de energía.
- c) Fuente de energía explosiva.
- d) Aporte calórico de calidad.

71. La grasa es:
- a) Rápidamente absorbida por intestino grueso.
- b) Almacenada en forma de reservas de glucógeno.
- c) Sólo puede ser quemada de forma aeróbica.
- d) Ninguna es cierta.

72. La energía producida cuando añadimos aceites a la dieta es:
- a) Es utilizada antes que el glucógeno.
- b) Es almacenada en el músculo para ser utilizada a largo plazo.
- c) Se convierte en glucosa.
- d) Ninguna es cierta.

73. En relación a las proteínas:
- a) El caballo la utilizará como el primer recurso energético.
- b) El caballo no es capaz de desaminar las proteínas.
- c) Sólo la utilizará como último recurso energético.
- d) Alteran la microflora intestinal.

74. Se entiende por necesidades de mantenimiento:
- a) La cantidad de materia seca asimilable.
- b) La cantidad de nutrientes que necesita para mantener peso y estado normales.
- c) Las cantidades básicas para no entrar en estado de fatiga tras el ejercicio.
- d) Todas son ciertas.

75. El caballo de competición deberá:
- a) Tener una dieta muy rica en grasa.
- b) Con las necesidades de mantenimiento será suficiente.
- c) Necesitará alta dosis de almidón.
- d) A medida que entra en competición se irá aumentando su nivel energético.

76. Según la rapidez en el empleo de las fuentes de energía, el caballo velocista tendrá en su ración un aporte mayor de:
- a) Fibras y aceites.
- b) Almidón.

c) Proteínas.
d) Grasas.

77. Cuando a un caballo se le proporciona aceite en la dieta:
a) No recurre a gastar su propio glucógeno de reserva, previniendo así la fatiga.
b) Utiliza como primer recurso las proteínas para obtener energía tras la sesaminación de éstas.
c) Intentará buscar otra fuente de alimentación.
d) Entrará rápidamente en estado de fatiga al convertirse el aceite en glucógeno.

78. Durante el primer año de vida, el potro necesita:
a) Mucha grasa para que engorde.
b) Altas cantidades de fibra para no estresar el aparato digestivo.
c) Un adecuado nivel de proteínas y minerales.
d) Una dieta con una buena ración de almidón para reducir problemas óseos.

79. Un caballo con problemas de sobrepeso u obesidad:
a) Jamás debe ayunar.
b) Bebe estar en ayunas para que utilice fuentes energéticas de reserva.
c) Debe aumentarse la ración progresivamente.
d) Ninguna es cierta.

80. La digestión enzimática se produce principalmente en:
a) Intestino delgado.
b) Intestino grueso.
c) Porción ventral del ciego.
d) Mucosa gástrica.

81. Llamamos digestibilidad a:
a) La excreción de productos no digeribles.
b) El tránsito digestivo de una ración de heno normal.
c) El resultado global de la eficacia de la digestión.
d) La alimentación residual.

82. La digestibilidad depende de:
a) La masticación del alimento.
b) La existencia de parasitosis intestinal.

c) La velocidad del tránsito del alimento por el tubo digestivo.
d) Todas son ciertas.

83. La deglución es un proceso:
a) Irreversible.
b) Reversible.
c) Continuo.
d) Enzimático.

84. En intestino grueso se produce una digestión de tipo:
a) Enzimático.
b) Amilolítica.
c) Microbiana.
d) Química.

85. El inconveniente de los piensos compuestos, es:
a) Que no son nutricionalmente equilibrados.
b) Que se proporcionan en una ración muy pequeña a un animal que se entretiene con la comida.
c) Su escasa palatabilidad.
d) Que pueden causar enfermedades del tracto digestivo.

86. La morfología del caballo viene definida por:
a) Su musculatura.
b) Su esqueleto y conformación ósea.
c) Por la forma en que ha sido entrenado.
d) Por la belleza exterior.

87. Un caballo proporcionado:
a) Desarrollará más el tercio posterior.
b) Situará al jinete hacia el tercio posterior.
c) No verá comprometido su equilibrio natural con el peso del jinete.
d) Tendrá la altura de la grupa mayor que la de la cruz.

88. Unos buenos aplomos en un caballo:
a) Dará a la larga problemas de sobrecaña.
b) No dará problemas de tendones y ligamentos.
c) Implica un dorso más equilibrado.
d) Ninguna es cierta.

89. Para que un caballo sea un buen atleta:
a) Sus extremidades deben ser cortas en relación a su masa corporal.
b) Sus extremidades deben ser largas en relación a su masa corporal.

c) Debe tener poca profundidad de tórax.
d) Ninguna es cierta.

90. En movimiento al paso, los miembros posteriores deben:
a) Seguir el recorrido de los diagonales del mismo lado.
b) No quedar en suspensión. Pasar por delante de la huella de los anteriores.
c) Desplazarse con el llamado "campaneo".

91. La reseña de un animal, es imprescindible para:
a) Identificarlo individualmente.
b) Cumplimentar la carta verde.
c) Realizar la anamnesis.
d) Peritarlo.

92. La ficha zootécnica:
a) Es lo mismo que la reseña pero incluye menos datos.
b) Incluye datos zoométricos y de producción.
c) Refleja datos que se aprecian con los sentidos.
d) Ninguna es cierta.

93. La apreciación del color de la capa en un caballo sería:
a) Una reseña.
b) Una valoración exteriorista.
c) Una ficha zoométrica.
d) Una apreciación funcional.

94. Un caballo al paso puede recorrer:
a) 3-4 km/hora.
b) 20-25 km/hora.
c) 6-7 km/hora.
d) 9-10 km/hora.

95. En el trote:
a) Existe fase de suspensión de los miembros.
b) Existe un movimiento simétrico.
c) La secuencia de movimientos es por bípedos laterales.
d) Todas son ciertas.

96. El galope:
a) Es un movimiento de lateralización de bípedos.
b) Es la longitud del tranco.

c) Es un aire en tres tiempos de apoyo y uno en suspensión.
d) Es un aire "saltado" al existir suspensión total de los cuatro miembros.

97. El desgaste de un diente dependerá:
a) La conformación óseo esquelética.
b) Que sea de leche o permanente.
c) De la posición de la cresta facial.
d) De la alimentación y estereotipias.

98. El surco de Galvayne indica:
a) La localización de las raíces dentarias según la edad del animal.
b) Es un signo orientativo de la edad pero no siempre exacto.
c) Que el animal esté cambiando la dentición de leche por la permanente.
d) Ninguna es cierta.

99. Si observamos un ángulo más agudo formado entre el maxilar y la mandíbula de un caballo, frente a otro menos agudo, indica:
a) Que el primero pertenece a un caballo de mayor edad.
b) Que el primero corresponde a una mandíbula de un caballo de raza pesada.
c) Que el primero se debe a un defecto producido por un vicio de cuadra.
d) Que el primero pertenece a un caballo joven.

100. Una cicatriz producida por una herida en musculatura superficial de la espalda sin consecuencias funcionales, será:
a) Defecto.
b) Tara.
c) Apreciación exteriorista.
d) Ninguna es cierta.

101. La variante recta del perfil equino procede genéticamente de:
a) Caballo Przewalsky.
b) Equus gmelini.
c) Equus gracilis.
d) Caballo berberisco.

102. Se dice que un caballo es buen raceador cuando:
a) No presenta defectos de conformación.
b) Es un buen deportista de competición.
c) Manifiesta genéticamente su aptitud y funcionalidad.
d) Es mejorador de otras razas.

103. Entre los caballos PSI (Pura Sangre Inglés) conocemos los llamados:
a) Standardbred.
b) Sprinters y flyers.
c) Sprinters y stayers.
d) Ninguna es cierta.

104. El caballo PRE(Pura Raza Española) suele ser:
a) Longilíneo y subconvexo.
b) Brevilíneo y eumétrico.
c) Mediolíneo y subconvexo.
d) Mediolíneo y eumétrico.

105. El pigmento denominado eumelanina es responsable de:
a) Las capas claras.
b) Las capas oscuras.
c) La formación de las células precursoras o melanoblastos.
d) La transferencia de los pigmentos desde la matriz germinativa del pelo.

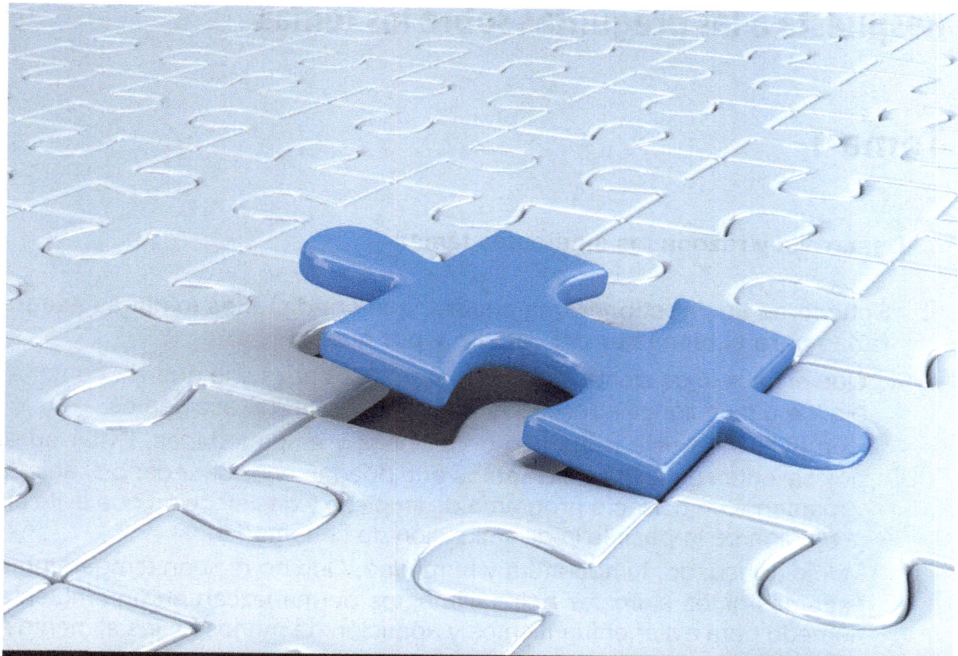

TEMARIOS DE FORMACIÓN

Solucionario

TF OFICIOS

eRodio ediciones

Respuesta a las preguntas sobre los temas

Tema 1

Desarrolla y razona los siguientes temas

1. Si tuvieras que gestionar una cuadra, qué condiciones mínimas asegurarías para el bienestar del caballo y por qué.

- Que el caballo se sienta cómodo y seguro. El box tiene que ser confortable, de dimensiones adecuadas y seguro para evitar accidentes.
- Que el caballo esté protegido de lesiones y enfermedades. Evitar en el box salientes o aristas y elementos que puedan ocasionar daño al animal y mantener un correcto programa de limpieza y desinfección que evite en la medida de lo posible la diseminación de enfermedades.
- Medio adecuado, temperatura y humedad. Que no reciban temperaturas extremas ni los animales ni los alimentos permanezcan en un ambiente húmedo para evitar enfriamientos y aparición de mohos en los alimentos.
- Recibir agua y alimentación adecuadas. Disponer de comederos y bebederos que aseguren que el alimento y el agua están a disposición del animal y en un lugar accesible.
- Nivel óptimo de ejercicio. Proporcionar al caballo ejercicio físico regular y constante adecuado a sus características.
- Oportunidad de expresar su comportamiento natural. Proporcionar al caballo espacio, condiciones de socialización, etc., para que pueda comportarse imitando las condiciones naturales en la medida de lo posible.

2. Diseña un protocolo de limpieza y desinfección de una cuadra.

1. **Limpieza**:
   - Vaciar y limpiar comederos.
   - Retirar material de desecho del suelo: heces, purines, viruta, etc.
   - Ablandar y eliminar restos de materia orgánica y suciedad con agua a presión de arriba hacia abajo.
   - Frotar paredes y suelos usando detergente. Dejarlo actuar unos 30' y aclarar con agua a manguera.
   - Dejar secar.
2. **Desinfección**:
   - Aplicar un desinfectante con bomba a baja presión de arriba hacia abajo.
   - Dejar el box vacío al menos 48 horas.

- No colocar viruta hasta que se vaya a utilizar.
- El material de limpieza y arreos debe sumergirse en agua con desinfectante un mínimo de tres horas.
- Elegir productos adecuados que no dejen residuos ni sean tóxicos ni dejen olores (en el caso del almacén de grano).
- Insecticida acaricida eficaz y no tóxico, en la dosificación correcta.
- No usar venenos para roedores.

3. Define en términos generales las principales características que debería tener un box.

1. Dimensiones lo más grande posible en función del tamaño del animal para evitar encajonamientos.
2. Protegido frente a viento, lluvia, frío, calor, etc.
3. Dispositivo a ser posible automático de dispensación de agua fresca y limpia colocados a una altura adecuada al animal.
4. Pavimentos antideslizantes y con buen drenaje.
5. Buena ventilación e iluminación.
6. Cama adecuada.
7. Accesorios desprovistos de aristas.

4. Explica cómo desinfectarías un almacén de pienso.

1. Vaciar por completo el almacén de grano.
2. Usar producto no tóxico y que no deje residuos, olores etc que conviertan el pienso en alimento tóxico o no apetecible.
3. No usar venenos.

Tema 2

Desarrolla y razona los siguientes temas

1. Compara las distintas formas de aprendizaje en los caballos y comenta a tu parecer cuál puede ser más efectiva.

- La habituación o acostumbramiento es una de las formas más simples de aprendizaje. Se define como el cese o disminución de una reacción no aprendida o bien como la respuesta a un estímulo determinado como resultado de repetida exposición al estímulo, por ejemplo un potro que se asusta por primera vez del movimiento de unas ramas, terminará acostumbrándose a que no implican ningún peligro, por lo que su reacción no aprendida irá disminuyendo hasta que cese completamente, Esto permite al animal ahorrar energía y prestar más atención a otros estímulos más importantes.

Si ha pasado tiempo desde la última exposición al estímulo, el caballo puede volver a reaccionar cuando se re-expone. A esto se le llama recuperación espontánea.

- El desacostumbramiento es la reinstalación de una respuesta acostumbrada como consecuencia de la introducción de un nuevo estímulo. Por ejemplo, el caballo puede espantarse del movimiento de una bandera que había sido ignorada hasta ese momento, si en ese instante estuvo sometido a otro estímulo más fuerte.
- El condicionamiento se refiere a asociaciones entre los estímulos y a asociaciones estímulos-respuestas, por ejemplo el miedo a una jeringa, no es en sí a la propia jeringa sino porque lo asocia al dolor posterior.
- El refuerzo se refiere al estímulo o acontecimiento que provoca un aumento de la posibilidad futura de que el animal tenga un comportamiento concreto. El refuerzo positivo, es una zanahoria que se pone delante del cabezal para que meta la cabeza sólo, aumentando las posibilidades de que lo haga. El refuerzo negativo también aumenta la probabilidad de que tenga un determinado comportamiento pero con intención de escapar del estímulo.
- El castigo es un estímulo o acontecimiento que ocurre tras una respuesta y lleva a una disminución de la frecuencia de dicha respuesta. Por ejemplo el caballo que traga aire y le dan una pequeña corriente tras hacerlo.

2. Explica por qué se producen las estereotipias y comenta algunas de las más frecuentes

Suelen estar relacionadas con el estrés o aburrimiento. El caballo adopta conductas que repite sin motivo aparente.

Son patrones de comportamiento repetitivo que parecen no tener un objetivo o función concreta pero que producen al caballo un estado de bienestar psicológico. Se traducen en hábitos adquiridos para adaptarse a la vida en cautividad.

La estabulación reduce la actividad y el ejercicio y provoca a veces un estado de ansiedad y frustración que conlleva a una acumulación de energía que el animal desviará hacia comportamientos de sustitución.

Estos comportamientos estimulan a nivel cerebral la liberación de endorfinas, llamadas hormonas de la felicidad, disminuyendo la ansiedad y proporcionando un estado de ansiedad.

Estas conductas se hacen adictivas y crea dependencia. Así, lo que empieza siendo un comportamiento de sustitución acaba apareciendo en cualquier momento.

Los factores relacionados con las estereotipias están vinculados a la falta de estímulos del entorno del animal, como son el aislamiento social o ejercicio insuficiente.

- **Lignofagia**:

  El caballo que está alimentado con una dieta baja en fibra suele presentar este vicio aunque también lo hacen por aburrimiento. Consiste en morder árboles, vallas o arbustos. En las cuadras mordisquean las puertas de madera. Puede intentarse corregir colocando mallas o redes con heno o paja colgadas en el box para que emplee más tiempo en comerla.

- **Morder el box**:

  Al igual que el anterior suelen morder los elementos de madera con los incisivos lo que provoca un desgaste de los mismos.

- **Aerofagia**:

  Los signos que el caballo traga aire son un desgaste marcado de los incisivos, "caballos barrigones" por la ingesta de aire, estercolar más de lo normal,etc.

  Puede estar relacionado también con la aparición de úlceras gástricas en el estómago.

  Al morder los elementos de la cuadra, el caballo puede ingerir aire. Esta conducta parece que libera endorfinas. El caballo se "hincha" y es preciso sondarlo para evacuar el aire acumulado en el estómago.

  Además del desgaste de incisivos que `puede dificultar la masticación y traducirse en pérdida de peso, el animal puede llegar a padecer cólicos por acumulación de gas.

- **Zigzagueo**:

  Es un signo habitual de aburrimiento o ansiedad. Apoya el peso de su cuerpo alternativamente en un miembro anterior y luego en otro, así alternativamente y la cabeza y el cuerpo se mecen a uno y otro lado. El tratamiento es que el caballo salga de la cuadra a pastar. Es aconsejable que el caballo tenga en su campo visual otros caballos para interaccionar con ellos.

- **Piafar**:

  Puede considerarse normal cuando lo hace en el momento inmediato anterior de servirle el alimento.

- **Automutilación**:

  Se produce más frecuentemente en sementales jóvenes y ocurre habitualmente porque se muerden las extremidades anteriores, rodillas, flancos y muslos.

- **Agresividad**:

  En la mayoría de los casos la agresividad anómala se debe a trastornos hormonales.

3. Describe, resumidamente, cómo harías una anamnesis del comportamiento.

1. Descripción: raza, sexo, edad, capa, nombre.
2. Problema principal: descripción general, cuándo comenzó el problema:
   a) En qué momentos se comporta inadecuadamente, cada cuánto tiempo y en qué circunstancias.
   b) Cambios en frecuencia o apariencia del problema.
   c) Descripción detallada del último incidente.
   d) Otros incidentes.
   e) Qué se ha hecho hasta el momento.
   f) Qué se hará con el caballo si el comportamiento no mejora.
3. Otros problemas de conducta:
   a) Se asusta.
   b) Cabecea.
   c) Agresividad.
   d) Vicios de cuadra.
4. Comportamiento sexual.
5. Historia física.
   Problemas médicos y medicación.
6. Medio ambiente.
   Hábitat, dieta, ejercicio, personal que lo maneja.
7. Antecedentes.
   Propietarios anteriores, entrenamiento y doma.

Tema 3

Desarrolla y razona los siguientes temas

1. Explica por qué la grasa se utiliza en la dieta del caballo como fuente de energía para la distancia

Es rápidamente absorbida por el intestino delgado y almacenada como grasa corporal, pero sólo puede ser quemada de forma aeróbica.

Los ácidos grasos no pueden convertirse en glucosa ni almacenarse como glucógeno. Por tanto como la energía producida por las grasas es utilizada antes que el glucógeno,se puede alargar la capacidad del caballo para recorrer más distancia, previniendo el estado de fatiga.

2. De qué forma obtiene el caballo las vitaminas que necesita para su desarrollo correcto.

El caballo es capaz de sintetizar gran parte de las vitaminas que necesita. Así la vitamina A la obtiene a partir de beta carotenos de la hierba. Como esta vitamina junto con la D se almacena en hígado,puede aprovechar el verano para sintetizar y almacenar la suficiente cantidad de vitaminas que supla las carencias del invierno.

La vitamina D la obtiene a partir de la luz solar, la E se encuentra en muchas plantas y la K la sintetiza en intestino grueso.

La mayor parte del Complejo B es sintetizado por la flora bacteriana del intestino grueso y un caballo con suficiente aporte de fibra, es difícil que sufra carencia de esta vitamina.

La vitamina C la obtiene a partir de la glucosa.

3. Explica qué diferencia existe entre digestibilidad y digestión y las etapas de ésta última.

La digestibilidad de un alimento nos revela si el caballo puede absorber los nutrientes que contiene y si el alimento puede causar algún problema o enfermedad al aparato digestivo. A veces hay que manipular la presentación del alimento para mejorar la absorción de sus nutrientes y prevenir trastornos digestivos.

Podemos hervir, cortar, machacar, cocinar, triturar mojar los alimentos con este fin, pero si el alimento no puede ser absorbido, de nada servirá cualquier manipulación.

La digestión es el proceso completo desde que se toma el alimento hasta que se excreta y comprende las fases de aprehensión, masticación e insalivación, deglución, digestión gástrica, digestión en ID o enzimática, digestión en IG o microbiana y excreción.

4. ¿Por qué se dice que el almidón es fuente de energía explosiva?

Es el componente principal de los granos de cereales como avena, cebada o maíz y es un hidrato de carbono con gran cantidad de moléculas de glucosa. Se absorbe rápidamente en intestino delgado y se convierte en energía. Puede ser almacenado en forma de glucógeno muscular, en hígado o en grasa corporal. Está disponible para su incorporación a sangre durante el ejercicio. La hipoglucemia es causa de fatiga en el caballo.

A pesar de que el almidón es una fuente de energía de rápida utilización, tenemos que tener en cuenta que estresa el aparato digestivo y que una ración muy alta de granos de cereales ricos en almidón puede dar lugar a un problema de absorción. El intestino delgado no es capaz de absorberlo y al pasar a intestino grueso, el pH descenderá y se producirá un desequilibrio de la flora intestinal causando cólicos, laminitis, etc.

La ración de almidón en la dieta no debe superar el 1% del peso corporal.

Tema 4

Responde y razona los siguientes temas

A) Diferencias entre defecto y tara. Ejemplos.

"Defecto" es un estado aminorativo de la función o del valor intrínseco o comercial del animal. En el primer caso estamos ante un defecto funcional, p. ej. la pérdida parcial o total de la mama en un animal lechero, la pérdida de visión o la rotura de un asta en un toro de lidia o la tendinitis crónica en un caballo de tiro o de carreras.

En el segundo caso estaríamos ante un defecto relativo o regional como la rotura de la punta del anca en una vaca lechera, que aunque no afecta a la producción si hace disminuir su valor en el mercado o el cuello de gato en un caballo.

Cuando los defectos son del comportamiento, entonces adquieren una gran importancia y se les llama vicios. Como ejemplos tenemos la pica o malacia, el recular, encabritarse o morder o el no dejarse ordeñar en las vacas.

Por "Tara" entendemos los signos o señales que asientan en la piel y que indican una lesión antigua del animal, aunque en ese momento no constituya defecto porque no aminora la función, o bien el resultado de una intervención quirúrgica o un percance accidental. Son taras las señales que quedan al dar puntos de fuego o diatermia en una región o la cicatriz de una intervención (cesárea) o de accidentes.

B) Estructura del diente y fórmula dentaria en el caballo.

La sección longitudinal de un diente equino incisivo, permite comprender como la zona de oclusión del diente es útil para la determinación de la edad.

El diente tiene una capa exterior fina de cemento que se va desgastando hasta revelar la dura capa blanca de esmalte. En el centro del diente hay un hoyo profundo conocido como el infundíbulo que está rodeado de otra capa de esmalte que tarda unos diez años en desgastarse, Este hoyo se rellena parcialmente con cemento.

Saliendo de la base del diente, está la cavidad con la pulpa o estrella dentaria, que se superpone al infundíbulo. El resto del diente está relleno con la dentina.

Esto significa que si el diente se desgasta se aprecia un patrón diferente en la forma del diente a través del progresivo desgaste de cada componente del diente. Así los dientes están creciendo continuamente y desgastándose continuamente. Su sección transversal cambia de forma y también varía el tipo de superficie.

Aspectos a tener en cuenta: el desgaste del diente dependerá de diversos factores tales como la alimentación, vicios e incluso raza. Así, los PSI y PRá tienden a madurar antes que las razas más grandes y pesadas. Los caballos en libertad presentan mayor desgaste que los estabulados.

Fórmula dentaria:

Caballo: 2 (I 3/3, C 1/1, PM 3/3, M 3/3) = 40

Yegua: 2 (I 3/3, C 0/0, PPM 3/3, M 3/3) = 36

Tema 5

Desarrolla y razona los siguientes temas

1. Fines de la anatomía aplicada al equino. Ejemplos.

Los fines de la anatomía aplicada son clínicos en el animal enfermo (medicina y sanidad), paraclínicos en el animal sano (producción animal, ganadería y economía agraria), y postclínicos en el animal sacrificado (bromatología y tecnología de los alimentos).

Ejemplos:

Clínicos: bloqueo o anestesia de los nervios digital palmar para detectar origen de una cojera de la parte distal de la extremidad anterior.

Localización de la cresta facial para determinar la localización de las raíces dentarias.

Paraclínicos: determinación del angulo escapulo humeral trazado desde el acromion hasta la tuberosidad deltoidea en un caballo de carreras para poder determinar si será mas veloz con menor resistencia o al contrario (ángulo más abierto, mayor velocidad, menor resistencia y al contrario).

Postclínicos: disección ganglionar y localización topográfica de una infección procedente de un determinado órgano en función de los ganglios afectados.

2. Mecanismo del bloqueo rotuliano y utilidad en el caballo.

El bloqueo rotuliano consiste en una actitud específica encaminada al descanso alternativo de cualquiera de los dos miembros pelvianos. El proceso está conseguido al permanecer fija la rótula hacia el extremo distal del fémur.

En estas condiciones, no se necesita ningún esfuerzo muscular para mantener la postura: cuanto más peso recaiga sobre el miembro, más se refuerza el bloqueo.

Para desbloquear el sistema, el músculo cuádriceps femoral se contrae elevando la rótula mientras que los músculos tensor de la fascia lata y bíceps femoral se contraen, desviándola lateralmente.

3. Por qué puede existir variabilidad numérica en el esqueleto del caballo.

El número total de huesos que se integran en el esqueleto varía con la edad y ello como consecuencia durante el crecimiento de la fusión de algunos de ellos, que durante la etapa fetal o inmediatamente después del nacimiento existían como elementos independientes.

Incluso en animales adultos es posible constatar algunas oscilaciones: en la región del corvejón, por ejemplo, pueden existir 6 ó 7 huesos o el número de vértebras coxigeas puede oscilar entre 15 y 21. En cualquier caso, el esqueleto del caballo suele tener unos 205 huesos.

4. Impedimento anatómico del vómito en el caballo.

El techo de la boca esta formado por el paladar duro en su parte frontal que se continua con el paladar blando en su parte posterior. Precisamente el paladar blando es la estructura que separa la cavidad bucal de la faringe contactando su superficie inferior con el cartílago epiglótico. El gran tamaño del paladar blando es la causa, de la dificultad del caballo para respirar por la boca y vomitar. De hecho, cuando vomita el material regurgitado se expulsa por la nariz.

5. Utilidad del sistema sustentador del caballo.

El caballo tiene la capacidad de permanecer de pie con un mínimo de cansancio gracias al sistema sustentador que posee tanto en miembros anteriores como posteriores. Dicho sistema está integrado por una serie de músculos y ligamentos que mantienen fijas las articulaciones. Complementando a los ligamentos se encuentran los tendones que permanecen unidos a los huesos. Dicho sistema se basa en el mecanismo producido por el ligamento suspensor situado en la parte posterior de la caña. Complementando a dicho ligamento se encuentran los tendones de los flexores de la falange, superficial y profundo. Gracias a este sistema permanecen fijas las articulaciones de los miembros situadas por debajo de la rodilla y corvejón.

Respuestas cuestionario de conocimientos sobre caballos

1. c) Advertencia, dar un paso atrás.
2. c) Resoplando en lo ollares a los demás.
3. a) Un caballo adulto de menos de 147 cm.
4. c) Un caballo macho adulto entero.
5. a) Potra.
6. c) Los caballos se mueven en manadas en libertad.
7. a) 20 a 30 años.
8. b) De tres a cinco veces al día.
9. a) Su dentición.
10. b) Lateralmente.
11. b) Tragar aire.
12. a) Por la altura a la cruz.
13. c) A los cuatro meses.
14. c) La vena yugular.
15. b) Caballos machos.
16. c) 11 meses.
17. c) Un caballo con un testículo.
18. b) 12-15/minuto.
19. a) Retiramos comida.
20. a) Tendremos gatos.
21. c) A una serie de medidas para evitar la propagación de enfermedades.
22. b) Una enfermedad pulmonar obstructiva crónica.
23. d) Ninguna de las anteriores es cierta.
24. a) El cemento.
25. d) Todas son ciertas.

26. b) El bienestar físico y psicológico del caballo.

27. d) Ninguna de las anteriores.

28. d) Colocar la paja a poca altura del suelo o en el suelo.

29. a) Que eviten corrientes de aire.

30. c) Con bordes redondeados.

31. a) Con buen drenaje y antideslizante.

32. b) Polvorienta y aumenta riesgo de EPOC.

33. c) El hacinamiento.

34. c) Tras la desinfección.

35. a) Blando,absorbente,cálido y no tóxico.

36. c) Viruta o material mullido para evitar lesiones.

37. d) Inflamación de tejidos internos del casco.

38. b) Vallas electrificadas.

39. a) 4 m × 4 m

40. b) Vaciar los comederos y bebederos.

41. b) Que vive en manadas.

42. d) a y b son verdaderas.

43. c) Sirve para conocer los valores fisiológicos de cada animal.

44. d) Todas son ciertas.

45. b) El tercio posterior del caballo se mueve de forma más instintiva que el anterior.

46. d) a y b son ciertas.

47. a) Acostumbramiento o habituación.

48. a) Refuerzo.

49. a) Un comportamiento repetitivo.

50. b) Adicción y dependencia.

51. d) a y b son ciertas.

52. c) Las primeras 12-24 horas postparto.

53. b) Antes del nacimiento del siguiente potrillo.

54. b) Debe hacerse ante procesos patológicos o de comportamiento.

55. b) Anticiparse a sus reacciones más previsibles.

56. c) La cuerda debe dejar libertad controlada de movimientos.

57. d) Todas son ciertas.

58. c) Tiene zonas "sin visión" debido a la lateralización de los ojos.

59. a) La conducta natural del caballo.

60. a) Amenaza.

61. a) Agua, hidratos de carbono,fibra,grasas,proteínas, vitaminas y minerales.

62. b) Hidratos de carbono.

63. d) Todas son ciertas.

64. c) Vitaminas del complejo B.

65. b) Menos contenido en Hidratos de carbono y proteínas que la hierba joven.

66. b) Tiene escaso valor nutritivo.

67. b) No hay inconveniente en proporcionar algunas frutas.

68. d) Se añaden melazas.

69. c) El caballo puede absorber los nutrientes que contiene.

70. c) Fuente de energía explosiva.

71. d) Ninguna es cierta.

72. a) Es utilizada antes que el glucógeno.

73. c) Sólo la utilizará como último recurso energético.

74. b) La cantidad de nutrientes que necesita para mantener peso y estado normales.

75. d) A medida que entra en competición se irá aumentando su nivel energético.

76. b) Almidón.

77. a) No recurre a gastar su propio glucógeno de reserva, previniendo asi la fatiga.

78. c) Un adecuado nivel de proteínas y minerales.

79. a) Jamás debe ayunar.

80. a) Intestino delgado.

81. c) El resultado global de la eficacia de la digestión.

82. d) Todas son ciertas.

83. a) Irreversible.

84. c) Microbiana.

85. b) Que se proporcionan en una ración muy pequeña a un animal que se entretiene con la comida.

86. b) Su esqueleto y conformación ósea.

87. c) No verá comprometido su equilibrio natural con el peso del jinete.

88. b) No dará problemas de tendones y ligamentos.

89. d) Ninguna es cierta.

90. c) Desplazarse con el llamado “campaneo”.

91. a) Identificarlo individualmente.

92. b) Incluye datos zoométricos y de producción.

93. b) Una valoración exteriorista.

94. c) 6-7 km/hora.

95. d) Todas son ciertas.

96. c) Es un aire en tres tiempos de apoyo y uno en suspensión.

97. d) De la alimentación y estereotipias.

98. b) Es un signo orientativo de la edad pero no siempre exacto.

99. a) Que el primero pertenece a un caballo de mayor edad.

100. b) Tara.

101. a) Caballo Przewalsky.

102. d) Es mejorador de otras razas.

103. c) Sprinters y stayers.

104. c) Mediolíneo y subconvexo.

105. b) Las capas oscuras.

Bibliografía

1. Aparicio Macarro, Juan B. *Características estructurales del caballo español*. CSIF, 1986.
2. Aspinal, Victoria. *Manual completo de Enfermería Veterinaria*. Ed. Paidotribo, 2014.
3. Bach, L. *Paracentesis as on aid to the diagnosis of abdominal desease in the horse*. Equine Veterinary Journal.1974.
4. Bartolomé, E.; Azor, P.; Gómez, M.D. y Peña, F.: *La determinación genética de la capa en el caballo*. Universidad de Córdoba.
5. Beer, Joachim: *Enfermedades infecciosas de los animales domésticos*. Ed. Acribia,1983.
6. Boden, E. Equine: *Practice*. Baillière Tindall,1989.
7. Bonfig, H.: *Examination of the horse whith colic*. "The veterinary clinics of North America". 1988
8. Bolger Wilson, Coby Jane: *Guía básica de la nutrición equina*. Ed. Tutor, 2010.
9. Carda Aparici, P.; Gómez Cárdenas, G.; Sánchez-Garnica, C.: *Fisiopatología general y comparada de los animales domésticos*. "Monografías de Patología comparada", 1976.
10. Brumbught, G. y Davies, Ll.: *Farmacología clínica*. "Clínicas veterinarias de Norteamérica". Intermédica Ed. 1995.
11. Cattcot, E. J.; Smithcors, J. F.: *Equine medicine and surgery*. "American Veterinary Publications",1972.
12. Crowell-Davies, S. y Houpt, K.: *Comportamiento*. "Clínicas veterinarias de Norteamérica". Intermédica Ed. 1988.
13. Curs de identificació Equina: *Reglamento 504/2008/CE*. RD 1515/2009. Bellaterra, Julio 2010.
14. Davies, Oliver: *Your horse's health: Lameness*. D&C, 2007.
15. Delgado Castro, A.; Sandoval Monzón, R. y Choez Aguilera, K.: *Guía de exploración clínica en équidos*. "Universidad Nacional de San Marcos".

16. Dyson, S.J.: *Atlas de autoevaluación en veterinaria práctica*, “vol. 3 Caballo”. Grass Ediciones. 1992.
17. Godoy, A.: *Enfoque terapéutico del síndrome cólico en el equino*. Universidad de Chile.1988.
18. Gluntz, Xavier. *La salud de tu caballo*. Tikal Ediciones, 2012.
19. Henriques, Pegotty: *Morfología*. Ed. Hispano Europea, 2007.
20. Hill, Chery: *El cuidado de tu caballo*. Ed. Tutor S.A. 2010.
21. Jussiaux, M.; Trillaud, C.: *Reproducción del caballo: El Semental*. Ed. Lidium, 1977.
22. Lewis, Lon D.: *Alimentación y cuidado del caballo*. InterVet, 1991.
23. Lloyd, K.: *Alternative diagnoses in the colic patient*. “The veterinary clinics of Nort America”. 1988.
24. Maldonado, J. R.: *Síndrome cólico aspectos generales. Enfermedades de los Equinos 1°*. Ed. Central de Publicaciones. 1988.
25. McLean, Andrew: *La verdad sobre los caballos*. Ed. Blume, 2004.
26. McKibbin, Lloyd S.: *Vademecum del cuidador de caballos*. Ed Acribia, 1979.
27. Merchant, I. A.; Packer, R. A.: *Bacteriología y virología veterinarias*. Ed. Aribia, 1970.
28. Neely, Dean P.; Liu, Irwin; Hillman, Robert: *Reproducción equina*. Mundi-prensa.
29. Olhagaray, N.: *Semiología clínica de las cojeras y su diagnóstico diferencial*. Ed. Agropecuaria.
30. Pascoe, R. R.: *Atlas de dermatología equina*. Grass Ediciones, 1990.
31. Popesko, Peter: *Atlas de Anatomía Topográfica de los Animales Domésticos*. Salvat Ediciones S.A. 1981.
32. *Razas de caballos*. Ed. América Ibérica, 2011.
33. Robinson, I.: *Current Therapy in Equine medicine*. W. B. Saunders Company, 1987.
34. Rossdale, Peter: *Prontuario de clínica caballar*. Ed. Acribia, 1979.
35. Sandoval, J., Agüera, E. *Anatomía aplicada veterinaria*. IM Córdoba, 1985.
36. Sandoval, J.: *Anatomía Veterinaria*. Imprenta Moderna, 1974.
37. Schwabe, Alison: *Los dientes del caballo*. Ed. Hispano Europea S.A. 2007.
38. Stashak, Ted S.: *Adam’s Lameness in horses*. Lea & Febiger. 1987.
39. Stashak,Ted S.: *Manejo de las heridas en equinos*. Inter médica, 1994.

40. Van Camp, Steven: *Reproducción*. "Clínicas veterinarias de Norteamérica". Intermédica. 1993.

41. Wintzer, Hans-Jürgen: *Enfermedades del equino*. Ed. Hemisferio Sur, 1985.

42. Wolter, R.: *Alimentación del caballo*. Ed. Acribia.

43. Yovich, John V.: "Clínicas veterinarias de Norteamérica". *El pie equino*. Intervet, 1990.

44. Pommier, G.: *Enfermedades del caballo*. Ed. Acribia, 1980.

45. Zorzan, Cinzia: *El caballo*. Ed. Susaeta.